全国临床药师规范化培训系列教材

总 主 编　阚全程　马金昌
副总主编　赵 杰　储 藏　熊利泽　张抒扬　张幸国　刘皋林
　　　　　童荣生　文爱东

精 神 专 业

全国临床药师规范化培训指导委员会　组织编写

主 　编　胡 　敏　李焕德　刘景丰

副主编　张兰华　张小莉　冯全服

编 　委　胡 　敏　李焕德　刘景丰　张兰华

　　　　张小莉　冯全服　项 　露　王婧雯

　　　　乔 　逸　楚建杰　樊婷婷　王明明

　　　　李秀珍　王晓慧　杨叶芃

人民卫生出版社

图书在版编目(CIP)数据

全国临床药师规范化培训系列教材.精神专业/阚全程,马金昌
主编.—北京:人民卫生出版社,2017
ISBN 978-7-117-24013-0

Ⅰ.①全… Ⅱ.①阚… ②马… Ⅲ.①神经系统疾病-用药法-
职业培训-教材 Ⅳ.①R452

中国版本图书馆 CIP 数据核字(2017)第 003486 号

人卫智网 www.ipmph.com	医学教育、学术、考试、健康,购书智慧智能综合服务平台
人卫官网 www.pmph.com	人卫官方资讯发布平台

全国临床药师规范化培训系列教材

精 神 专 业

总 主 编:阚全程 马金昌
分册主编:胡 敏 李焕德 刘景丰
出版发行:人民卫生出版社 (中继线 010-59780011)
地 址:北京市朝阳区潘家园南里 19 号
邮 编:100021
E - mail: pmph @ pmph. com
购书热线:010-59787592 010-59787584 010-65264830
印 刷:北京铭成印刷有限公司
经 销:新华书店
开 本:787×1092 1/16 **印张:**15
字 数:277 千字
版 次:2017 年 3 月第 1 版 2017 年 3 月第 1 版第 1 次印刷
标准书号:ISBN 978-7-117-24013-0/R · 24014
定 价:40.00 元

打击盗版举报电话:010-59787491 **E-mail:** WQ @ pmph. com
(凡属印装质量问题请与本社市场营销中心联系退换)

序

    纵观全球临床药师教育发展历程,在欧美发达国家,自20世纪50年代开设Pharm. D学位以来,临床药师职业培训教学体系已较为完善,临床药师作为一支具有专业药学知识的队伍,是临床医疗团队的重要组成部分,在患者临床药物治疗工作中发挥着重要作用,其工作价值是保障医疗质量和医疗水平。目前我国临床药师的培训与培养初显成效,但距国际标准还有较大距离,尤其是临床药师在实际工作中对临床药物治疗学水平与医疗质量的提高度上、对国家药事法律法规落实度上体现的还不够充分。

    为进一步提高我国临床药师的综合素质与内涵,使其在临床实践工作中发挥更大的作用,在国家新医改政策中找准定位,我们参考了国际权威的临床药学培训教育模式及指南,充分结合中国临床药师的实际工作,建立了新型临床药师培训工作的理论体系和考核标准。由中华医学会临床药学分会组织撰写的《全国临床药师规范化培训系列教材》凝聚了全国知名医院临床药学专家及相关临床科室教授的集体智慧,旨在将一部精良的临床药师培训论著呈现给广大临床药学工作者,以满足我国临床药学事业发展的需要。

    本套教材主要特点如下:

    1. 建立临床需求为牵引的实践技能培训模式,注重理论与实践相结合

    针对培养应用型临床药师的需求,克服传统教材重理论轻实践、重药学轻医学的不足,强调药学与医学知识的融会贯通,建立临床需求为牵引的实践技能培训模式,设计了多种临床培训量化表格,注重培养学员解决临床问题的能力。

    2. 教材内容紧跟学科发展步伐,突显教材的先进性与权威性

    教材内容及时吸收了行业新知识并参考国内外权威指南,建立了临床药师职业道德与药学伦理培养,临床药师科研思维与能力培养等新内容,能够与临床药师岗位的能力要求相对接,具有一定的先进性与权威性。

    3. 构建"教考结合"的全过程考核评价体系,全面考核学员的综合能力

    本套教材着眼于中国临床药师培养的实际问题,建立以患者药物治疗的安全、有效、经济程度为目标的考核,通过以考促学、以学促用,提高服务,发现、解决、预防潜在的或实际存在的用药问题的能力。提出了决定临床药师培训工作

成效的多项关键指标(药师建议在病案中的体现、患者满意度、药占比指标、不良反应防范、国家基本药物使用率、抗菌药物合理使用率、药学伦理充分体现、临床用药重大差错事件)。

　　我们希望《全国临床药师规范化培训系列教材》的出版在临床药师人才队伍建设,提升我国临床药物治疗学水平方面起到引领与帮助作用,进而极大地推进我国临床药师培训工作的科学化、规范化进程。由于时间紧迫,书中仍难免存在一些不足甚至谬误,恳请读者提出宝贵意见。

中华医学会临床药学分会主任委员

序 二

精神神经疾病作为一个整体，占到了所有疾病负担的 20%。而抑郁症作为一个单一疾病，排在疾病负担的第一位。对于精神疾病，药物治疗中有许多独特之处需要做出特别考虑。

第一，绝大多数精神疾病都是慢性病。这就意味着长期治疗，特别是长期的药物治疗成为很多患者的治疗选择。经年累月的服药，与短期给药相比，需要不一样的治疗策略，包括对治疗效果的评价和副作用的管理。

第二，精神疾病虽然是慢性病，但是与其他慢性病如高血压、糖尿病不同，精神疾病患者的疾病自我管理能力显著受损。为了保证患者治疗的依从性，精神药物往往开发出不同的剂型，除了常规的口服片剂外，水溶液、口崩片、缓释片、长效注射针剂等，由于其药剂学及药动学特点，临床医生掌握起来有一定困难。

第三，患有精神疾病，绝不等于自动对其他躯体疾病免疫了。实际上，罹患精神疾病会增加某些疾病如心血管疾病、代谢综合征、恶性肿瘤等疾病的发病风险。这就是为什么在刨除自杀、意外等因素后，精神疾病患者的平均预期寿命仍显著短于一般人群。多药联用，包括精神药物的多药联用和躯体疾病治疗药物和精神药物的多药联用，是在精神疾病患者身上常常可以见到的现象。

综合上述三个理由，虽然远远不止于此，我们确信，在精神疾病的治疗过程中，临床医师与临床药师联手是必不可少的一个环节。临床药学服务的介入，可以对住院的精神疾病患者的治疗提供安全有效的用药指导，也一定会惠及更多的患者。

我一向认为，只懂医不懂药，或者不懂医只懂药，都好比骑独轮车。在舞台上炫技一下可以，在马路上就跑不起来了。而如何向非医学背景的药师培训精神疾病知识，确实是一个挑战。既要概念准确，又要简要清晰，这一本《全国临床药师规范化培训系列教材——精神专业》做了有益的尝试。至于是否成功,需要广大药师在培训过程中通过实际运用这本教材,做出自己的评价。无论如何,解放军261医院的同事们在短短的时间内,通过多学科合作,写出了一本水平较高的培训教材,也在一定程度上填补了这个领域的空白。

北京大学第六医院

前　言

　　精神疾病的治疗经历了漫长的发展过程,既往这个领域完全是个空白,直至20世纪才有了较大发展,概括可分为3个阶段:20世纪30年代的"躯体治疗",包括胰岛素休克治疗、电痉挛治疗和发热疗法,除电痉挛治疗外现已罕用;20世纪50年代氯丙嗪的问世,精神疾病的治疗才迈入了现代科学发展道路,奠定了精神疾病药物治疗的基础;20世纪80年代新一代非典型精神药物的开发和推出,使精神疾病药物治疗又迈上了新台阶。估计全球各种处方中,神经精神药约占20%,抗精神疾病药物的应用无疑给患者带来了很多帮助,甚至挽救和延长了他们的生命,但不恰当的药物使用也带来了毒副作用,影响疗效甚至危及生命。临床药师在保障患者治疗的安全、有效、经济中扮演重要角色,可以识别、解决和预防那些由于治疗不完全、过度治疗或治疗不当所产生的问题。为此,我们编写了本教材,用于精神专业临床药师的培训。

　　作为首部关于精神疾病专科临床药师的培训教材,本书旨在对常见精神疾病的用药特点和药学监护进行归纳,包括药物的选择、用药方案的设计、给药适宜时间的决策、不良反应的防范、有害的药物相互作用的规避等,力求能为广大专科临床药师在疾病治疗中提供借鉴和参考。希望通过对本教材的学习,临床药师能够掌握这些标准,并落实在行动上、体现在结果上,从而更好地为患者服务。

　　本教材包含四部分,内容为培训计划、培训大纲、培训内容及考核与评价体系。第一部分培训计划指出本教材的培训目标、培训内容与要求及培训方式等内容;第二部分培训大纲详细列出学员需掌握的理论知识、实践技能、学时设置及考核方式。第三部分培训内容共分为三章。第一章为精神疾病临床理论知识,包括精神障碍的病因学特征;常见的精神症状;常见精神疾病的临床表现以及诊断标准。第二章为精神疾病诊疗临床技能,包括精神疾病的临床诊疗方法与技术;实验室检查。第三章为精神疾病药物治疗实践技能,包括精神分裂症药物治疗实践技能;抑郁障碍药物治疗实践技能;双相情感障碍药物治疗实践技能;焦虑障碍治疗药物实践技能;血管性神经认知障碍治疗药物实践技能。第四部分考核与评价体系,包括考核目的、考核办法和考核内容。

　　鉴于编者水平和能力的不足，对精神疾病药物治疗的一些标准把握还不够准确，可能在培训知识和启迪方法上还不能达到尽善尽美，因此，本书仅做参考。同时也希望每一位读者和同道多提宝贵意见，让我们共同努力，承担起提高临床精神疾病药物治疗合理性的责任，营造精神疾病药物治疗更广泛、更健康的发展环境。

编者

2017 年 1 月

目　录

第一部分 培训计划

为规范和统一精神专业临床药师培训工作,提高培训质量,保障培训的科学性、合理性以及可操作性,根据全国临床药师规范化培训指导委员会专家共识,特制定本培训计划。

一、培训目标

本教材用于精神疾病专业临床药师培养,希望通过精神疾病理论知识、基本技能和临床实践技能的培训,使学员掌握精神疾病临床知识与技能、精神疾病临床用药实践技能,从而提升精神疾病临床药师的药物治疗水平,增强医护人员合理使用抗精神病药物的意识,保障患者用药的安全性、有效性、经济性。

二、培训对象

参加培训的人员应同时具备以下四个条件。

1. 全日制高等医药院校药学或临床药学本科及以上学历,在二级以上医疗机构药学部门工作两年以上,取得药师职称药学人员。

2. 身体健康,能坚持学习,顺利完成一年脱产培训。

3. 具有良好心理素质,与患者、医师、护士沟通能力较强,自愿从事临床药学工作。

4. 通过国家大学英语四级考试。

三、培训时间

全脱产培训一年。全年实际工作(学习)日不得少于 50 周,2000 学时,其中临床实践时间不得少于 1800 学时,业务知识学习时间不得少于 200 学时。

四、培训方式

(一) 理论授课

1. 理论讲授　理论授课需 200 学时,培训内容覆盖以下范围:临床药师岗前培训(院内相关管理制度与法规)、诊断学基础、内科学、外科学、临床治疗学、医院药事管理、临床药学实践、临床药师基本技能及本教材内容。

2. 读书指导 由带教老师推荐本教材以外的理论知识、基本技能、实践技能等内容,提出相应学习要求,学员进行自学。

3. 自主学习 通过查阅文献的方式,学习精神分裂症、抑郁障碍、焦虑障碍、双相情感障碍、血管性神经认知障碍等疾病药物治疗研究新进展。

(二)临床实践

1. 现场教学

(1)床旁教学:在药学带教老师的指导下,进行药学查房,详细采集既往用药史、药物过敏史、用药后疗效及不良反应;向患者进行用药教育及讲解注意事项。

(2)病区用药安全评估:在药学带教老师的指导下,对所在病区实施精神疾病药物治疗的医嘱进行审核;检查护士药品摆放、存储及药品配制情况。

(3)药学信息咨询服务:在药学带教老师的指导下,对所在病区医、护、患提供合理用药咨询服务,定期进行用药宣讲。

2. 基于问题学习(Problem- Base Learning,PBL)的实践讨论

(1)病例讨论:现场教学中发现的临床问题,由药学带教老师指导学员筛选病例,分析病情,针对病例提出具体问题,引导学员提前准备,由学员组织进行讨论。

(2)文献阅读报告:针对查房中的药学问题,由药学带教老师凝练,并指导学员进行文献检索、文献阅读、文献整理及文献阅读报告。

(3)会诊讨论:在带教老师的指导下,积极参与临床会诊,具体要求:①带教老师鼓励学员积极参与会诊,参与会诊时学员应积极观察患者表现,听取患者、家属、医师的表述,应鼓励学员多发表自己的观点,避免学员一直处于被动旁听;②会诊后,药学带教老师将同一份临床资料再一次在学员中组织讨论,以增加学员发言机会和加深印象,并加强对患者的随访。

五、培训内容与要求

(一)理论知识培训要求

专业知识理论课 200 学时,参与学术讲座 20 次。专业理论知识课的具体课程要求见表 1-1,理论学习听课记录表见附表 1,专业理论学习记录表见附表 2,专题讲座、其他学术会议记录表见附表 3,专题讲座(学术会议)学习记录表见附表 4。

表 1-1 专业理论知识培训课程安排表

课程名称	题目	学时	要求
临床药师岗前培训	规章制度相关培训	2 学时	≥14 学时
	医院医疗安全管理规定	2 学时	
	医疗保险政策	2 学时	
	避免医疗纠纷的策略	2 学时	
	急救知识与心肺复苏	2 学时	
	病案首页书写要求	2 学时	
	病历书写规范及不良事件上报	2 学时	
诊断学基础	体格检查	2 学时	≥24 学时
	病历书写	2 学时	
	常见的临床症状	2 学时	
	问诊基本方法与技巧	2 学时	
	临床血液学检测	2 学时	
	尿液检测	2 学时	
	其他体液检测	2 学时	
	常用肾功能实验室检测	2 学时	
	常用肝功能实验室检测	2 学时	
	血药浓度检测	2 学时	
	临床常用免疫学检测	2 学时	
	感染性疾病检测	2 学时	
精神疾病	精神病学与诊断基础	50 学时	≥90 学时
	医学心理学	6 学时	
	药物治疗学	30 学时	
	临床病例分析	4 学时	
医院药事管理	医院药学学科建设与人才培养	2 学时	≥22 学时
	医院药事管理体系建立及实施	2 学时	
	信息化建设在临床药师实践中的作用	2 学时	
	抗菌药物临床监管的措施与方法	2 学时	
	抗菌药物合理使用	2 学时	
	合理用药与医疗事故鉴定	2 学时	
	门诊处方合理用药监管体系及实施	2 学时	

续表

课程名称	题目	学时	要求
医院药事管理	麻醉药与抗精神病药管理及疼痛合理用药	2学时	
	药物不良反应监测与管理	2学时	
	治疗药物监测与个体化用药	2学时	
	特殊人群个体化用药	2学时	
临床药学实践	抗精神病药物的临床合理应用	3学时	≥24学时
	精神分裂症治疗指南	3学时	
	抑郁障碍治疗指南	3学时	
	双相情感障碍治疗指南	3学时	
	焦虑障碍治疗指南	3学时	
	血管性神经认知障碍治疗指南	3学时	
	特殊人群的临床合理用药	3学时	
	临床抗菌药物的合理使用	3学时	
临床药师基础培训	临床药师如何有效与医护患沟通	2学时	≥20学时
	临床药学查房要素与技巧	2学时	
	临床药学服务中的药学伦理	2学时	
	药学服务中的道德体现	2学时	
	文献检索与文献阅读报告	2学时	
	临床药师如何组织病例讨论	2学时	
	临床药师如何撰写病例分析报告	2学时	
	临床药师如何书写教学药历	2学时	
	临床药师如何参与临床会诊	2学时	
	临床药师如何准备案例考核	2学时	
教材内容培训	针对教材培训大纲授课内容	32学时	≥32学时
其他	参与学术会议或学术讲座	不少于10次	≥20学时

（二）实践技能培训要求

1. 科室轮转　培训科室不少于 3 个(药剂科、心理测查室、心理科、心身医学科),每个科室培训不少于 3 个月,其中心理科、心身医学科为必选科室。具体安排见表 1-2。

表 1-2　科室轮转安排

序号	轮转科室	时间(周)	内容
1	医院	1 周	临床药师岗前培训(见培训课程安排表)
2	心理测查室	2 周	心理测查理论与实践(见培训课程安排表)
3	药剂科	3~5 周	医院药事管理理论与实践(见培训课程安排表)
		6~9 周	临床药师基础培训(见培训课程安排表)
4	心身医学科	10~21 周	临床技能实践、临床药师基础培训实践
		22~33 周	临床技能实践、临床药师基础培训实践
5	心理科	34~45 周	临床技能实践、临床药师基础培训实践
		46~49 周	临床技能实践、临床药师基础培训实践
6	药剂科	50~52 周	结业考核准备

2. 基本技能　基本技能的培训项目与要求见表 1-3。

表 1-3　培训项目与要求

分类	内容	要求	备注
综合技能	沟通技能	理论结合实践	
	药学查房要素	理论结合实践	
	药学伦理学	理论结合实践	
临床药学基础技能	药历书写	20 份,5 种重点疾病各 4 份	见附表 5
	文献阅读报告	10 次,题目主要来源于实践工作中的问题	
	病例讨论	10 次,要求掌握的 5 种重点疾病各 1~2 次	
	病例分析	10 份,要求掌握的 5 种重点疾病各 2 份	
	参与会诊	10 次	见附表 6
	用药教育	10 份,要求掌握的 5 种重点疾病各 2 份	见附表 7
	不良反应报告	30 份	见附表 8
	用药咨询	20 例	见附表 9

3. 实践技能 临床实践技能培训计划见表1-4。各培训中心可根据具体情况如轮转科室和要求掌握的疾病类型等适当调整计划。

表1-4 临床实践技能培训计划

时间	轮转科室	培训计划
1周	集中培训	临床药师岗前培训(见培训课程安排表)
2周	集中培训	心理测查理论与实践(见培训课程安排表)
3~5周	药剂科	医院药事管理理论与实践(见培训课程安排表) 第1次理论考试
6~9周	临床药师培训中心	1. 血药浓度监测。 2. 熟悉医院电子病历系统、药品不良反应上报系统、抗菌药物监测系统的使用。 3. 熟悉50种精神疾病常用治疗药物。 4. 利用本单位网络查阅文献。 5. 学习书写药历、病例分析、文献阅读报告的要求。 6. 作业要求:文献阅读报告1/10。 专业学术讲座(1~2)/20次
10~13周	心身医学科	1. 了解精神障碍的病因学特征。 2. 了解常见的精神症状。 3. 了解精神疾病诊疗中的诊疗方法和技术。 4. 熟悉实验室检查结果的分析。 5. 作业要求:文献阅读报告2/10、药历(1~2)/20、专业理论知识至少14学时、专业学术讲座(3~4)/20次、病例分析1/10 病例讨论记录1/10
14~17周	心身医学科	1. 了解精神分裂症的临床表现、诊断标准。 2. 掌握精神分裂症药物治疗原则和策略。 3. 掌握抗精神病药物的特点及用药监护方法。 4. 对精神分裂症患者进行药学监护与教育。 5. 作业要求:文献阅读报告3/10、药历(3~4)/20、专业理论知识至少44学时、专业学术讲座(5~6)/20次、病例分析2/10、病例讨论记录2/10 第2次理论考试
18~21周	心身医学科	1. 对精神分裂症患者进行药学监护与教育。 2. 作业要求:文献阅读报告4/10、药历(5~6)/20、专业理论知识至少44学时、专业学术讲座(7~8)/20次、病例分析3/10、病例讨论记录3/10

时间	轮转科室	培训计划
22～25周	心身医学科	1. 了解抑郁障碍的临床表现、诊断标准。 2. 掌握抑郁障碍药物治疗原则和策略。 3. 掌握抗抑郁剂的药物特点及用药监护方法。 4. 对抑郁障碍患者进行药学监护与教育。 5. 作业要求:文献阅读报告 5/10、药历(7～8)/20、专业理论知识至少 42 学时、专业学术讲座 9/20、参与会诊(1～2)/10、病例分析 4/10、病例讨论记录 4/10
26～29周	心身医学科	1. 对抑郁障碍患者进行药学监护与教育。 2. 作业要求:文献阅读报告 6/10、药历(9～10)/20、药品不良反应报告(1～5)/30、专业学术讲座 10/20、参与会诊(3～4)/10、用药咨询(1～4)/20、病例分析 5/10、病例讨论记录 5/10;
30～33周	心身医学科	1. 了解双相情感障碍的临床表现、诊断标准。 2. 掌握双相情感障碍药物治疗原则和策略。 3. 掌握心境稳定剂的药物特点及用药监护方法。 4. 对双相情感障碍患者进行药学监护与教育。 5. 作业要求:文献阅读报告 7/10、药历(11～12)/20、药品不良反应报告(6～10)/30、专业学术讲座(11～12)/20、参与会诊(5～6)/10、用药咨询(5～8)/20、病例分析 6/10、病例讨论记录 6/10
34～37周	心身医学科	1. 对双相情感障碍患者进行药学监护与教育。 2. 作业要求:药历(13～14)/20、药品不良反应报告(11～15)/30、专业学术讲座(13～14)/20、参与会诊(7～8)/10、用药咨询(9～12)/20、病例分析 7/10、病例讨论记录 7/10、药物治疗方案评价与监护计划 1/5 第 3 次理论考试
38～41周	心理科	1. 了解焦虑障碍的临床表现、诊断标准。 2. 掌握焦虑障碍药物治疗原则和策略。 3. 掌握抗焦虑剂的药物特点及用药监护方法。 4. 对焦虑障碍患者进行药学监护与教育。 5. 作业要求:药历(15～16)/20、文献阅读报告 8/10、专业学术讲座(15～16)/20、参与会诊(9～10)/10、用药咨询(13～16)/20、病例分析 8/10、病例讨论记录 8/10、药物治疗方案评价与监护计划 2/5、药品不良反应报告(16～20)/30

续表

时间	轮转科室	培训计划
42～45 周	心理科	1. 对焦虑障碍患者进行药学监护与教育。 2. 作业要求:药历(17～18)/20、文献阅读报告 9/10、专业学术讲座(17～18)/20、用药教育(1～5)/10、药物治疗方案评价与监护计划 3/5、用药咨询(17～18)/20、病例分析 9/10、病例讨论记录 9/10、药品不良反应报告(21～25)/30
46～49 周	心理科	1. 了解血管性神经认知障碍的临床表现、诊断标准。 2. 掌握促认知剂的药物治疗原则和策略。 3. 掌握促认知剂的药物特点及用药监护方法。 4. 对血管性神经认知障碍患者进行药学监护与教育。 5. 作业要求:药历(19～20)/20、文献阅读报告 10/10、用药教育:(6～10)/10、专业学术讲座(19～20)/20 次、药物治疗方案评价与监护计划(4～5)/5、用药咨询(19～20)/20、病例分析 10/10、病例讨论记录 10/10、药品不良反应报告(26～30)/30 第 4 次理论考试
50～52 周	药剂科	结业考核准备

第二部分 培训大纲

为规范和统一精神疾病专业临床药师培训内容,提高培训质量,保障培训的科学性、合理性以及可操作性,根据全国临床药师规范化培训指导委员会专家共识,特制定本培训大纲(表2-1),望各培训中心参照。

表2-1 精神专业教材培训大纲

章	节	学时设置	学习要求	培训方式	考核方式
第一章 精神疾病临床理论知识	第一节 精神障碍的病因学特征	1学时	了解精神障碍的生物学因素;精神障碍的心理、社会学因素	多媒体讲授	理论+实践考核
	第二节 常见的精神症状	1学时	了解感知觉障碍临床特点;思维障碍临床特点;注意障碍临床特点;记忆障碍临床特点;智能障碍临床特点;意识障碍临床特点;情感障碍临床特点;意志障碍临床特点	多媒体讲授	理论+实践考核
	第三节 常见精神疾病的临床表现以及诊断标准	1学时	了解精神分裂症的临床表现、诊断标准;抑郁障碍的临床表现、诊断标准;双相情感障碍的临床表现、诊断标准;焦虑障碍的临床表现、诊断标准;血管性神经认知障碍的临床表现、诊断标准	多媒体讲授+现场参观教学	理论+实践考核
第二章 精神疾病诊疗临床技能	第一节 精神疾病的临床诊疗方法和技术	2学时	了解病史的采集;体格检查;精神检查;医学影像学检查;脑ET检查;脑电图检查;各种评定量表检查	多媒体讲授	理论+实践考核
	第二节 实验室检查	2学时	熟悉常规检查(包括血液常规、尿液常规、大便常规);各项生化检查;免疫学检查;血气分析;泌乳素检查;甲状腺功能检查	多媒体讲授	理论+实践考核

章	节	学时设置	学习要求	培训方式	考核方式
第三章 精神疾病药物治疗实践技能	第一节 精神分裂症药物治疗实践技能	6学时	1. 掌握精神分裂症药物治疗原则,精神分裂症急性期、恢复期、维持期药物治疗策略,难治性精神分裂症药物治疗策略,精神分裂症联合用药策略。 2. 掌握典型和非典型抗精神病药物的特点。 3. 掌握精神分裂症治疗前、治疗过程中、治疗后的用药监护	多媒体讲授	理论＋实践考核
	第二节 抑郁障碍药物治疗实践技能	6学时	1. 掌握抑郁障碍药物治疗原则,抑郁障碍药物治疗总策略,抑郁障碍急性期、巩固期、维持期药物治疗策略,难治性抑郁障碍药物治疗策略。 2. 掌握三环类或四环类抗抑郁剂的特点;选择性 5-羟色胺再摄取抑制剂的特点;5-羟色胺及去甲肾上腺素再摄取抑制剂的特点;去甲肾上腺素及特异性 5-羟色胺能抗抑郁剂的特点;单胺氧化酶抑制剂的特点;多巴胺及去甲肾上腺素再摄取抑制剂的特点;5-羟色胺受体拮抗剂和 5-羟色胺再摄取抑制剂的特点;选择性去甲肾上腺素再摄取抑制剂的特点。 3. 掌握抑郁障碍治疗前、治疗过程中、治疗后的用药监护	多媒体讲授	理论＋实践考核

章	节	学时设置	学习要求	培训方式	考核方式
第三章 精神疾病药物治疗实践技能	第三节 双相情感障碍药物治疗实践技能	6学时	1. 掌握抑郁障碍药物治疗原则,双相Ⅰ型的急性躁狂及混合性发作、双相Ⅱ型的轻躁狂发作、双相抑郁发作、双相快速循环发作药物治疗策略。 2. 掌握心境稳定剂、增效剂的特点。 3. 掌握双相情感障碍治疗前、治疗过程中、治疗后的用药监护	多媒体讲授	理论＋实践考核
	第四节 焦虑障碍药物治疗实践技能	6学时	1. 掌握焦虑障碍药物治疗原则,惊恐障碍、广泛性焦虑药物治疗策略。 2. 掌握常用治疗药物的特点。 3. 掌握焦虑障碍治疗前、治疗过程中、治疗后的用药监护	多媒体讲授	理论＋实践考核
	第五节 血管性神经认知障碍药物治疗实践技能	6学时	1. 掌握急性脑血管病、多发性梗死所致精神障碍的治疗原则。 2. 掌握胆碱酯酶抑制剂、谷氨酸受体阻断剂、脑代谢赋活剂、抗氧化剂的特点。 3. 掌握促智剂治疗前、治疗过程中、治疗后的用药监护	多媒体讲授	理论＋实践考核

第三部分 培 训 内 容

第一章

精神疾病临床理论知识

第一节　精神障碍病因学特征

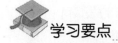 **学习要点**

1. 了解精神障碍的生物学因素。
2. 了解精神障碍的心理、社会学因素。

一、精神障碍的生物学因素

影响精神健康或精神疾病的主要因素分为：遗传、神经发育、感染、躯体疾病、创伤、营养不良、毒物等。

（一）遗传与表观遗传

目前绝大多数精神障碍都不能用单基因遗传性来解释，而多个基因的相互作用，使危险性增加，加上环境因素的参与，产生了疾病。基因的相互作用增加疾病的危险性，但每一单个基因所起作用有限，这给我们找到确切的致病基因带来很大困难。不过，发现与疾病发病关系最为密切的环境因素似乎较为容易。因此改变导致疾病的环境，将会是当前预防精神障碍的重点。

如上所述，在多基因遗传中，遗传和环境因素共同作用，决定了某一个体是否患病。其中，遗传因素所产生的影响程度称为遗传度。一旦证明某种疾病有家族聚集现象，下一步的工作就是找出遗传度，然后是遗传方式，最后找到基因所在的位置及功能。需要强调的是，即使有较高的遗传度，环境因素（社会心理、营养、健康保健等）在疾病的发生、发展、严重程度、表现特点、病程及预后等方面仍然起着非常重要的作用。例如,精神分裂症同卵双生同病率不足 50%,也就是说,具有相同基因的双生子一方患精神分裂症时,另一方患精神分裂症的可能性尚不足 50%。分子遗传学研究发现,相同遗传变异可能在不同的人导致不同的精神疾病,可能是精神分裂症或是双相情感障碍或注意缺陷综合征,因此精神疾病是脑发育相关的遗传问题,取决于遗传与环境的相互作用。

表观遗传学是与遗传学相对应的概念。遗传学是指基于基因序列改变所致基因表观变化,如基因突变、基因杂合丢失和微卫星不稳等。而表观遗传学则是指基于非基因序列改变所致基因表达水平变化,如 DNA 甲基化或染色质构象变化等。由于环境的变化,影响了基因的表达,从而可能导致某些疾病情况,这种表观遗传的改变有遗传至下一代的倾向。表观遗传过程受到了临床医学家的极大关注,因为外界环境(如童年的教养方式、饮食、药物滥用、应激等)促发了导致疾病的易感性。由于表观遗传改变可能具有可逆性,这就构成了积极干预的基础。

(二)神经发育异常

神经发育异常逐渐成为神经疾病发病机制的主要前沿研究领域。神经发育学说认为,神经发育障碍患者的大脑从一开始就未能有正常的发育,由于遗传和某些神经发育危险因素的相互作用,在胚胎期大脑发育过程中就出现了某些神经病理改变,这些改变的即刻效应并不十分显著,随着进入青春期或青年早期,在外界环境的不良刺激下,最终导致疾病的发生。

神经发育的影响因素有遗传、表观遗传和环境。很多证据表明,精神分裂症、儿童注意缺陷障碍、孤独症可能是一种疾病谱,都与神经发育异常有关,他们有疾病发病前共同的发育异常基础。在个体发育早期由于遗传和环境因素的相互作用,影响了特定区域的发育,导致神经发育异常,而不同脑区发育异常则分化为各种不同的精神疾病,表现出不同的临床特征。很多研究表明:精神分裂症患者有母乳期(感染、营养缺乏)问题、特异性面部表征、病前人格及认知特征、遗传脑影像以及神经病理性改变。

(三)相关中枢神经递质神经通路、受体以及代谢

近年来,迅速发展的分子生物学和各种成像技术使人们对脑在各种疾病状态时结构和功能的改变有了更为精细和直观的认识,任何原因导致的中枢神经系统结构和功能的改变以及与其他系统相互关系的不平衡,都可表现出精神活动的异常,神经化学物质对维持人类正常精神活动起着极其重要的作用,其功能改变则与精神疾病的发生有着重要关系。中枢神经系统亿万神经元是以化学物质传递的方式进行信息交流和相互作用的,这种化学物质即为中枢神经递质。对于经典的与精神疾病发生相关的神经递质,我们有必要了解它们

的主要通路。

1. 多巴胺　中枢 DA 功能与人类的精神活动关系非常密切,特别是中脑边缘系统 DA 功能过高可能与精神分裂症的阳性症状有关,而前额叶 DA 功能不足则可能与精神分裂症的阴性症状及认知损害有关。

(1)中枢多巴胺(DA)的神经通路:黑质纹状体系统,起源于黑质,主要向纹状体背部投射,这一投射系统与机体的运动功能关系密切;中脑边缘系统,起源于中脑的腹侧背盖区的细胞群,向纹状体的腹侧的伏隔核投射。这条通路对一些情绪行为包括精神病的阳性症状如幻觉和妄想有调节作用,同时对动机、愉快和奖赏也很重要;中脑皮质通路,也是从中脑腹侧背盖区发出投射,投射到前额叶皮质区,此投射系统与认知与情感的关系密切;漏斗结节系统,从下丘脑发出投射到腺垂体。此系统主要与神经内分泌功能关系密切;丘脑多巴胺通路,它出现在许多位置,包括导水管周围灰质、腹侧中脑、下丘脑核群以及臂旁核,发出投射至丘脑。其功能仍未清楚。

(2)DA 能受体:DA 能受体至少可分为两大家族,D_1(包括 D_1 和 D_5)通过激活 Gs(激活性 G 蛋白)进一步激活腺苷酸环化酶,而 D_2(包括 D_2、D_3 和 D_4)通过 Gi(抑制性 G 蛋白)与腺苷酸环化酶呈负性偶联。经典抗精神病药物对 D_1 和 D_2 都有亲和力,但它们对 D_1 的阻断作用很弱,而对 D_2 有很强的阻断作用。

(3)DA 的合成和降解:脑内 DA 的前体物质来源于食物中的酪氨酸,在限速酶酪氨酸羟化酶的作用下生成左旋多巴,后者又在多巴胺脱羧酶的作用下生成 DA,DA 在脑内主要在单胺氧化酶(MAO)和儿茶酚胺氧位甲基转移酶(COMT)的作用下降解成为高香草酸(HVA)并排出体外。

2. 去甲肾上腺素

(1)中枢去甲肾上腺素(NE)的神经通路:NE 的轴索起源于脑桥和延脑的网状结构,包括蓝斑、腹侧背盖、孤束核等处的细胞,在蓝斑和侧背部,NE 细胞的特点是轴索的高度并行。这两处细胞发出的末梢都止于脑干和下丘脑。但侧背盖的细胞专门投向这些区域,而蓝斑还较多地投向丘脑和皮层。其中蓝斑的下行纤维投向脊髓的背角和前角,而侧背盖神经元则投向脊髓的中、内侧细胞索。NE 的下行纤维可能是下行激活系统的一部分。许多 NE 末梢起源于中枢而止于小血管,提示 NE 对脑血管有调节作用。

(2)肾上腺素能受体:肾上腺素能受体可分为 α、β 两型,它们又可进一步分为 α_1 和 α_2,β_1、β_2 和 β_3。α 受体还可以再进一步分为 α_{1a}、α_{1b}、α_{1c} 及 α_{2a}、α_{2b}、α_{2c}。脑 β_1 受体较多位于神经元,而 β_2 受体则较多地位于神经胶质细胞和血管。β 受体与偶联蛋白 Gs 相连,β 受体通过激活 Gs 进一步激活腺苷酸环化酶,从而产生一系列细胞特异性反应。α受体中 α_1 受体通过第二信使肌醇磷脂系统起作用，而 α_2 受体与偶联蛋白 Gi 相连，激活 α_2 受体时，通过 Gi 抑制腺苷酸环化酶，使中枢和外周 NE 的功能下降。

(3)NE 的合成与降解：中枢 NE 合成的前体物质亦为酪氨酸，以同样的过程生成 DA，在 NE 神经元中存在着 DA 神经元所不含有的多巴胺 β 羟化酶（DβH），DA 在 DβH 的作用下，经 β 位羟化反应生成 NE，中枢 NE 主要在 MAO 和 COMT 的作用下降解成为 3-甲氧基-4-羟基苯乙二醇（MHPG）并排出体外。此外在肾上腺髓质和某些脑区神经元中还含有另一种酶苯乙醇胺-N-甲基转移酶，使 NE 转化为肾上腺素。

3. 5-羟色胺 5-HT　正常功能对维持人类精神活动正常有重要作用，药理学的进展提示重性抑郁障碍、强迫性神经症、焦虑和惊恐障碍以及进食障碍都与中枢某些通路 5-HT 功能不足有关，而精神分裂症则可能有中脑边缘系统和前额叶 5-HT 功能过高。

(1)中枢 5-羟色胺（5-HT）的神经通路：5-HT 的神经元主要集中于脑干的中缝核，细胞群大部分集中在中线上。起源于中脑的喙区末端和背部，广泛分布于前脑；中缝核还发出一些纤维投射到小脑；延髓的 5-HT 细胞可以投射到脊髓。此外，在脑室的表面还有很密的 5-HT 神经丛，血管上也有 5-HT 的纤维。其他神经递质，如 GABA、P 物质、脑啡肽、促甲状腺激素释放激素（TRH）常与 5-HT 共存于中缝核，可能与 5-HT 同时释放。

(2)5-HT 能受体：5-HT 能受体也可分为 5-HT_1、5-HT_2、5-HT_3、5-HT_4。对 5-HT_1 的研究又将其进一步分为 a、b、c、d 等多种亚型。5-HT_3 是属于直接控制离子通道的受体，而其他 5-HT 能受体都属于与 G 蛋白偶联的受体。

(3)5-HT 的代谢：5-HT 的前体物质是色氨酸，在 5-HT 神经元内，它在色氨酸羟化酶的作用下形成 5-羟色胺酸，后者在 5-羟色胺酸脱羧酶的作用下生成 5-HT。中枢 5-HT 主要在 MAO 的作用下以 5-羟吲哚乙酸的形式降解并排出体外。

4. 乙酰胆碱　中枢 ACh 参与大脑的学习和记忆功能，在阿尔茨海默病时中枢 ACh 神经元发生退行性改变，ACh 功能不足而发生认知损害。

(1)中枢乙酰胆碱（ACh）神经通路：最重要的胆碱能通路被称为基底前脑胆碱能通路，它包括中隔核、卧核、顶核、斜束的水平支、视前区的腹侧、视前大细胞核、红核、底核和豆状袢核。这一系统的胆碱能神经元发出广泛的神经纤维，向大脑皮层、海马、嗅球、杏仁核以及脑干的缰核和脚间核投射；从楔状核、旁臂核、脑桥和延脑的背盖区有胆碱能纤维向脑干网状结构、丘脑和下丘脑投射；除以上放射状投射以外，胆碱能神经元还有一些区域内的环路，存在于皮层、豆状核-纹状体、嗅结节和视网膜。

（2）胆碱能受体：胆碱能受体有两种类型，即烟碱样受体（N受体）和毒蕈碱受体（M受体）。ACh与后者关系密切，故也有人将其称为毒蕈碱-乙酰胆碱受体。激活这一受体可引起两种不同的细胞内信号系统的活动，从而又将其进一步分为五种亚型，即M_1、M_2、M_3、M_4、M_5。其中M_1、M_3和M_5与通过Gq和G_{11}与细胞内第二信使肌醇磷脂偶联，而M_2则通过偶联蛋白Gi和Go与腺苷酸环化酶相偶联。N受体属于直接控制离子通道型受体。

（3）ACh代谢：ACh的前体胆碱来源于食物，在胆碱乙酰转移酶（ChAT）的作用下，胆碱接受乙酰辅酶A上的乙酰基形成ACh，而后者失去乙酰基成为辅酶A。ACh在乙酰胆碱酯酶（AChE）的作用下降解而失去活性。

5. 氨基酸类神经递质 γ-氨基丁酸

（1）中枢神经系统中氨基酸神经元占70％～80％，γ-氨基丁酸（GABA）和甘氨酸是主要的抑制性神经递质，在结构上氨基和羧基分别位于碳链两端，中性氨基酸具有中枢抑制作用；而谷氨酸和天冬氨酸则是主要的兴奋性神经递质，结构上有两个羧基和一个氨基的酸性氨基酸具有中枢兴奋作用。在绝大多数脑区都大量存在着抑制性氨基酸和兴奋性氨基酸的神经突触。氨基酸类神经递质在脑组织中的含量通常是单胺类神经递质的1000倍左右，单胺类神经递质的含量以每克组织所含毫微克计算，而氨基酸类神经递质的含量是以每克组织所含微克计算。GABA在中枢的含量非常高，其浓度有区域的差异性，其中在黑质含量最高，其次为苍白球、下丘脑、四叠体、纹状体和舌下神经核。GABA神经元在中枢神经系统广泛分布，其中少部分为基本神经元，从一个脑区发出投射到另一个神经元，大部分为中间神经元，向附近的神经元扩散其抑制作用。

（2）GABA受体有两种亚型，GABA-A和GABA-B。GABA-B受体与钾离子通道和钙离子通道相偶联，对细胞膜上的腺苷酸环化酶有抑制作用，中枢肌肉松弛剂巴氯芬为GABA-B受体的特异性激动剂。GABA-A受体与苯二氮䓬（BZ）受体的关系极为密切，由含有GABA-A受体两个β亚单位和含有BZ受体的α亚单位和一个氯离子通道共同构成超大分子糖蛋白复合物，GABA、BZ和氯离子与这个复合物互相作用发挥其生理效应。激活GABA-A受体，可立即出现对神经元的抑制作用，提示这些认知点属空间构象型受体，当抑制性神经递质与受体相结合，就开放离子通道使氯离子进入神经元，使之超极化而产生强的对抗兴奋作用。此外，β亚单位上还有抗惊厥剂和巴比妥类药物的作用位点，BZ通过GABA-A-BZ-氯离子通道复合物产生抗焦虑、镇静作用，BZ本身也有抗惊厥作用，并与抗癫痫药物有协同作用。

（3）GABA 的前体谷氨酸来源于机体能量代谢的三羧酸循环，经谷氨酸脱羧酶的作用，并以维生素 B_6 为辅酶生成 GABA，GABA 在 GABA 转氨酶（GABA-T）的作用下降解成为琥珀半醛，重新进入三羧酸循环。由于 GABA 受体与抗焦虑药物受体在空间构象上的密切关系，焦虑障碍被推测与内源性 BZ 受体激动剂功能不足有关。

6. 谷氨酸

（1）谷氨酸被称为兴奋性神经递质或兴奋性氨基酸。在中枢的分布：谷氨酸广泛分布于中枢神经系统，在不同的脑区含量有差别，以大脑皮层的含量最高，其次为小脑和纹状体，再次为延髓和脑桥。在脊髓的含量明显低于在大脑的含量，其中在背根的含量高于腹根。

（2）兴奋性氨基酸递质的受体：脑内有数种兴奋性氨基酸的受体，它们可以被兴奋性氨基酸谷氨酸和天冬氨酸激活，兴奋性氨基酸受体的命名是根据它们相应的外源性激动剂的名称，如较早被确定的有 N-甲基-D-天冬氨酸型（NMDA）受体，使君子酸（QA）受体或 α-氨基羟甲基异噁唑丙酸（AMPA）受体，和海人草酸（KA）受体，后两者又被称为非 NMDA 受体，它们都属于促离子通道型受体，NMDA 受体的接收位点位于 Na^+、K^+、Ca^{2+} 离子通道中；非 NMDA 受体的接收位点位于 Na^+、K^+ 离子通道中。这些受体的分布大致平行，主要分布在大脑皮层、海马、纹状体、杏仁核、下丘脑等部位。两类受体在功能上有协同作用。后来又有另一类兴奋性氨基酸受体被确认，包括 L-4-氨基-4-磷酰丁酸（L-AP4）受体和氨基环戊烷二羧酸（ACPD）受体，它们属于促代谢型受体，都与 G 蛋白偶联。所有兴奋性氨基酸受体被其配基激活，除了产生兴奋作用以外，过度激活还能产生神经毒性作用，兴奋性氨基酸受体被过度激活可引起兴奋性神经元持续去极化，导致钙离子内流，细胞内钙离子超载而引起细胞坏死。这可能是神经系统一些退行性疾病包括阿尔茨海默病、精神分裂症、双相情感障碍、脑卒中后脑病多种精神障碍的病理机制之一。

此外，服用抗精神病药物出现的迟发性运动障碍也与兴奋性氨基酸的参与有关。

（3）谷氨酸的代谢：外周的谷氨酸不能通过血-脑脊液屏障，因此，中枢的谷氨酸是在脑内经三羧酸循环产生的 α-酮戊二酸转氨或脱氢而形成的。谷氨酸合成后大量储存在神经细胞的末梢囊泡中。由神经末梢释放到突触间隙。谷氨酸由神经胶质细胞摄取后被转变成谷氨酰胺，后者将在一定条件下再次成为谷氨酸或 GABA 的前体。

（四）感染

感染因素可能影响中枢神经系统，产生精神障碍。例如，梅毒螺旋体首先引起生殖系统症状,在多年潜伏后,进入大脑,导致神经梅毒。神经梅毒主要导致神经系统的退行性变,表现为痴呆、精神病性症状及麻痹。人免疫缺陷病毒(HIV)也可以进入脑内,产生进行性认知行为损害,早期表现为记忆损害,注意力不集中及情绪淡漠,随着时间推移,可出现更为广泛的损害,如缄默症、大小便失禁、截瘫等。实际上病毒并不能感染大脑神经元,但却可以感染脑组织内的巨噬细胞和小神经胶质细胞,这些细胞的炎症释放出神经毒素及自由基,最终损伤大脑神经元,这也是所谓的艾滋病脑炎,严重者会导致痴呆。引起精神障碍的感染还包括弓形虫感染、单纯疱疹性脑炎、麻疹性脑脊髓炎、慢性脑膜炎等。

二、精神障碍的心理、社会学因素

应激性生活事件、情绪状态、人格特征、性别、父母的养育方式、社会阶层、社会经济状况、种族、文化宗教背景、人际关系等均构成影响精神疾病的心理、社会因素。

(一) 应激

任何个体都不可避免地会遇到各种各样的生活事件,这些生活事件常常是导致个体产生应激反应的应激源。其中恋爱婚姻与家庭内部问题、学校与工作场所中的人际关系常是应激的主要来源。一些社会环境或自然环境问题,如战争、洪水、地震、交通事故、种族歧视等以及个人的某种特殊遭遇如身体的先天或获得性缺陷,如某些遗传病、精神病、难治性疾病,被虐待、遗弃、强暴等则是应激的另一重要来源。

临床上与应激相关的精神障碍主要有急性应激障碍和创伤后应激障碍。前者的强烈精神刺激后数分钟至数小时起病,持续时间较短,表现为精神运动性兴奋或抑制;后者主要表现为焦虑、恐惧、事后反复回忆和梦中重新体验到精神创伤的情景等。慢性应激障碍可能与人格特征关系更大,临床上可见适应障碍等。另外,社会、心理刺激常常作为许多精神障碍的诱因出现,应予充分注意。

除外来的生活事件外,内部需要得不到满足、动机行为在实施过程中受挫,也会产生应激障碍。长时间的应激则会导致神经症、心身疾病等。

(二) 人格特征

人格可以定义为个体在日常生活中所表现的总的情绪和行为特征,此特征相对稳定并可预测。性格是在气质的基础上,由个体活动与社会环境相互作用而形成的。一个具有开朗、乐观性格的人,对人也坦率、热情,容易交流,乐于助人,也容易得到别人的帮助,愿意理解别人也容易被人理解,在人际关系中误会与矛盾较少,即使有也容易获得解决。这种人外向,追求刺激与挑战,在心理应激过程中对挫折表现出较强的耐受性。与此相反,一个比较谨慎、性格抑郁的人,与他人保持一定距离,含蓄隐秘,对人心存疑虑戒备,不太关心别人,别人对他也就比较疏远和冷淡,在人际关系中误会与隔阂较多。他们内向、懦弱、回避刺激,在困难面前显得无能为力,容易悲观丧气,对心理应激的耐受能力较差,易患神经症、心身疾病、酒精与药物滥用等。

有些人的性格自幼就明显偏离正常、适应不良,甚至会伤害自己和别人,我们称之为人格障碍。有些人格障碍与精神障碍关系十分密切,如具有表演性格的人容易罹患癔症,具有强迫性格的人容易罹患强迫症,分裂样人格则患精神分裂症的可能性较大。

思考题

如何从生物、社会、心理的角度理解精神疾病?

第二节　常见的精神症状

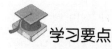

学习要点

了解常见的精神症状。包括感知觉障碍、思维障碍、注意障碍、记忆障碍、智能障碍、定向力、情感障碍、意志障碍、动作与行为障碍、意识障碍、自知力。

一、感知觉障碍

(一) 感觉障碍

1. 感觉减退　对刺激的感受性降低,对外界强烈的刺激产生轻微的感觉体验或完全不能感知(后者称感觉缺失)。

2. 感觉过敏　对刺激的感受性增高,对外界一般强度的刺激产生强烈的感觉体验,如感到阳光特别刺眼、轻柔的音乐特别刺耳等。

3. 内感性不适(体感异常)　躯体内部产生的不适和难以忍受的异样感觉,如咽喉部堵塞感、胃肠扭转感、腹部气流上涌感等。

(二) 知觉障碍

1. 错觉　对客观事物歪曲的知觉,如把输液管看成一条正在吸血的蛇。

2. 幻觉　没有现实刺激作用于感觉器官时出现的知觉体验,是一种虚幻的知觉,如幻听、幻视、幻味、幻嗅、幻触、内脏幻觉。

3. 感知综合障碍　患者对客观事物的整体属性能够正确感知,但对某些属性如大小、形状、颜色、距离、空间位置等产生错误的感知,如视物变形症、自身感知综合障碍、时间感知综合障碍、空间感知综合障碍、非真实感。

二、思维障碍

(一)思维形式障碍(又称联想障碍)

主要表现思维过程的联想和逻辑障碍。

1. 思维奔逸 思维联想速度加快、数量增多和转换加速,患者表现为特别健谈,说话滔滔不绝,口若悬河,感觉脑子特别灵活,就像机器加了"润滑剂"一样难以停顿。

2. 思维迟缓 思维联想速度减慢、数量减少和转换话题困难,表现为语量少、语速慢、语音低和反应迟缓。

3. 思维贫乏 联想概念与词汇贫乏,患者感到脑子空空荡荡,没有什么思想,表现为寡言少语。

4. 思维散漫、思维破裂、语词杂拌 思维的连贯性障碍,即联想概念之间缺乏必要的联系。

5. 思维不连贯 表现与词语杂拌类似,但产生背景不同,它是在意识障碍背景下出现的语言支离破碎和杂乱无章状态,多见于谵妄状态。

6. 思维中断 思维联想过程突然发生中断,表现为患者在无意识障碍,又无外界干扰情况下,语言突然停顿,片刻之后又重新开始。

7. 思维被夺、思维插入 思维联想障碍,前者感觉自己的思维被某种外力突然抽走,而后者则表现为患者感到某种不属于自己的思想被强行塞入。

8. 强制性思维 思维联想的自主性障碍,患者感觉脑内涌现大量无现实意义、不属于自己的联想,是被外力强加的。

9. 病理性赘述 思维联想活动迂回曲折,联想枝节过多。表现为患者对某种事物做不必要的过分详尽的描述,言语啰嗦,但最终能回到有关问题。

10. 思维化声 患者同时感觉自己的思想在脑子里变成了言语声,自己和他人均能听到。

11. 语词新作 患者自创一些奇特的文字、符号、图形或语言赋予特殊的意义。

12. 象征性思维 患者以无关的具体概念代替某一抽象概念,不经患者本人解释,他人无法理解。如患者经常反穿衣服,表示自己"表里合一、心地坦荡"。

13. 逻辑倒错性思维 以推理缺乏逻辑性为特点,表现为患者推理过程或缺乏前提依据,或因果倒置,令人感到不可理解,离奇古怪。

14. 强迫思维 患者脑中反复出现某一概念或相同内容的思维,明知不合理和没有必要,但无法摆脱,常伴有痛苦体验。

（二）思维内容障碍

主要表现为妄想,它是病态推理和判断基础上形成的一种病理性的歪曲的信念。根据妄想的起源,可分为原发性妄想和继发性妄想。按照妄想的结构,可分为系统性妄想和非系统性妄想。临床按妄想的主要内容归类,常见的有以下 10 种。

1. 关系妄想　患者认为周围环境中所发生的与自己无关的事情均与自己有关。

2. 被害妄想　患者坚信自己被某些人或某组织进行迫害,如投毒、跟踪、监视、诽谤等。患者出现拒食、逃跑、报警、自伤自杀、伤人等。

3. 夸大妄想　患者认为自己有非凡的才能、智慧、财富、权力、地位等,如称自己是著名的科学家、发明家、歌唱家、明星、大富翁或国家领导人等。

4. 罪恶妄想　患者毫无根据的认为坚信自己犯了严重的错误或罪恶,甚至认为自己罪大恶极、死有余辜,应受严厉惩罚。

5. 疑病妄想　患者毫无根据的认为坚信自己患了某种严重的躯体疾病或不治之症,因而到处求医,各种详尽的检查和反复的医学验证也不能纠正。如认为自己得了艾滋病、癌症、心脏病等,将不久于人世。

6. 钟情妄想　患者坚信自己被某异性钟情,对方的一言一行都是对自己爱的表达。

7. 嫉妒妄想　患者无中生有地坚信自己的配偶对自己不忠诚,另有所爱。

8. 非血统妄想　患者毫无根据的认为自己不是父母亲生的,虽然经反复解释和证实,仍坚信不疑。

9. 物理影响妄想　又称被控制感,患者感到自己的思想、情感或意志行为受到某种外界力量的控制而身不由己。经常描述被红外线、电磁波、超声波等控制。

10. 内心被揭露感　又称被洞悉感,患者感觉到内心所想的事情,虽然没有说出,也没有文字写出来,但被别人知道了。

（三）超价值观念

超价值观念是一种强烈情感色彩的错误观念,其发生一般均有一定事实根据,不十分荒谬离奇,也没有明显逻辑错误。

三、注意障碍

思维障碍是指个体精神活动集中指向一定对象的心理过程。常见注意障碍包括以下 5 种。

（一）注意增强

注意增强是指在某些精神病状态下，患者特别易于注意某事物。

（二）注意减退

注意减退是指主动及被动注意的兴奋性减弱和注意稳定性降低，表现为注意力难以唤起和维持。

（三）注意涣散

注意涣散表现指注意力不集中，容易受到外界的干扰而分心。

（四）注意狭窄

注意狭窄是指注意的广度和范围缩小，表现为注意力集中于某事物时，不能再注意到与之有关的其他事物。

（五）注意转移

注意转移是指注意转换性增强和稳定性降低，表现为主动注意不能持久，很容易受外界环境影响而使注意对象不断转移。

四、记忆障碍

（一）记忆增强

患者表现为对病前已遗忘且不重要的事能够重新回忆起来，甚至包括事件的细节。

（二）记忆减退

记忆减退是记忆各个基本过程功能的普遍减退。

（三）遗忘

遗忘是记忆痕迹在大脑的丧失，表现对既往感知过的事物不能回忆。

（四）虚构

虚构是指在遗忘的基础上，患者以想象的、未曾亲身经历的事件来填补记忆的缺失。

（五）错构

错构是指在遗忘的基础上，患者对过去经历过事件，在发生的地点、情节，特别在时间上出现错误的回忆，并坚信不疑。

五、智能障碍

（一）精神发育迟滞

精神发育迟滞是指先天或发育成熟以前（18岁以前），由于各种原因影响智能发育所造成的智力低下和社会适应困难状态。

（二）痴呆

痴呆是指智力发育成熟后，由于各种原因损害原有智能所造成的智力减退状态。

六、意识障碍

意识障碍是指机体对外界刺激的反应程度，根据对刺激反应的不同，可分为以下数种类型。

（一）嗜睡

嗜睡是指患者睡眠显著增多，对周围事物无主动关心和兴趣，可被唤醒，唤醒后回答问题正确，停止呼唤后又立即进入睡眠状态。

（二）混浊

混浊是指意识清晰度轻度受损，表现为患者反应迟钝、思维缓慢，注意、记忆、理解困难，能回答简单问题，但对复杂问题则表现茫然不知所措。

（三）昏睡

昏睡是指患者持续嗜睡，大声呼唤能被唤醒，痛觉刺激可有较强反应，并能短暂觉醒，但不能正确回答问题，可有尿失禁。

（四）昏迷

昏迷是指意识完全丧失，以痛觉反应和随意运动消失为特征。

（五）朦胧状态

朦胧状态是指在意识清晰度降低的同时伴有意识范围缩小。

（六）谵妄状态

谵妄状态是指在意识清晰度降低的同时出现大量的幻觉、错觉，这些幻觉和错觉以形象鲜明的恐怖性幻视和错视为主，如猛兽、毒蛇等。

（七）梦样状态

梦样状态是指在意识清晰程度降低的同时出现梦样状态的体验。

七、情感障碍

（一）情感高涨

情感高涨是正性情感活动的明显增强，患者自我感觉良好，整日喜笑颜开，谈话时语音高昂，眉飞色舞，表情丰富。

（二）欣快

欣快是在智能障碍的基础上出现的与周围环境不协调的愉快体验。

（三）情感低落

情感低落是负性情感活动的明显增强，表现为忧愁、苦闷、唉声叹气、暗自落泪。

（四）情感淡漠

情感淡漠是指对外界刺激缺乏相应的情感反应,缺乏内心体验,表现为面部表情呆滞,对周围事物漠不关心,即使对与自己有利害关系的事情也如此。

（五）焦虑

焦虑是指在缺乏相应的客观刺激情况下出现的内心不安状态,表现为患者顾虑重重,紧张恐惧,坐立不安,即使多方劝解也不能消除其焦虑。

（六）恐惧

恐惧是指面临某种事物或处境时出现紧张不安反应。

（七）易激惹

易激惹是情感活动的激惹性增高,表现为因一般小事而引起强烈的不愉快情感反应,如暴怒发作。

（八）情感不稳

情感不稳是情感活动的稳定性障碍,表现为患者情感反应极易发生变化,从一个极端波动到另一个极端,显得喜怒无常,变化莫测。

（九）情感倒错

情感倒错是指情感表现与其内心体验或处境明显不协调,甚至截然相反,如听到亲人去世时,放声高歌。

（十）情感矛盾

情感矛盾是指患者在同一时间对同一人或事物产生两种截然不同的情感反应,但患者并不感到这两种情感的矛盾对立,没有痛苦不安,如患者怀疑母亲迫害自己而憎恨她,但同时又对她亲近关心。

八、意志障碍

（一）意志增强

意志增强是指意志活动增多,表现为在病态情感或妄想的支配下,患者持续地坚持某些行为,具有极大顽固性。例如,有被害妄想的患者反复报警或向有关部门求助,有嫉妒妄想的患者长期对配偶进行跟踪、监视、检查。

（二）意志减退

意志减退是指意志活动的减少,表现为动机不足,缺乏积极主动性及进取心,对周围事物缺乏兴趣,不愿活动,工作学习感到非常吃力,严重时整日呆坐或卧床不起,日常生活也懒于料理。

（三）意志缺乏

意志缺乏是指意志活动缺乏,表现为对任何活动都缺乏动机、要求、生活处于被动状态,处处需要别人督促和管理,严重时行为孤僻、退缩、对饮水、进食等本能的要求也没有,且伴有情感淡漠和思维贫乏。

(四) 矛盾意向

矛盾意向表现为对同一事物,同时出现两种完全相反的意向,但患者并不感到这种意向的矛盾和对立,没有痛苦和不安,如患者见到朋友时,想去握手,却把手缩回来。

思考题

1. 思维形式障碍包括哪些类型?
2. 思维内容障碍包括哪些类型?

第三节 常见精神疾病的临床表现以及诊断标准

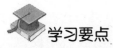

学习要点

了解 5 种常见疾病的临床表现、诊断标准。包括精神分裂症、抑郁障碍、双相情感障碍、焦虑障碍、重度或轻度血管性神经认知障碍。

一、精神分裂症

(一) 临床表现

1. 前驱期症状 指患者在明显的精神症状出现前出现的一些非特异性的症状。

(1)情绪改变:抑郁、焦虑,情绪波动、易激惹等。

(2)认知改变:出现一些古怪或异常观念,学习或工作能力下降等。

(3)行为改变:如社会活动退缩或丧失兴趣,多疑敏感,社会功能水平下降等。

(4)躯体改变:睡眠和食欲改变,乏力,活动和动机下降等。

2. 显症期症状 显症期症状包括阳性症状和阴性症状两个方面。

阳性症状是指异常心理过程的出现,普遍公认的阳性症状包括幻觉、妄想及紊乱的言语和行为。

(1)幻觉:如幻听、幻视、幻嗅、幻味、幻触,在精神分裂症患者中均出现,幻听最为常见。

(2)思维内容障碍：见前文。

(3)瓦解症状群：主要包括思维形式障碍、怪异行为、紧张症行为及不适当的情感。

阴性症状指正常心理功能的缺失，涉及情感、社会及认知方面的缺陷。包括意志减退、快感缺乏、情感迟钝、社交退缩、语言贫乏等。

(1)焦虑、抑郁症状：大多数精神分裂症患者在疾病过程中会体验到明显的抑郁和焦虑情绪，尤以疾病的早期和缓解期多见。

(2)激越症状：包括攻击暴力和自杀。

(3)定向、记忆和智能：精神分裂症患者对时间、空间和人物一般能进行准确的定向，意识通常是清晰的，一般的记忆和智能没有明显障碍。

(4)自知力缺乏：自知力缺乏是影响治疗依从性的重要原因。

(二) 诊断

《中国精神障碍分类和诊断标准第 3 版》(CCMD-3)中精神分裂症的诊断标准如下。

1. 症状标准　至少有以下两项，并非继发于意识障碍、智能障碍、情感高涨或低落，单纯型分裂症另规定。

(1)反复出现的言语性幻听。

(2)明显的思维松弛、思维破裂、言语不连贯或思维贫乏或思维内容贫乏。

(3)思维被插入、被撤走、被播散、中断或强制性思维。

(4)被动、被控制或被洞悉体验。

(5)原发性妄想(包括妄想知觉，妄想心境)或其他荒谬的妄想。

(6)思维逻辑倒错、病理性象征性思维或语词新作。

(7)情感倒错或明显的情感淡漠。

(8)紧张症综合征、怪异行为或愚蠢行为。

(9)明显的意志减退或缺乏。

2. 严重标准　自知力障碍，并有社会功能严重受损或无法进行有效交谈。

3. 病程标准

(1)符合症状标准和严重标准至少已持续 1 个月，单纯型另有规定。

(2)若同时符合精神分裂症和情感性精神障碍的症状标准，当情感症状减轻到不能满足情感性精神障碍标准时，精神分裂症状需继续满足精神分裂症的症状标准至少两周以上，方可诊断为精神分裂症。

4. 排除标准　排除器质性精神障碍以及精神活性物质和非成瘾物质所致精神障碍。尚未缓解的分裂症患者，若又罹患本项中前述两类疾病，应并列诊断。

（三）偏执型分裂症

符合分裂症诊断标准，以妄想为主，常伴有幻觉，以听幻觉较多见。

（四）青春型（瓦解型）分裂症

符合分裂症诊断标准，常在青年期起病，以思维、情感、行为障碍或紊乱为主。例如明显的思维松弛、思维破裂、情感倒错、行为怪异。

（五）紧张型分裂症

符合分裂症诊断标准，以紧张综合征为主，其中以紧张性木僵较常见。

（六）单纯型分裂症

1. 以思维贫乏、情感淡漠或意志减退等阴性症状为主，从无明显的阳性症状。

2. 社会功能严重受损，趋向精神衰退。

3. 起病隐袭，缓慢发展，病程至少两年，常在青少年期起病。

（七）未定型分裂症

也称为混合型或未分型分裂症。

1. 符合精神分裂症诊断标准，有明显阳性症状；

2. 不符合上述亚型的诊断标准或为偏执型、青春型，或紧张型的混合形式。

二、抑郁障碍

（一）临床表现

抑郁障碍以显著而持久的心境低落为主要特征，临床表现可以从闷闷不乐到悲痛欲绝，甚至发生木僵，多数患者有反复发作的倾向，每次发作大多数可以缓解，部分患者可有残留症状或转为慢性。抑郁症是最为严重的抑郁障碍，表现为单次发作或反复发作，病情迁延。

根据症状的数量、类型以及严重程度分为轻度、中度、重度抑郁。不同程度之间的区分赖于复杂的临床判断，包括日常工作和社交活动表现。轻度和中度抑郁通常不会出现幻觉和妄想等精神病性症状，但常伴有躯体症状，工作、社交或家务活动有一定程度的困难，重度抑郁常伴有精神病性症状，且多与抑郁心境相协调，但也可不协调，此时工作、社交或家务活动几乎不可能。

（二）诊断

《中国精神障碍分类和诊断标准第 3 版》（CCMD-3）中有关抑郁障碍的诊断标准如下。

1. 抑郁发作　抑郁发作以心境低落为主，与其处境不相称，可以从闷闷不乐到悲痛欲绝，甚至发生木僵。严重者可出现幻觉、妄想等精神病性症状。某些患者的焦虑与运动性激越很显著。

2. 症状标准　以心境低落为主,并至少有下列 4 项。

(1)兴趣丧失、无愉快感。

(2)精力减退或疲乏感。

(3)精神运动性迟滞或激越。

(4)自我评价过低、自责或有内疚感。

(5)联想困难或自觉思考能力下降。

(6)反复出现想死的念头或有自杀、自伤行为。

(7)睡眠障碍,如失眠、早醒或睡眠过多。

(8)食欲降低或体重明显减轻。

(9)性欲减退。

3. 严重标准　社会功能受损,给本人造成痛苦或不良后果。

4. 病程标准

(1)符合症状标准和严重标准至少已持续两周。

(2)可存在某些分裂性症状,但不符合分裂症的诊断。若同时符合分裂症的症状标准,分裂症状缓解后,满足抑郁发作标准至少两周。

5. 排除标准　排除器质性精神障碍或精神活性物质和非成瘾物质所致抑郁。

(三) 轻性抑郁症

除了社会功能无损害或仅轻度损害外,发作符合抑郁发作的全部标准。

(四) 无精神病性症状的抑郁症

除了在抑郁发作的症状标准中,增加"无幻觉、妄想或紧张综合征等精神病性症状"之外,其余均符合该标准。

(五) 有精神病性症状的抑郁症

除了在抑郁发作的症状标准中,增加了"有幻觉、妄想或紧张综合征等精神病性症状"之外,其余均符合该标准。

(六) 复发性抑郁症的诊断标准

1. 目前发作符合某一型抑郁标准,并在间隔至少两个月前,有过另一次发作符合某一抑郁标准。

2. 以前从未有符合任何一型躁狂、双相情感障碍或环性情感障碍标准。

3. 排除器质性精神障碍或精神活性物质和非成瘾物质所致的抑郁发作。

(七) 复发性抑郁症,目前为轻抑郁

符合复发性抑郁的诊断标准,目前发作符合轻度抑郁标准。

（八）复发性抑郁症，目前为无精神病性症状的抑郁

符合复发性抑郁的诊断标准，目前发作符合无精神病性症状的抑郁标准。

（九）复发性抑郁症，目前为有精神病性症状的抑郁

符合复发性抑郁的诊断标准，目前发作符合有精神病性症状的抑郁标准。

（十）其他或待分类的抑郁症

三、双相情感障碍

（一）临床表现

既有躁狂或轻躁狂发作，又有抑郁发作的一类心境障碍。临床特点是反复（至少两次）出现心境和活动水平明显改变，有时表现为心境高涨、精力充沛和活动增加，有时表现为心境低落、精力减退和活动减少。发作间期通常完全缓解，最典型的形式是躁狂和抑郁交替发作。

躁狂发作以心境高涨为主，与其处境不相称，可以从高兴愉快到欣喜若狂，某些病例仅以易激惹为主。病情较轻者社会功能无损害或仅有轻度损害，严重者可出现幻觉、妄想等精神病性症状。

轻躁狂发作是指除了社会功能无损害或仅轻度损害外，发作符合躁狂发作标准。

（二）躁狂的诊断

根据《中国精神障碍分类和诊断标准第 3 版》（CCMD-3），临床诊断主要依据 4 个方面：症状、严重程度、病程和排除其他疾病。

1. 症状标准　以情绪高涨或易激惹为主，并至少有下列 8 项中的 3 项（若仅为易激惹，至少需 4 项）。

（1）注意力不集中或随境转移。

（2）语量增多。

（3）思维奔逸（语速增快、言语迫促等）、联想加快或意念飘忽的体验。

（4）自我评价过高或夸大。

（5）精力充沛、不感疲乏、活动增多、难以安静或不断改变计划和活动。

（6）鲁莽行为（如挥霍、不负责任或不计后果的行为等）。

（7）睡眠减少。

（8）性欲亢进。

2. 严重标准　严重损害社会功能，或给别人造成危险或不良后果。

3. 病程标准

（1）符合症状标准和严重标准至少已持续 1 周。

（2）可存在某些分裂性症状，但不符合分裂症的诊断标准。若同时符合分裂症的症状标准,在分裂症状缓解后,满足躁狂发作标准至少1周。

4. 排除标准　排除器质性精神障碍,或精神活性物质和非成瘾物质所致躁狂。

(三) 抑郁发作诊断

见"抑郁发作诊断标准"。

(四) 双相情感障碍,目前为轻躁狂

目前发作符合轻躁狂标准,以前至少有1次发作符合某一型抑郁标准。

(五) 双相情感障碍,目前为不伴精神病性的躁狂发作

目前发作符合无精神病性症状的躁狂标准,以前至少有1次发作符合某一型抑郁标准。

(六) 双相情感障碍,目前为伴精神病性的躁狂发作

目前发作符合有精神病性症状的躁狂标准,以前至少有1次发作符合某一型抑郁标准。

(七) 双相情感障碍,目前为轻度抑郁

目前发作符合轻抑郁标准,以前至少有1次发作符合某一型躁狂标准。

(八) 双相情感障碍,目前为不伴精神病性症状的重度抑郁发作

目前发作符合无精神病性症状的抑郁标准,以前至少有1次发作符合某一型躁狂标准。

(九) 双相情感障碍,目前为伴精神病性症状的重度抑郁发作

目前发作符合有精神病性症状的抑郁标准,以前至少有1次发作符合某一型躁狂标准。

(十) 双相情感障碍,目前为混合性发作

1. 目前发作以躁狂和抑郁症状混合或迅速交替(即在数小时内)为特征,至少持续2周躁狂和抑郁症状均很突出;

2. 以前至少有1次发作符合某一型抑郁标准或躁狂标准。

四、焦虑障碍

(一) 神经症

神经症是一组主要表现为焦虑、抑郁、恐惧、强迫、疑病症状,或神经衰弱症状的精神障碍。本障碍有一定人格基础,发病常受心理、社会(环境)因素影响。症状没有可证实的器质性病变基础,与患者的现实处境不相称,但患者对存在的症状感到痛苦和无能为力,自知力完整或基本完整,病程多迁延。各种神经症性或其组合可见于感染、中毒、内脏、内分泌或代谢和脑器质性疾病,称神经症样综合征。

1. 症状标准 至少有下列 1 项。

(1)恐惧。

(2)强迫症状。

(3)惊恐发作。

(4)焦虑。

(5)躯体形式症状。

(6)躯体化症状。

(7)疑病症状。

(8)神经衰弱症状。

2. 严重标准 社会功能受损或无法摆脱的精神痛苦,促使其主动求医。

3. 病程标准 符合症状标准至少已 3 个月,惊恐障碍另有规定。

4. 排除标准 排除器质性精神障碍、精神活性物质与非依赖性物质所致的精神障碍、各种精神病性障碍,如精神分裂症、偏执性精神病及心境障碍等。

(二)恐惧症(恐怖症)

恐惧症是一种以过分和不合理地惧怕外界客体或处境为主的神经症。患者明知没有必要,但仍不能防止恐惧发作,恐惧发作时往往伴有显著的焦虑和自主神经症状。患者极力回避所害怕的客体或处境,或是带着畏惧去忍受。其诊断标准如下。

1. 符合神经症的诊断标准。

2. 以恐惧为主,需符合以下 4 项 对某些客体或处境有强烈恐惧,恐惧的程度与实际危险不相称;发作时有焦虑和自主神经症状;有反复或持续的回避行为;知道恐惧过分、不合理或不必要,但无法控制。

3. 对恐惧情境和事物的回避必须是或曾经是突出症状。

4. 排除焦虑症、分裂症、疑病症。

(三)社交恐惧症

社交恐惧症也称社会焦虑恐惧症,轻者与人接触时表现腼腆、害羞、不自然、紧张,不能充分发挥应有的交际能力;显著者表现为操作性社交恐惧,核心症状围绕着害怕在小团体中被人审视,害怕做出令人尴尬的行为,一旦发现别人注意自己就不自然、不敢抬头、不敢与人对视,甚至无地自容,不敢在公共场合演讲,集会时不敢坐在前面,故意回避社交;在极端情形下可导致社会隔离。常见的恐惧对象是异性、严厉的上司和未婚夫(妻)的父母等,也可是熟人。可伴有自我评价降低和害怕被批评等,可有脸红、手抖、恶心或尿急等症状,症状可发展到惊恐发作的程度。其诊断标准如下。

1. 符合恐惧症的诊断标准。

2. 害怕对象主要为社交场合(如害怕在公共场合进食或说话、聚会、开会或怕自己做出一些难堪的行为等)和人际接触(如害怕在公共场合与人接触、与他人目光对视或害怕与人群相对时被人审视等)。

3. 常伴有自我评价低和害怕批评。

4. 排除其他恐惧障碍。

(四)惊恐障碍

惊恐障碍是一种以反复的惊恐发作为主要原发症状的神经症。这种发作并不局限于任何特定的情境,具有不可预测性。惊恐发作作为继发症状,可见于多种不同的精神障碍,如恐惧性神经症、抑郁症等,并应与某些躯体疾病鉴别,如癫痫、心脏病发作、内分泌失调等。

1. 症状标准

(1)符合神经症的诊断标准。

(2)惊恐发作需符合以下 4 项:①发作无明显诱因、无相关的特定情境,发作不可预测;②在发作间歇期,除害怕再发作外,无明显症状;③发作时表现出强烈的恐惧、焦虑及明显的自主神经症状,并常有人格解体、现实解体、濒死恐惧或失控感等痛苦体验;④发作突然开始,迅速达到高峰,发作时意识清晰,事后能回忆。

2. 严重标准　患者因难以忍受又无法解脱而感到痛苦。

3. 病程标准　在 1 个月内至少有 3 次惊恐发作,或在首次发作后继发害怕再发作的焦虑持续 1 个月。

4. 排除标准

(1)排除其他精神障碍,如恐惧症、抑郁症,或躯体形式障碍等继发的惊恐发作。

(2)排除躯体疾病如癫痫、心脏病发作、嗜铬细胞瘤、甲状腺功能亢进或自发性低血糖等继发的惊恐发作。

(五)广泛性焦虑

广泛性焦虑是一种以缺乏明确对象和具有内容的提心吊胆及紧张不安为主的焦虑症,并有显著的自主神经症状、肌肉紧张及运动性不安。患者因难以忍受又无法摆脱而感到痛苦。

1. 症状标准

(1)符合神经症的诊断标准。

(2)以持续的原发性焦虑症状为主,并符合下列两项:经常或持续的无明确对象和固定内容的恐惧或提心吊胆;伴自主神经症状或运动性不安。

2. 严重标准　社会功能受损,患者因难以忍受又无法解脱而感到痛苦。

3. 病程标准　符合症状标准至少已 6 个月。

4. 排除标准

(1)排除甲状腺功能亢进、高血压、冠心病等躯体疾病的继发性焦虑。

(2)排除兴奋药物、催眠镇静药物使用过量或抗焦虑药的戒断反应,排除强迫症、恐惧症、疑病症、神经衰弱、躁狂症、抑郁症或精神分裂症等伴发的焦虑。

五、血管性神经认知障碍

(一)临床表现

常有神经系统症状体征。多数患者有头痛、头晕、耳鸣、肢体麻木、眩晕发作等神经系统症状;在原发脑血管疾病进展过程中,可出现神经系统受损的体征,具体表现可因病变部位不同而有差异。疾病早期可有轻微、不恒定的神经病理体征,以后可有反复短暂脑缺血发作,病情发展可出现面肌不对称,伸舌偏离中线,肢体震颤及感觉异常,肌张力异常,腱反射不对称,多种病理反射;卒中发作后可有偏瘫、失语、共济运动障碍、自主神经系统功能障碍等临床表现;不少患者出现各种类型的癫痫发作;眼底检查多有视网膜动脉硬化性血管病的证据。

(二)诊断

根据《美国精神障碍诊断与统计手册(第 5 版)》(DSM-5),临床诊断标准如下。

1. 符合重度或轻度神经认知障碍的诊断标准。

2. 临床特征与血管性病因一致,提示为下列两项之一。

(1)认知缺陷发生的时间与 1 个或更多的脑血管事件相关。

(2)有证据显示复杂注意(包括加工速度)和额叶执行功能显著下降。

3. 来自病史、躯体检查和(或)神经影像学的存在脑血管病的证据,充分解释了此神经认知缺陷。

4. 此症状不能用其他脑疾病或系统性障碍来更好地解释。如果存在下列其中 1 项,则诊断为可能的血管性神经认知障碍,否则诊断为可疑的血管性神经认知障碍。

(1)临床诊断标准被归因于脑血管病的显著的脑实质损伤的神经影像学证据支持(神经影像学支持)。

(2)神经认知综合征的时间与 1 个或更多有记录的脑血管事件相关。

(3)同时存在脑血管疾病的临床的和遗传学的证据(例如,常染色体显性遗传动脉病,伴皮质下梗塞和白质脑病)。

如果符合临床诊断标准,但神经影像学不可获得,且神经认知综合征与 1 个或更多脑血管事件的时间关系不能确立,则诊断为可疑的血管型神经认知障碍。

思考题

1. 单纯型分裂症的临床表现与诊断标准是什么?
2. 血管性认知障碍的诊断标准是什么?

【推荐参阅指南/书籍】

1. 美国精神医学学会. 精神障碍诊断与统计手册. 第 5 版. 北京:北京大学医学出版社,2014.
2. 中华医学会. 临床诊疗指南·精神病学分册. 北京:人民卫生出版社,2006.
3. 张守信. 应用神经解剖学. 北京:人民卫生出版社,2010.
4. 沈渔邨. 精神病学. 第 5 版. 北京:人民卫生出版社,2010.
5. Stahl SM. 精神药理学精要·神经科学基础与临床应用. 第 3 版. 司天梅,黄继忠,于欣译. 北京:北京大学医学出版社,2011.
6. 江开达. 精神药理学. 第 2 版. 北京:人民卫生出版社,2011.
7. 舒良. 精神分裂症防治指南. 北京:北京大学医学出版社,2007.
8. 江开达. 抑郁障碍防治指南. 北京:北京大学医学出版社,2007.
9. 沈其杰. 双相障碍防治指南. 北京:北京大学医学出版社,2007.
10. 吴文源. 焦虑障碍防治指南. 北京:人民卫生出版社,2010.

第二章

精神疾病诊疗临床技能

第一节　精神疾病的临床诊疗方法和技术

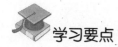 学习要点

1. 了解病历采集的格式和内容、注意事项。
2. 掌握相关的体格检查、精神检查的内容。
3. 掌握相关躯体检查及辅助检查内容。

一、病史采集

病史主要来源于患者或知情者。

(一) 病史格式和内容

1. **一般情况**　姓名、性别、年龄、婚姻、民族、籍贯、职业、文化程度、住址、联系方式、病史提供者及对病史可靠性的估计。

2. **主诉**　主要有精神症状及病程(就诊理由)。

3. **现病史**　发病条件及相关因素;起病缓急及早期症状表现;疾病发展及演变过程;发病时的一般情况;既往与之有关的诊断、治疗用药及疗效详情。

4. **既往史**　询问有无发热、抽搐、昏迷、药物过敏史。

5. **个人史**　一般指从母亲妊娠到发病前的整个生活经历。

6. **家族史**　包括双亲的年龄、职业、人格特点,双亲中有亡故者应了解其死因和死亡年龄。

(二) 采集病史应注意的事项

1. 病史采集尽量客观、全面和准确。

2. 采集病史时,应收集有关人格特点的资料,如人际关系:有无异性朋友或同性朋友,朋友多少,人际关系疏远或密切;习惯:有无特殊饮食、睡眠习惯;有无特殊嗜好或癖好;有无吸烟、饮酒及药物使用习惯;兴趣爱好:业余或课余的闲暇

活动,有无情趣和爱好,爱好是否广泛;占优势的心境:情绪是否稳定、是乐观高兴还是悲观沮丧;有无焦虑或烦恼;内心或情感外露;是否容易冲动或激惹;是否过分自信或自卑,是否害羞或依赖;对外界事物的态度和评价。

3. 采集病史询问的顺序。

4. 记录病史如实描述,但应进行整理加工使其条例清楚,简明扼要。应对患者进行躯体神经系统检测。

二、体格检查

躯体疾病会伴发精神症状,精神障碍患者也会发生躯体疾病,因此应该对患者进行全面的躯体及神经系统检查。必须强调的是,如果只重视精神检查而忽视体格检查,既不符合现代医学理念的要求,也容易导致医疗事故与差错,是不负责的表现,应绝对避免。

神经科和精神科是两个相互交叉的临床医学学科,许多神经系统疾病会出现精神症状,甚至以精神症状为其首发或主要症状,而不少精神障碍或精神症状也存在神经系统损害的基础。所以,对精神疾病患者进行详细而全面的神经系统检查很必要。

三、精神检查

(一)一般精神状况检查

1. 外表与行为　外表、面部表情、活动、社交行为、日常生活能力。

2. 言谈与思维　言谈的速度和量、言谈的形式与逻辑、言谈内容。

3. 情绪状态　情绪高涨、情绪低落、焦虑、恐惧、情感淡漠、易激惹等。

4. 感知　有无错觉,错觉的种类、内容、出现时间和频率、与其他精神症状的关系;是否存在幻觉,幻觉的种类、内容、是真性还是假性。

5. 认知功能　定向力、注意力、意识状态、记忆、智能。

6. 自知力　经过病史的采集和全面的精神状况检查,医师还应该了解患者对自己精神状况的认识。

(二)特殊情况下的精神状况检查

1. 不合作的患者　一般外貌、言语、面部表情、动作行为。

2. 意识障碍的患者　患者呈现精神恍惚、语言无条理、行为无目的,睡醒节律紊乱等。

3. 风险评估　对于患者存在伤人行为或患者存在自伤行为或患者存在自杀行为的危险性进行评估。

四、医学影像

CT、MRI 等可以了解患者大脑的结构改变,功能性核磁共振成像(fMRI)、单电子发射计算机断层成像(SPECT)、正电子发射断层成像(PET)可以使我们对脑组织的功能水平进行定性甚至定量分析,有助于了解精神障碍的神经生理基础。

五、脑电图

(一)脑电图

脑电活动可表现为脑自发电位及诱发电位。脑电图(EEG)是在安静无外界刺激时,将引导电极置于头皮上进行描记得到的大脑持续性节律性电位变化。目前通过各种诱发方法如声、光、过度换气、药物诱发等可发现一般情况下不能发现的异常脑电活动变化。现已将计算机和其他先进技术结合,对人的自然状态、睡眠状态、不同意识状态、不同心理与病理状态、药物作用状态等进行研究。

(二)多导睡眠脑电图

多导睡眠脑电图(PSG)的观察指标主要包括以下三方面。

1. **睡眠进程** 包括睡眠潜伏期、睡眠总时间、醒转次数、觉醒比等。

2. **睡眠结构** 分快动眼睡眠相(REM)与非快动眼睡眠相(NREM),可通过分析 NREM(S_1、S_2、S_3、S_4)四期百分比、REM 百分比等指标了解睡眠结构。

3. REM 期观察指标为 REM 睡眠周期数、潜伏期、强度、密度、时间等。正常人每夜睡眠时,NREM 与 REM 交替出现 4~6 次。整夜 8 小时睡眠各期比例为:S_1 占 5%~10%,S_2 占 50%,S_3 与 S_4 占 20%,REM 则占 20%~25%。

以抑郁障碍为例,抑郁症的多导睡眠脑电图主要表现为:①具有一般精神障碍的睡眠改变,如睡眠潜伏期延长、觉醒时间增加、睡眠总时间减少、缺乏深睡,尤其 NREM 的 S_4 明显减少或缺失,睡眠周期紊乱及睡眠各期频繁交替。②特有的 REM 睡眠障碍,如 REM 潜伏期缩短至 40~50 分钟(正常平均 70~90 分钟),并与疾病严重性呈负相关。三环类抗抑郁药(TCAs)与单胺氧化酶抑制剂(MAOIs)等能延长 REM 睡眠,可作为预测疗效的指标。

六、个性人格、情绪、精神、老年、应激等相关类评定量表

精神科常用量表包括:①症状量表;②诊断量表;③智力测验;④人格测验;⑤其他量表。常用的智力测验量表为韦氏成人智力量表(WAIS);人格测验最常用的是明尼苏达多相人格调查表(MMPI);诊断精神症状的量表很多,

其中许多已被充分接受并在精神科临床广泛应用,主要包括评定精神病性症状的简明精神病量表(BPRS)、阴性和阳性症状评定量表(PANSS);评定抑郁症状的流调用抑郁自评量表(CES-D)、汉密尔顿抑郁量表(HAMD)和抑郁自评量表(SDS);评定心境障碍及分裂-情感性障碍患者躁狂症状的 Bech-Rafaelsen 躁狂量表(BRMS);评定焦虑症状的汉密尔顿焦虑量表(HAMA)和焦虑自评量表(SAS)。此外,常用的还有检测精神疾病相关问题与筛查认知缺陷的一般健康问卷(GHQ)、90 项症状自评清单(SCL-90)和简易智力状态检查(MMSE)等量表。

此外,还有护士用住院患者观察量表(NOSIE),用于评价临床疗效的临床疗效总评量表(CGI),评价不良反应的治疗时出现的症状量表(TESS),评价患者在某一特定时期内总体功能水平的大体功能评定量表(GAF)等涉及许多方面、各种用途的评定量表。

思考题

精神疾病的病史采集、精神检查应包括哪些内容?

第二节　实验室检查

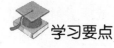
学习要点

掌握实验室检查的主要内容。

一、常规检查

常规检查主要包括血液常规检查、尿液常规检查、大便常规检查。

(一)血常规

血常规是最常见的临床实验室检查之一。血常规测定血红蛋白(Hgb)、血细胞比容(Hct)、白细胞总数(WBCs)、红细胞数(RBCs)、平均红细胞体积(MCV)、平均血红蛋白浓度(MCHC)、血小板计数、网织红细胞计数和白细胞分类。

1. 参考范围　白细胞计数:$(4.0\sim10.0)\times10^9$/L;淋巴细胞百分比:20%~40%;单核细胞百分比:3%~10%;中性粒细胞百分比:50%~75%;嗜酸性粒细胞百分比:0.5%~5%;嗜碱性粒细胞百分比:0~1%;淋巴细胞绝对值:$(0.8\sim4)\times10^9$/L;单核细胞绝对值:$(0.1\sim0.8)\times10^9$/L;中性粒细胞绝对值:(2.0~

7.5)×10⁹/L;嗜酸性粒细胞绝对值:(0～0.5)×10⁹/L;嗜碱性粒细胞绝对值:(0～0.1)×10⁹/L;红细胞计数:(3.5～5.5)×10¹²/L;血红蛋白:110～165g/L;血细胞比容 35%～50%;平均红细胞体积:80～100fL;平均红细胞血红蛋白含量:27～34ng;平均红细胞血红蛋白浓度:310～375g/L;红细胞变异系数 0%～15%;血小板计数:(100～360)×10⁹/L;平均血小板体积:6.8～13.6 fL;血小板分布宽度:15～17;血小板压积:0.11%～0.28%。

2. 临床意义

(1)红细胞增高:①生理性增高:新生儿、高原地区居住者。②病理性增高:真性红细胞增多症、代偿性红细胞增多症,如先天性青紫性心脏病、慢性肺部疾病、脱水。

(2)红细胞降低:①生理性降低:主要见于婴幼儿、老年人及妊娠中晚期等。②病理性降低:各种贫血、白血病、产后、手术后、大量失血。

(3)白细胞增高:①生理性增高:新生儿、妊娠晚期、分娩期、月经期、饭后、剧烈运动后、冷水浴后及极度恐慌与疼痛等。②病理性增高:大部分化脓性细菌所引起的炎症、尿毒症、严重烧伤、传染性单核细胞增多症、急性出血、组织损伤、手术创伤后、白血病等。

(4)白细胞降低:病毒感染、伤寒、副伤寒、黑热病、疟疾、再生障碍性贫血、极度严重感染、X线照射、肿瘤化疗后和非白血性白血病。

(5)血红蛋白增高:①生理性增高:新生儿、高原地区居住者。②病理性增高:真性红细胞增多症、代偿性红细胞增多症,如先天性青紫性心脏病、慢性肺部疾病、脱水。

(6)血红蛋白降低:①生理性降低:主要见于婴幼儿、老年人及妊娠中晚期等。②病理性降低:各种贫血、白血病、产后、手术后、大量失血。

(7)血小板增高:①骨髓增多症、慢性粒细胞性白血病、真性红细胞增多症等;②急性感染、急性失血、急性溶血等;③其他:脾切除术后。

(8)血小板降低:①血小板生成障碍:再生障碍性贫血、急性白血病、急性放射病等;②血小板破坏增多:原发性血小板减少性紫癜、脾亢进;③血小板消耗过多如 DIC。

(二)尿常规

尿常规分析开始于简单观察尿液标本的颜色和大体外观。然后记录尿 pH 和比重。通过显微镜检测尿液成分,再常规检查有无不应存在的病理性物质(如葡萄糖、血、酮体和胆色素)。

1. 参考范围　尿液颜色:浅黄;尿比重:1.003～1.030;尿酸碱度:4.5～8.0;尿糖:阴性;尿蛋白:阴性;尿酮体:阴性;尿亚硝酸盐:阴性;尿胆红素:阴性;

尿胆原:正常;白细胞(沉渣):0~15 个/μl 或 0~3 个/Hp;红细胞(沉渣):0~8 个/μl 或 0~1 个/Hp。

2. 临床意义

(1)尿蛋白阳性:分为功能性、体位性、偶然性、病理性蛋白尿,后者见于肾炎、肾病综合征等。

(2)尿糖阳性:见于糖尿病、肾性糖尿病、甲状腺功能亢进等。

(3)尿酮体阳性:妊娠剧烈呕吐、长期饥饿、营养不良、剧烈运动后。

(4)尿胆红素阳性:肝实质性及阻塞性黄疸时,尿中均可出现胆红素。

(5)尿胆原:正常人为阳性反应,阴性见于完全阻塞性黄疸。

(6)尿亚硝酸盐阳性:尿路细菌感染,如大肠埃希菌属、克雷伯杆菌属、变形杆菌属和假单胞菌属感染者。

(7)尿内白细胞增加:表明泌尿系统有感染性、非感染性炎症。

(8)尿内红细胞增加:见于肾小球肾炎、泌尿系结石、结核或恶性肿瘤。

(9)管型:颗粒管型见于肾小球肾炎;红细胞管型见于急性肾小球肾炎;蜡样管型见于慢性肾小球肾炎的晚期和肾淀粉样变时。

(三) 大便常规

大便常规包括的指标有粪便颜色、粪便形态、粪便细胞、粪便潜血、粪胆原、粪便胆红素。

1. 参考范围　大便常规外观正常,白细胞:0;红细胞:0;虫卵:阴性;便潜血:阴性。

2. 临床意义

(1)红细胞:下消化道炎症(如细菌性痢疾、阿米巴痢疾、溃疡性结肠炎)、外伤、肿瘤及其他出血性疾病时,可见到多少不等的红细胞。

(2)白细胞:结肠炎症如细菌性痢疾、过敏性肠炎、肠道寄生虫病等增多。

(3)便潜血阳性:①消化道出血时,如溃疡病、恶性肿瘤、肠结核、伤寒、钩虫病等。②消化道恶性肿瘤时。

二、生化检查

血生化检查,主要包括肝肾功能、血电解质、血脂、血糖等的检查。

(一) 肝功能检查

血生化检查中能反映肝功能的酶学主要指标有天冬氨酸氨基转移酶(ALT)、丙氨酸氨基转移酶(AST)、碱性磷酸酶(ALP)、γ-谷氨酰转移酶(GGT);反映肝脏合成功能的指标有总蛋白、白蛋白、球蛋白、前白蛋白;反映胆红素代谢及胆汁淤积的指标有总胆红素、直接胆红素、间接胆红素。

1. 天冬氨酸氨基转移酶（AST）、丙氨酸氨基转移酶（ALT）

（1）参考范围：0～40IU/L。

（2）临床意义：AST 水平的升高和心肌或骨骼肌损伤，以及肝组织损害等有关，而丙氨酸氨基转移酶（ALT）是肝脏的特异性酶，仅在肝脏疾病时显著升高。因此同时进行 ALT 和 AST 的检测用于鉴别肝损伤和心肌或骨骼肌损伤。AST/ALT 比率可用于肝病的鉴别诊断。比率＜1 预示中度的肝损伤，比率＞1 和严重肝病有关，常见慢性肝病。

2. 碱性磷酸酶（ALP）

（1）参考范围：42～141IU/L。

（2）临床意义：碱性磷酸酶（ALP）是一种在碱性条件下具有较强活性的水解酶，并以多种形态存在于血液中，其大多来自骨骼的成骨细胞和肝脏，也来源于其他组织例如肾脏、胎盘、肠、睾丸、胸腺、肺及肿瘤。在儿童生长期和妊娠期，血清中 ALP 生理性活性增高，骨疾病与肝胆疾病等引起 ALP 病理性活性增高。在肝胆疾病中引起 ALP 活性增高的原因包括胆道梗阻，例如因胆结石、肿瘤或炎症造成的胆汁淤积。在传染性肝炎中也可发现 ALP 活性增高。在骨疾病中，Paget 病、骨软化病、骨转移瘤和甲状旁腺功能亢进等，使成骨活性增高引起 ALP 活力增高。

3. γ-谷氨酰转移酶（GGT）

（1）参考范围：7～50IU/L。

（2）临床意义：γ-谷氨酰转移酶（GGT）又称 γ-谷氨酰转肽酶。存在于肝脏和胆汁中，是肝胆疾病敏感的指示物。因为该酶对肝胆疾病具有高阴性预期值，因此 γ-谷氨酰转移酶的检测被广泛地用于排除肝胆疾病。结合丙氨酸氨基转移酶、门冬氨酸氨基转移酶、胆碱酯酶等其他酶一起检测对于肝脏疾病的鉴别诊断非常有价值。

4. 总蛋白

（1）参考范围：55～87g/L。

（2）临床意义：总蛋白检测对于多种疾病的诊断都有意义。肝脏蛋白合成缺陷、肾功能损伤引起蛋白丢失、肠道吸收不良或营养不良时总蛋白浓度下降。而在慢性炎症疾病、脱水时总蛋白浓度可升高，多发性骨髓瘤、黑热病等因球蛋白增多可使总蛋白达 100～120g/L。

5. 白蛋白

（1）参考范围：35～55g/L。

（2）临床意义：白蛋白是血浆中多种物质重要的结合与运输蛋白，并是维持血浆渗透压的主要组分。血清白蛋白可用于众多疾病的诊断。血清白蛋白升高通常见于脱水。血清白蛋白降低多见于营养不良、肾病、肝病、感染性疾病、严重的烧伤和癌症。白蛋白定量测定有助于对肝脏疾病如肝硬化的诊断与监视。此外,白蛋白量反映了个体的健康与营养状况,因此可用于营养不良的诊断及老年住院患者的预后评估。

6. 总胆红素

(1)参考范围:5.0～21.0μmol/L。

(2)临床意义:对各种伴有黄疸的疾病进行鉴别诊断以及预后评估,尤其对肝胆性疾病的诊治具有重要的意义。溶血(肝前黄疸)、实质性肝损伤(肝性黄疸)和胆管堵塞(肝后黄疸)都会导致血液胆红素增高,形成高胆红素血症。人群中常见先天性慢性高胆红素血症,称为 Gilbert 综合征。由于胆红素降解酶的功能滞后以及出生后红细胞破碎增多,使 $60\%\sim70\%$ 的婴儿血液出现总胆红素增高。常用的检测方法能检测总胆红素和直接胆红素。直接胆红素的测定主要检测水溶性的结合胆红素,因此可以根据总胆红素和直接胆红素的差来估计游离胆红素的含量。

7. 直接胆红素

(1)参考范围:0～3.4μmol/L。

(2)临床意义:胆红素是血红蛋白的降解产物。游离胆红素非极性很强,几乎不溶解于水,在血液中与白蛋白形成复合物由脾脏向肝脏运输。在肝脏中,胆红素与葡萄糖醛酸结合,生成可溶性胆红素葡萄糖醛酸酯由胆管排入肠道。

8. 胆碱酯酶

(1)参考范围:4200～13 200U/L。

(2)临床意义:降低见于肝实质细胞受损,有机磷中毒,是协助有机磷中毒诊断及预后估计的重要手段。

9. 总胆汁酸

(1)参考范围:0～10μmol/L。

(2)临床意义:血清中胆汁酸的水平是反映肝脏损伤的重要指征,具有特异性,可反映肝、胆道疾病的病变过程。多种原因造成的急慢性肝脏损伤均可出现血清胆汁酸增高,此外胆管炎等原因造成胆汁淤积也可见血清胆汁酸增高。

10. 前白蛋白

(1)参考范围:10～40mg/dl。

(2)临床意义:①升高:见于霍奇金病;②降低:作为一种负急性时相反应蛋白,在炎症和恶性疾病时降低;肝功能障碍的敏感指标,对肝病的早期诊断有一定价值;营养不良;蛋白消耗性疾病或肾病;妊娠或高雌激素血症;也可用于肿瘤筛查、良恶性肿瘤鉴别。此外可用于肿瘤复发检测。

11. 亮氨酸氨基肽酶(LAP)

(1)参考范围:30~70U/L。

(2)临床意义:①升高:见于肝癌、胆道癌、胰腺癌、阻塞性黄疸、传染性肝炎;②轻度或中度升高:见于慢性肝炎、肝硬化、孕妇和习惯饮酒者。

(二) 肾功能

1. 血尿素氮

(1)参考范围:1.7~8.3mmol/L。

(2)临床意义:尿素是蛋白质分解代谢的含氮产物。高尿素血症或氮血症表现为血液中尿素水平升高。鉴别肾前和肾后氮血症时可以同时检测尿素和肌酐。因脱水、蛋白质代谢增加、皮质醇治疗或肾脏灌注减少等引起的肾前性氮血症,表现为尿素水平升高而肌酐水平正常。有泌尿管道阻塞引起的肾后氮血症,表现为尿素和肌酐水平都升高,但肌酐升高程度较小。发生肾病时,肾小球滤过作用明显下降或蛋白质摄入量大于 200mg 都会导致尿素浓度升高。尿素氮的检测用于诊断和治疗某些肾脏疾病和代谢紊乱。尿素氮大约占血液中非蛋白氮的 75%。它通过肝脏中的氨进行合成,是蛋白质脱氨作用的产物。通过肾小球从血液中过滤尿素到尿中,是消除体内多余氮的主要方法。血液尿素氮(BUN)水平是肾功能以及肾前状态的度量标准,肾前因素引起的 BUN 的升高包括心脏代偿失调,缺水或增加的蛋白质分解代谢。水平增加的肾脏因素有急性肾小球肾炎、慢性肾炎、多囊肾、肾纤维化和肾小管坏死。任何类型的泌尿道的梗阻是 BUN 水平升高的肾后因素。肾小球清除尿素和肌酐,尿素随后部分地被肾小管重吸收,肌酐却不会被重吸收,血清尿素氮和血清肌酐测定经常同时用于肾功能的不同诊断中。

2. 血肌酐

(1)参考范围:35~97μmol/L。

(2)临床意义:血清肌酐是正常人体肌肉组织代谢的产物,健康人血浆中肌酐的浓度相对稳定,与每天水的摄取量、活动和生成尿量有关,男性血清肌酐含量高于女性。血浆肌酐水平升高常指示排泄量的降低,即肾功能受损。肌酐经肾小球滤过后不被肾小管重吸收,在肾脏疾病初期,血清肌酐值通常不升高,直至肾脏实质性损害,血清肌酐值才增高。测定血清和尿液中的肌酐浓度可以检查肾小球的通透率。急性或慢性肾衰竭、尿路阻塞、肾血流减弱、休克、脱水、横纹肌炎可造成血清肌酐浓度上升。虚弱和肌肉量减少可造成肌酐浓度降低。

(三) 电解质检查

血钾

(1)参考范围:3.6~5.0mmol/L。

(2)临床意义:钾离子是维持细胞生理活动最主要的阳离子,其大部分存在细胞内,少量存在细胞外,浓度较恒定,钾离子测定可用于诊断电解质失衡、心律不齐、肌无力、肝脑病变和肾衰竭,并在糖尿病和静脉输液治疗中检测酮酸中毒。血清钾>5.5mmol/L 为高钾血症,血清钾<3.5mmol/L 为低钾血症。血钾增高见于肾上腺皮质功能减退,急性肠梗阻,肾功能不全,尿毒症,少尿引起的排钾减少;细胞内钾转移至细胞外,如溶血、烧伤、酸中毒;静脉补钾浓度太高,速度太快或静脉输入大量库存血。血钾降低见于肾上腺皮质亢进,长期使用肾上腺皮质激素,醛固酮增多症,严重呕吐、腹泻、不能进食而又未能及时足量补充钾,长期使用排钾利尿剂,家族性周期性麻痹发作期,细胞外钾进入细胞内,如静脉输入大量葡萄糖及胰岛素。

(四) 血脂检查

血生化检查中血脂的检查指标有总胆固醇、低密度脂蛋白(LDL)、高密度脂蛋白(HDL)、甘油三酯。

1. 总胆固醇

(1)参考范围:$3\sim6.5$mmol/L。

(2)临床意义:胆固醇由体细胞合成和来自对食物的吸收,是细胞膜的组分和类固醇激素、胆汁酸的前体。血液中的脂蛋白是脂肪和载脂蛋白的复合物,由它转运胆固醇。脂蛋白有四种形式:高密度脂蛋白(HDL)、低密度脂蛋白(LDL)、极低密度脂蛋白(VLDL)和乳糜微粒。LDL 参与将胆固醇运送至外周细胞,而 HDL 负责从细胞中吸收胆固醇。四种形式的脂蛋白与冠状动脉粥样硬化有着明确的关系。低密度脂蛋白胆固醇(LDL-C)作用于动脉内膜形成动脉粥样硬化斑块,与冠心病(CHD)以及相关的死亡率有着非常密切的关系。即使总胆固醇在正常范围内,LDL-C 浓度的升高也预示了高度危险。HDL-C 具有抵御斑块形成的作用,它与冠心病的发生呈负相关。进行个体总胆固醇的检测只是起过筛作用,如果要对危险做较好的评估,必须另外进行 HDL-C 和 LDL-C 检测。增高:高胆固醇是冠心病的主要危险因素之一,有原发和继发两种。原发增高常由遗传因素引起,继发增高多见于肾病综合征、甲状腺功能减退、糖尿病、胆总管阻塞、黏液性水肿、妊娠等,长期服用抗精神病药物也可引起胆固醇升高。减低:低胆固醇也有原发和继发两种。目前常是遗传因素引发的,后者如甲状腺功能亢进、营养不良、慢性消耗性疾病、恶性贫血、溶血性贫血等。

2. 甘油三酯

(1)参考范围:$0.4\sim1.9$mmol/L。

(2)临床意义:甘油三酯的检测用于对脂肪状态的过筛,以检出致动脉粥样硬化的危险;监视降脂治疗的效果。甘油三酯的增高同时伴有低密度脂蛋白

(LDL)的升高,特别对发生冠心病具有高度危险。甘油三酯的升高也和肝、肾以及胰腺疾病有关。升高:继发见于糖尿病、糖原类疾病、甲状腺功能低下、肾病综合征、妊娠、口服避孕药、抗精神病药、酗酒等。低甘油三酯见于甲状腺功能亢进、肝功能严重衰竭。

3. 高密度脂蛋白胆固醇

(1)参考范围:1.04~1.8mmol/L。

(2)临床意义:①升高:多见于高 HDL 血症、慢性肝炎、原发性胆汁性肝硬化及某些药物所致。②减低:见于急性感染、急性应激反应(如心肌梗死、外伤手术、损伤等)、糖尿病、慢性贫血等。一般认为 HDL-C 与心血管疾病的发病率和病变程度相关。

4. 低密度脂蛋白胆固醇

(1)参考范围:0~3.61mmol/L。

(2)临床意义:低密度脂蛋白胆固醇(LDL-C)作用于动脉内膜形成动脉粥样硬化斑块,与冠心病(CHD)以及相关的死亡率有着非常密切的关系。即使总胆固醇在正常范围内,LDL-C 浓度的升高也预示了高度危险。HDL-C 具有抵御斑块形成的作用,它与冠心病的发生呈负相关。LDL-C 值是独立的危险因子。进行个体总胆固醇的检测只是起过筛作用,如果要对危险做较好的评估,必须另外进行 HDL-C 和 LDL-C 检测。降低总胆固醇和 LDL-C 水平可极大地减少 CHD 的危险。

(五)血糖检查

检查血糖的指标为空腹血糖。

1. 参考范围　空腹 3.9~6.1mmol/L;餐后 2 小时 6.5~7.8mmol/L。

2. 临床意义　检测血清或血浆中葡萄糖主要用于糖尿病的诊断和治疗监测,还可用于检出新生儿低血糖症、排除胰岛细胞癌以及评估各种疾病碳水化合物代谢状况。血清葡萄糖水平可能会异常高(高血糖)或异常低(低血糖)。葡萄糖测量用于诊断和治疗碳水化合物代谢紊乱,包括糖尿病、新生儿低血糖、自发性低血糖等。

三、泌乳素

泌乳素又称催乳素(PRL)。

1. 参考范围　男性 3.46~19.4ng/ml;女性 5.18~26.53ng/ml。

2. 临床意义　催乳素增高见于垂体腺瘤或其他促 PRL 分泌的原因,如妊娠后期、产褥期和哺乳期。服用某些抗精神疾病药物也会使 PRL 升高。另外,下丘脑病变、异位 PRL 分泌肿瘤(支气管肺癌、肾癌多见)、其他内分泌疾病如肢端肥大症等也可见 PRL 增高。

四、甲状腺功能

甲状腺功能检测的指标包括有血清总甲状腺素（TT_4）、总三碘甲腺原氨酸（TT_3）、游离四碘甲状腺原氨酸（FT_4）、游离三碘甲腺原氨酸（FT_3）、促甲状腺激素（TSH）。

（一）参考范围

三碘甲状腺原氨酸（T_3）：0.58～1.59ng/ml。

四碘甲状腺原氨酸（T_4）：4.5～12.0μg/dl。

促甲状腺激素（TSH）：0.35～4.94μIU/ml。

游离三碘甲状腺原氨酸（FT_3）：1.71～3.71pg/ml。

游离四碘甲状腺原氨酸（FT_4）：0.7～1.48ng/dl。

抗甲状腺过氧化物酶抗体（Anti-TPO）：0～5.61IU/ml。

抗甲状腺球蛋白抗体（Anti-Tg）：0～4.11IU/ml。

（二）临床意义：

1. T_3　①增高：见于弥漫性甲状腺肿、毒性结节性甲状腺肿、功能亢进性甲状腺腺瘤、缺碘所致的地方性甲状腺肿、T_3 毒血症、亚急性甲状腺炎、使用甲状腺制剂治疗过量、甲状腺结合球蛋白结合力增高症等。②降低：见于黏液性水肿、呆小症、慢性甲状腺炎、甲状腺结合球蛋白结合力下降、非甲状腺疾病的低 T_3 综合征。

2. T_4　①增高：见于甲状腺功能亢进、T_3 毒血症、慢性甲状腺炎急性恶化期、甲状腺结合球蛋白结合力增高征、大量服用甲状腺素等。②降低：见于黏液性水肿、呆小症、甲状腺结合球蛋白结合力低下、肾病综合征、重症肝病患者、服用某些药物（如苯妥英钠、抗甲状腺药物等）。

3. FT_3　①增高：见于甲状腺功能亢进、服 T_3 过多。②降低：见于甲状腺功能减退。

4. FT_4　①增高：见于甲状腺功能亢进、服 T_4 过多。②降低：见于甲状腺功能减退。

5. TSH　对于原发性甲状腺功能减退患者是最灵敏的指标。①增高：见于轻度慢性淋巴细胞性甲状腺炎、甲状腺功能亢进接受[131]I 治疗后、某些严重缺碘或地方性甲状腺肿流行地区的居民中、异位或异源促甲状腺激素综合征、个别垂体肿瘤患者分泌 TSH 过多引起的甲亢。②降低：见于继发性甲状腺功能减退患者，甲状腺功能亢进患者。

6. 甲状腺球蛋白抗体（TG）　是 T_3 和 T_4 合成的主要成分，是甲状腺碘积累的依赖,甲状腺癌时血清 TG 明显升高,尤其对治疗效果追踪及甲状腺癌转移有重要意义。血清 TG 增高是判断亚急性甲状腺炎活动的参考指标,炎症控制后 TG 降至正常。初发甲亢、甲亢复发或治疗未缓解者血清 TG 升高。如治疗后 TG 水平不下降,则复发的可能性很大。Anti-TPO 常与 Anti-Tg 一起使用来对成年人的 Hashimoto 甲状腺炎(表现为甲状腺功能减退),Grave 病(表现为甲状腺功能亢进和原发性黏液腺瘤病)进行诊断。一般的 Anti-Tg 缺乏,在小甲状腺肿和自身免疫性甲状腺功能减退的很多患者都能出现,只有 1%甲状腺功能减退的患者会单独与 Anti-Tg 有关,甲状腺肿瘤患者需测 TG 和 Anti-Tg。

7. 抗甲状腺过氧化物酶抗体(TPO)　常与 Anti-Tg 一起使用对成年人的 Hashimoto 甲状腺炎(表现为甲状腺功能减退),Grave 病(表现为甲状腺功能亢进和原发性黏液腺瘤病)进行诊断。一般的 Anti-TPO 缺乏,在小甲状腺肿和自身免疫性甲状腺功能减退的很多患者都能出现。Anti-TPO 经常用于其他自身免疫性疾病的检查,如风湿性关节炎、Addisons 病和 1 型糖尿病。

 思考题

1. 简述甲状腺功能检测指标参考范围以及在精神科中的临床意义。

2. 简述催乳素的参考范围以及在精神科中的临床意义。

3. 简述血糖、血脂的参考范围以及在精神科中的临床意义。

【推荐参阅指南/书籍】

1. 中华医学会. 临床诊疗指南·精神病学分册. 北京:人民卫生出版社,2006.

2. 张守信. 应用神经解剖学. 北京:人民卫生出版社,2010.

3. 董海新,赵元明,孙卓祥,等. 临床检验手册. 济南:山东大学出版社,2011.

4. 沈渔邨. 精神病学. 第 5 版. 北京:人民卫生出版社,2010.

5. 吴文源. 焦虑障碍防治指南. 北京:人民卫生出版社,2010.

6. 沈其杰. 双相障碍防治指南. 北京:北京大学医学出版社,2007.

7. 舒良. 精神分裂症防治指南. 北京:北京大学医学出版社,2007.

8. 江开达. 抑郁障碍防治指南. 北京:北京大学医学出版社,2007.

第三章

精神疾病药物治疗实践技能

第一节　精神分裂症药物治疗实践技能

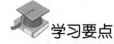学习要点

1. 掌握精神分裂症药物治疗原则。
2. 掌握精神分裂症各期药物治疗策略。
3. 掌握难治性精神分裂症药物治疗策略。
4. 掌握典型抗精神病药和非典型抗精神病药的药理学特点。
5. 掌握典型抗精神病药和非典型抗精神病药常见不良反应及监护要点。
6. 掌握氯氮平撤药症状及监护要点。
7. 掌握评估抗精神病药物治疗有效性和安全性方法。
8. 掌握特殊人群用药监护方法。
9. 教育患者及家属掌握精神分裂症、治疗及依从性的重要性。

一、精神分裂症药物治疗原则

1. 根据精神分裂症患者起病形式、临床症状的特征、既往用药史及其经济承受能力,结合抗精神病药物的受体药理学、药动学和药效学特征,遵循个体化原则,选择最适合患者的抗精神病药物。

2. 对于既往所用药物的疗效好,因中断用药或减药过快所致病情恶化的再住院患者,原则上仍使用原药、恢复原有效剂量继续治疗。

3. 遵循单一抗精神病药物治疗的原则。除难治性病例外,原则上不联合使用两种或两种以上的抗精神病药物(抗精神病药物更换治疗期间的短期交叉状态除外),急性期可短期联合使用两种或两种以上的抗精神病药物。

4. 必要时可联合使用心境稳定剂和(或)抗抑郁药。

二、精神分裂症药物治疗策略

(一)急性发作期患者的药物治疗策略

1. 以幻觉、妄想为主要临床相的首次发作患者 治疗流程见图 3-3-1。

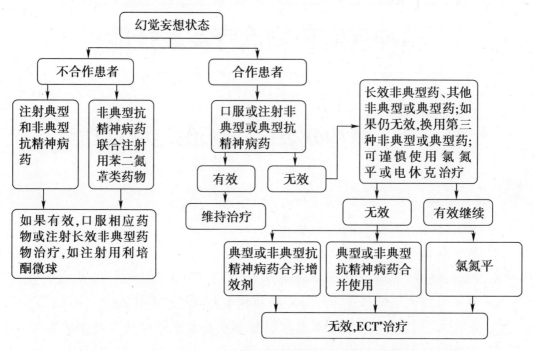

图 3-3-1 以幻觉、妄想为主要临床相的首次发作患者的治疗流程图
注：* 电休克治疗

(1)对于不合作患者的治疗流程

1)选择典型抗精神病药物氯丙嗪或与等量异丙嗪混合注射或氟哌啶醇肌内注射或齐拉西酮肌内注射 5～10mg，每 4～6 小时 1 次，疗程最多 3 日。治疗药物剂量(见表 3-15 和表 3-16)，疗程 1～2 周，对于伴有躁动、兴奋的患者，可采用氯丙嗪、异丙嗪等量溶于生理盐水中，缓慢静脉注射或静脉滴注。

2)口服非典型抗精神病药物利培酮、奥氮平或喹硫平，或阿立哌唑、齐拉西酮合并注射苯二氮䓬类药物如氯硝西泮、劳拉西泮或地西泮等。从小剂量开始快速滴定至治疗剂量，维持治疗 7～10 日。

3)合适的病例也可选用电休克治疗 如果治疗有效，可选择相应药物或者注射长效非典型抗精神病药物继续治疗，药物治疗过程同合作患者。

(2)对于合作患者的治疗流程

1)第一步治疗：口服一种非典型抗精神病药物，如利培酮、奥氮平、喹硫平、齐拉西酮、阿立哌唑或典型抗精神病药物氯丙嗪、氟哌啶醇、奋乃静或舒必利治疗。从小剂量起始,1～2周逐渐增加至治疗剂量,速度过快易出现不良反应。并向患者及家属交代可能会出现的不良反应、如何预防药物的不良反应发生以及家庭如何处理患者出现的急性药物不良反应或向医院寻求帮助等,以取得患者及家属的配合,保证药物疗效和降低药物不良反应的发生。达治疗剂量后,持续治疗6～8周,定期评定疗效,根据疗效和不良反应对剂量进行适当调整,进行个体化治疗。有效继续治疗。如治疗无效,换用另一种非典型抗精神病药物或另一种典型抗精神病药物,也可谨慎使用氯氮平或者是电休克治疗,如有效继续治疗。

2)第二步治疗:第一步治疗无效,进行第二步治疗。采用合并治疗,如非典型抗精神病药物合并典型抗精神病药物,或合并长效抗精神病药,如注射用利培酮微球、典型抗精神病药物哌普噻嗪棕榈酸酯、氟奋乃静癸酸酯、氟哌噻吨癸酸酯或癸氟哌啶醇,或应用氯氮平。

3)第三步治疗:如第二步治疗无效,考虑进行电休克治疗。妄想、幻觉症状是精神分裂症阳性症状之一。这也通常是精神分裂症的治疗中首先考虑的目标。在阳性症状没有得到一定程度上的控制之前,想要考虑治疗其他维度症状是很困难的。以幻觉、妄想为主要临床相首次发作患者治疗一线、二线用药见表3-3-1。

表 3-3-1　以幻觉、妄想为主要临床相首次发作患者治疗一线、二线用药

	类型	剂型	药名
一线用药	非典型抗精神病药物	口服制剂	利培酮、奥氮平、喹硫平、阿立哌唑、齐拉西酮
		注射制剂	齐拉西酮
	典型抗精神病药物	口服制剂	氯丙嗪、氟哌啶醇、奋乃静、舒必利
		注射制剂	氯丙嗪、氟哌啶醇
	苯二氮䓬类	注射制剂	氯硝西泮、劳拉西泮、地西泮
二线用药	非典型抗精神病药物	口服制剂	氯氮平
		长效制剂	注射用利培酮微球
	典型抗精神病药物	长效制剂	癸氟哌啶醇、氟奋乃静癸酸酯、哌普噻嗪棕榈酸酯、氟哌噻吨癸酸酯

2. 以兴奋、激越为主要临床相的首次发作患者　治疗流程见图3-3-2。

急性期治疗的首要目标是缓解或减轻疾病最严重症状,特别是病理性兴奋/激越、敌对和加重的精神病性症状,激越和敌对症状常与阳性症状相伴,通常作

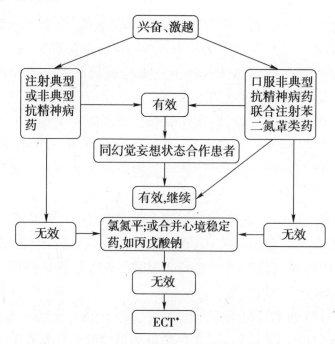

图 3-3-2 以兴奋、激越为主要临床相患者的治疗流程图

注：* 根据临床表现，如果是 ECT 治疗适应证，可用在各个治疗步骤。

为急性期治疗住院优先考虑的治疗目标。急性期治疗的第二个目标是有效控制各种行为障碍，如激越性行为、暴力和兴奋躁动，还包括自伤或自杀的危险性和其他难以预料的危险性行为。暴力和攻击性行为也可能与各种精神病理机制有关，如病理性情绪状态（躁狂、紧张性兴奋和药物/乙醇滥用）可直接引发攻击行为。因此，迅速控制这些行为障碍十分必要。

（1）第一步治疗：首选典型抗精神病药物如氯丙嗪、氟哌啶醇或非典型抗精神病药物齐拉西酮肌内注射，或口服非典型抗精神病药物合并注射苯二氮䓬类药物。治疗有效，继续口服药物治疗，同幻觉、妄想症状患者。可谨慎使用氯氮平。

（2）第二步治疗：如第一步治疗无效，换用氯氮平或合并心境稳定剂如丙戊酸钠。

（3）第三步治疗：如第二步治疗无效，考虑进行电休克治疗。

当患者存在着病理性兴奋、激越症状时，镇静是必须的治疗策略。若需要达到镇静效果，可以使用有镇静作用的具有毒蕈碱能、组胺能、肾上腺素能阻断特性的抗精神病药物，或者任何抗精神病药物联用具有镇静作用的苯二氮䓬类药物。

抗精神病药物与镇静作用有关，而镇静作用有数种可能的机制。目前推测 D_2 受体、毒蕈碱 M_1、组胺 H_1 和 $α_1$ 肾上腺素能受体的拮抗作用都能介导产生镇静作用。抗精神病药物不仅能阻断 D_2 受体引起镇静,尤其是高剂量的抗精神病药物还能引起肌肉松弛作用,也能阻断 M_1 毒蕈碱胆碱能受体、H_1 组胺受体和 α_1 肾上腺素受体。多巴胺、乙酰胆碱、组胺、去甲肾上腺素都与觉醒通路有关,因此,阻断以上一个或多个通路均可引起镇静。

典型抗精神病药物镇静作用最强的药物是氯丙嗪,具体不良反应比较见表 3-3-17。非典型抗精神病药物镇静作用最强的是氯氮平,而氯氮平由于存在严重不良反应的风险,目前不再作为一线用药。而其他非典型抗精神病药物具体不良反应比较见表 3-3-11。以兴奋、激越为主要临床相患者的一线、二线推荐用药见表 3-3-2。

表 3-3-2　以兴奋、激越为主要临床相患者的一线、二线推荐用药

	药物类型	剂型	药名
一线用药	典型抗精神病药物	注射剂	氟哌啶醇、氯丙嗪
	非典型抗精神病药物	注射剂	齐拉西酮
		口服制剂	利培酮、奥氮平、喹硫平、齐拉西酮、阿立哌唑
	苯二氮䓬类	注射剂	劳拉西泮、氯硝西泮、地西泮
二线用药	非典型抗精神病药物	口服制剂	氯氮平
	心境稳定剂	口服制剂	丙戊酸钠、锂盐、拉莫三嗪

3. 表现为紧张症状群的首次发作患者　治疗流程见图 3-3-3。

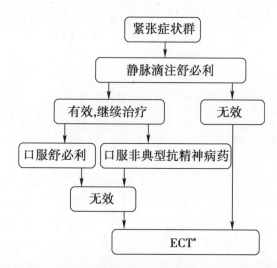

图 3-3-3　表现为紧张症状群的患者的治疗流程图

注:* 根据临床表现,如果是 ECT 治疗适应证,可用在各个治疗步骤。

在进行治疗以前,需要明确诊断,排除器质性脑病、恶性综合征或药源性紧张症。

(1)第一步治疗:首选舒必利静脉滴注治疗。3～5天内滴定至治疗剂量(200～600mg/d),持续1～2周。治疗有效,改为口服舒必利,或非典型抗精神病药物。治疗过程同幻觉、妄想症状合作患者。在有条件的情况下部分患者可首选改良电休克治疗。

(2)第二步治疗:第一步治疗无效,考虑进行电休克治疗。对于紧张症患者应重视躯体营养状况及水、电解质平衡,应合并躯体支持治疗。

紧张综合征包括紧张性兴奋和紧张性木僵,紧张性木僵表现为运动抑制,轻者动作缓慢,少语少动,重者终日卧床,不语不动,对周围刺激物无反应,唾液含在口中不咽不吐。患者肌张力高,有时出现蜡样屈曲。可出现被动服从,主动性违拗,模仿动作和模仿言语。患者意识清,能感知周围事物,病后能回忆。紧张性兴奋:突然发生,行为冲动,不可理解,言语内容单调刻板,行为无目的性,可出现伤人、毁物行为。表现为紧张症状群患者的一线推荐用药见表3-3-3。

表3-3-3 表现为紧张症状群患者的一线推荐用药

药物类型	剂型	药名
典型抗精神病药物	注射制剂	舒必利
	口服制剂	舒必利
非典型抗精神病药物	口服制剂	奥氮平、喹硫平、齐拉西酮、阿立哌唑、利培酮

4. 以阴性症状为主要表现的首次发作患者 治疗流程见图3-3-4。

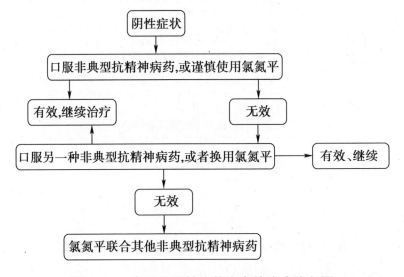

图3-3-4 表现为阴性症状患者的治疗流程图

（1）第一步治疗：首选非典型抗精神病药物或者谨慎使用氯氮平。如果无效，考虑换用另一种非典型抗精神病药物或选用氯氮平。

（2）第二步治疗：如果第一步治疗无效，采用联合治疗，如合并使用氯氮平和其他非典型抗精神病药物。

阴性症状是指正常心理功能的缺失，涉及情感、社交及认知方面的缺陷。包括情感平淡、言语贫乏、意志缺乏、无快感体验、注意障碍。这些症状与长期住院和社会功能不良有关。尽管这种正常功能的减低可能不像阳性症状那样引人注目，但精神分裂症的阴性症状最终会决定患者的预后和结局好坏。当阳性症状没有得到有效控制时，患者与别人将不能进行有效交流，但是，阴性症状的严重程度在很大程度上决定患者能否独立生活、维持稳定的社会关系或重返工作岗位。以阴性症状为主要表现患者的一线、二线用药见表 3-3-4。

表 3-3-4 以阴性症状为主要表现患者的一、二线用药

	药物类型	剂型	药物
一线用药	非典型抗精神病药物	口服制剂	奥氮平、利培酮、喹硫平、齐拉西酮、阿立哌唑、氯氮平
二线用药	非典型抗精神病药物＋氯氮平		

5. 以阳性症状为主要表现，同时伴有抑郁症状的首次发作患者 治疗流程见图 3-3-5。

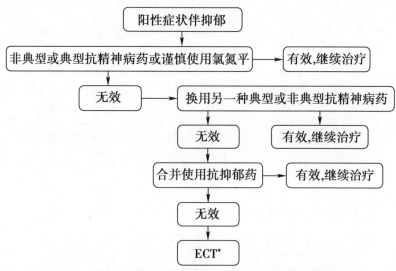

图 3-3-5 表现为阳性症状伴抑郁患者的治疗流程图

注：* 根据临床表现，如果是 ECT 治疗适应证，可用在各个治疗步骤。

（1）第一步治疗：首选一种非典型药物如利培酮、奥氮平或喹硫平，或典型药物如舒必利、硫利达嗪，自杀倾向者谨慎使用氯氮平，如果治疗无效，换用另一种典型抗精神病药物或非典型抗精神病药物。部分患者可首选电休克治疗。

（2）第二步治疗：如果第一步治疗无效，在第一步的基础上，合并抗抑郁药（SSRIs、SNRIs、NaSSAs 或三环类 TCAs）。

（3）第三步治疗：如果第二步治疗无效，考虑进行电休克治疗。

硫利达嗪为吩噻嗪类典型抗精神病药物，因其对黑质-纹状体多巴胺 D_2 受体的低效应从而使锥体外系反应的发生率降低，但对心血管系统的不良反应较重，具有镇静催眠、中度控制幻觉妄想等作用。可用于伴有抑郁和焦虑症状的精神分裂症治疗。

不同非典型抗精神病药的众多机制可以提高三种单胺类神经递质的效能，包括 5-HT、去甲肾上腺素（NE）和多巴胺（DA）这些公认在抗抑郁作用的关键递质。在 $5-HT_{2A}$、$5-HT_{2C}$ 和 $5-HT_{1A}$ 受体处的作用间接导致 NE 和 DA 的去抑制，由此改善情绪和认知。也可能通过作用于 α_2 受体增加 NE 和 5-HT，通过阻断 NE 转运体增加 NE，通过作用于 $5-HT_{1D}$ 受体及阻断 5-HT 转运体增加 5-HT。抗组胺作用可以改善睡眠。喹硫平、奥氮平、齐拉西酮不仅有抗精神病性症状的作用，还有抗抑郁的作用。所以阳性症状伴有抑郁症状的患者可以首选非典型抗精神病药物治疗。以阳性症状为主要表现，同时伴有抑郁症状患者的一线、二线用药见表 3-3-5。

表 3-3-5 以阳性症状为主要表现，同时伴有抑郁症状患者的一线、二线用药

	药物类型	剂型	药物
一线用药	非典型抗精神病药物	口服制剂	奥氮平、喹硫平、齐拉西酮、利培酮、阿立哌唑、氯氮平
	典型抗精神病药物	口服制剂	舒必利、硫利达嗪
二线用药	SSRIs 类抗抑郁药	口服制剂	舍曲林、氟西汀、帕罗西汀、氟伏沙明、西酞普兰
	SNRIs 类抗抑郁药	口服制剂	文拉法辛、度洛西汀
	NaSSAs 类抗抑郁药	口服制剂	米氮平
	TCAs 类抗抑郁药	口服制剂	阿米替林、多塞平

6. 以阳性症状为主要表现，同时伴有躁狂症状的首次发作患者　治疗流程见图 3-3-6。

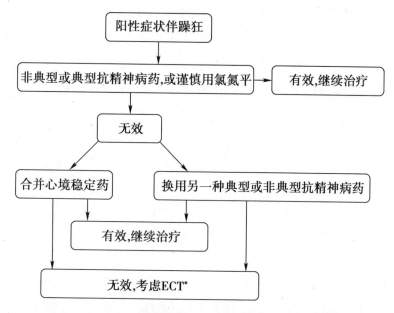

图 3-3-6　表现为阳性症状伴躁狂患者的治疗流程图

注：* 根据临床表现，如果是 ECT 治疗适应证，可用在各个治疗步骤。

（1）第一步治疗：首选非典型或典型抗精神病药物。部分患者可首选电休克治疗。

（2）第二步治疗：如果第一步治疗无效，在第一步治疗基础上，加心境稳定剂如碳酸锂、丙戊酸钠或卡马西平，或者换用另一种典型或非典型抗精神病药物。

（3）第三步治疗：如果第二步治疗无效，考虑典型和非典型药物合并使用或者是进行电休克治疗。

非典型抗精神病药及典型抗精神病药的 D_2 拮抗或部分激动的特性，可以减少阳性症状；非典型抗精神病药物对 $5-HT_{2A}$ 的拮抗作用，可以间接减少谷氨酸过度活动，改善躁狂症状。所以阳性症状伴有躁狂症状的患者首选非典型抗精神病药物治疗。非典型抗精神病药物中的氯氮平、利培酮、奥氮平、喹硫平、齐拉西酮与阿立哌唑具有抗躁狂的治疗效能。阿立哌唑、奥氮平还显示出预防躁狂复发的效能。以阳性症状为主要表现，同时伴有躁狂症状患者的一线、二线用药见表 3-3-6。

（二）慢性患者急性恶化药物治疗策略

治疗过程同首次发作患者，但是在药物选择上要参考患者以往的用药史，首选患者过去反应最好的药物和有效剂量，可适当增高药物剂量，如果治疗有效，继续治疗；同时进行家庭教育，以取得家属和患者的积极配合，提高服药依从性。如果治疗无效，根据患者的临床表现和用药史接受首次发作患者的第二步和第三步治疗。

表 3-3-6 以阳性症状为主要表现,同时伴有躁狂症状
患者的一线、二线用药

	药物类型	剂型	药物
一线用药	非典型抗精神病药	口服制剂	奥氮平、利培酮、喹硫平、齐拉西酮、阿立哌唑、氯氮平
	典型抗精神病药	口服制剂	氯丙嗪、奋乃静、氟哌啶醇、舒必利
二线用药	心境稳定剂	口服制剂	丙戊酸钠、锂盐、卡马西平

慢性精神分裂症急性发作或恶化,这部分患者的抗精神病药的疗效明显逊于首发患者,伴随每一次复发,就可能意味着进一步的恶化和可能的发作,这种结果既与疾病本身进展有关,也与抗精神病药治疗作用的耐受性发生有关。一些针对相继发生复发的随访研究发现,患者达到临床缓解的时间将更长,一部分患者不能再恢复到先前发作后缓解的水平。因此,早期识别和采用抗精神病药干预已成为慢性分裂症急性发作或恶化时的基本治疗策略。同样,双盲临床试验结果提示,非典型抗精神病药已作为慢性精神分裂症急性发作或恶化的一线药物,且由于不良反应较少而有助于增强依从性而达到干预效果的发生。

(三) 精神分裂症恢复期(巩固期治疗)**药物治疗策略**

急性期患者经上述治疗有效,继续以该有效药物和有效剂量治疗;合并适当的心理治疗,促进患者对疾病的认识,增强患者对治疗的依从性,促进社会功能的恢复。疗程至少 3～6 个月。慢性患者疗程可适当延长,6 个月～1 年。难治性精神分裂症患者以最有效药物有效剂量继续治疗,以稳定疗效,疗程 1～2 年。

(四) 精神分裂症维持期药物治疗策略

患者精神症状消失 3 个月(慢性复发性患者,精神症状消失 6 个月)以上,患者自知力恢复,对自己精神状态认识客观,对将来有适当的计划,可以考虑降低药物剂量。减药过程需缓慢,维持剂量为最小有效剂量,继续治疗 1～2 年(多次复发患者可能需要更长时间)。加强对患者及家属的心理治疗,帮助患者认识疾病复发的先兆症状,以便及时处理;帮助患者认识药物的治疗作用和常见的不良反应,提高长期用药的依从性;在恢复社会功能回归社会过程中,帮助患者应对社会应激事件。督促患者积极锻炼、增强体质,预防躯体疾病的发生及所带来的应激反应。

对长期治疗依从性不好者,或难以保证按医嘱服药者可选用非典型或典型抗精神病药长效制剂。

(五) 难治性精神分裂症药物治疗策略

治疗流程见图 3-3-7。

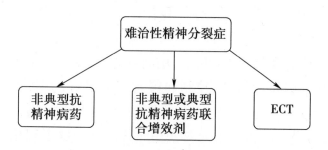

图 3-3-7　表现为难治性精神分裂患者的治疗流程图

　　首选非典型抗精神病药物氯氮平（可试选用利培酮、奥氮平、喹硫平或注射典型长效抗精神病药物如氟奋乃静癸酸酯等，目前这些药物治疗难治性精神分裂症还在进行临床试验中），或者合并使用抗精神病药物和增效剂，如苯二氮䓬类药物、心境稳定剂或抗抑郁药；上述治疗无效，采用电休克治疗。

　　难治性的内容包括：在过去 5 年内，至少对两类不同化学结构、3 种不同的抗精神病药经适当剂量和足够治疗时间后缺乏有效的治疗反应；同时，存在持续的社会和职业功能的不良或恶化。难治性精神分裂症治疗一线、二线用药见表3-3-7。

表 3-3-7　难治性精神分裂症治疗一线、二线用药

	药物类型	剂型	药名
一线用药	非典型抗精神病药物	口服制剂	氯氮平
二线用药	非典型抗精神病药物	口服制剂	利培酮、奥氮平、喹硫平
	典型抗精神病药物长效制剂	注射剂型	癸氟哌啶醇、氟奋乃静癸酸酯

　　氯氮平是难治性精神分裂症的一线用药。氯氮平的主要优点如下：①对难治性精神分裂症患者 30%～60%可能有效，对其他典型抗精神病药物仅部分有效的患者也可能有效；②EPS 少见；③TD 极少见；④依从性相对较好，有利于维持治疗；⑤对阳性症状和阴性症状有效，对原发性抑郁症状也可能有一定效果而适用于有自杀危险的患者。因存在粒细胞缺乏症、心肌损害和癫痫发作等严重甚至致死性潜在危险，故应只限于第二线甚至第三线用药，即主要针对难治性病例。但无论氯氮平剂量多大，疗程多长，估计约 1/3 患者对氯氮平的治疗效果并不明显。

（六）合并用药策略

　　抗精神病药单一用药一直是各类治疗指南所极力推荐的治疗方法，并获得许多符合循证医学评价标准的 RCTs 证据的支持，但单一抗精神病药治疗精神分裂症的疗效却不能令人满意,即使是氯氮平的有效率也仅在70%左右,因此,在临床实践中,两种抗精神病药的联用是常见的(30%~50%),目的是为了进一步提高疗效,但由于各种抗精神病药合用时在剂量、种类、疗效谱性、效价、药物相互作用和不良反应等因素难以控制而鲜有设计良好的RCTs研究报道,大多为临床自然性研究或经验性意见,故尚无明确的证据支持或否定这种治疗方法。

抗精神病药的联合用药是指同时使用两种或两种以上抗精神病药治疗精神分裂症,特别是难治性患者。这种治疗方法在临床实践中非常常见,主要原因为抗精神病药单药治疗疗效有限,增加一种抗精神病药可能进一步改善疗效、迅速控制症状和减少单一用药剂量过高可能导致的不良反应。精神分裂症合并用药见表3-3-8。

表 3-3-8　精神分裂症合并用药

药物类型	剂型	药名
苯二氮䓬类	口服制剂	氯硝西泮、艾司唑仑、劳拉西泮
心境稳定剂	口服制剂	丙戊酸钠、拉莫三嗪
抗抑郁药	口服制剂	SSRIs、SNRIs、NaSSAs、TCAs

三、精神分裂症治疗药物特点和监护要点

(一)非典型抗精神病药

非典型抗精神病药物对5-HT受体的亲和力比多巴胺受体更强。目前对所谓"非典型性"较为一致的观点认为$5-HT_{2A}$和D_2受体阻断之比的高比率特性是非典型抗精神病药物的重要特征,其次还包括药物对不同脑区神经核的相对特异性,如更明显地影响边缘叶和额叶皮质区神经化学活动,而对纹状体影响甚弱也是特征之一,在临床作用方面表现为对阳性症状、阴性症状、情感症状和认知症状都能产生不同程度的改善,而EPSs明显减少。非典型抗精神病药物改善阴性症状、认知损害和情感症状的可能机制是,非典型抗精神病药的$5-HT_{2A}$受体拮抗作用增加了前额叶的DA释放,同时$5-HT_{2A}$的拮抗作用可增强中脑皮质多巴胺的释放。中脑皮质DA通路由于其DA功能相对低下,能够导致精神分裂症的情感症状、认知损害和阴性症状。这种功能的低下可能是原发性的,源于中脑皮质多巴胺神经元的活动低下,或者是继发性的,比如5-HT活动过度。无论是哪种情况,非典型抗精神病药物阻断$5-HT_{2A}$受体会导致DA释放增加,能够代偿DA的功能低下、改善情感症状、认知功能和阴性症状。须强调,到目前为止,所有临床疗效明确的抗精神病药都具有一定程度的中枢多巴胺D_2受体亲

和力,反之,则不具备明显的抗精神病作用。

非典型抗精神病药与氟哌啶醇的受体药理学特点比较见表 3-3-9。

表 3-3-9 非典型抗精神病药与氟哌啶醇的受体
药理学特点比较(Ki,nM;大鼠)

受体 药物	D_2	D_1	$5\text{-}HT_{2A}$	$5\text{-}HT_{1A}$	α_1	α_2	H_1	M_1
氟哌啶醇	1.4	120	120	3600	4.7	1200	440	1600
氯氮平	130	290	8.9	140	4	33	1.8	1.8
利培酮	2.2	580	0.29	210	1.4	5.1	19	2800
喹硫平	180	1300	220	230	15	1000	8.7	100
奥氮平	20	52	3.3	2100	54	170	2.8	4.7
齐拉西酮	3.1	130	0.39	2.5	13	310	47	5100
阿立哌唑	0.34	265	3.4	1.7	57	—	61	—

注:Ki 为亲和系数;亲和系数越小,与受体的亲和力越高。

由表 3-3-9 可见,非典型抗精神病药物氯氮平、奥氮平、利培酮、喹硫平、齐拉西酮、阿立哌唑对 $5\text{-}HT_{2A}$、D_2 受体的亲和力与典型抗精神病药物氟哌啶醇相比,有很大的不同。非典型抗精神病药物对 D_2 受体的亲和力比典型抗精神病药物弱,所以 EPSs 和迟发性运动障碍的发生率低。

非典型抗精神病药物的用量见表 3-3-10。

表 3-3-10 非典型抗精神病药物的用量

非典型抗 精神病药物	起始剂量 (mg/d)	常用目标剂量 (mg/d)	可能有益的最大 剂量(mg/d)
阿立哌唑	10~15	15~30	30
氯氮平	25~50	400	500~800
奥氮平	5~10	15~20	30~40
喹硫平	50~100	400~750	800
利培酮	1~2	4~6	6~8
齐拉西酮	40~80	100~120	160~240
利培酮微球	肌内注射,25~50mg/2 周,(注射前 3 周内,需合并口服药物)		

从表 3-3-10 可见,阿立哌唑推荐的起始剂量为 10~15mg/d,与进食无关。不需要滴定剂量,因为起始剂量就是有效剂量。

非典型抗精神病药物和氟哌啶醇的不良反应比较见表3-3-11。

表 3-3-11 非典型抗精神病药物和氟哌啶醇的不良反应比较

不良反应	氯氮平	利培酮	奥氮平	喹硫平	齐拉西酮	阿立哌唑	氟哌啶醇
抗胆碱能	++++	+	+++（大剂量）	++	+	+	+
EPS	++	++	+	+	+	+	+++
剂量依赖 EPS	0	+++	++	0	++	+	++++
直立性低血压	++++	+++	++	++	++	++	+++
泌乳素增高	0	++++	+	+	++	0	++
QTc 延长	++	+	+	+	++	+	+
镇静	++++	++	++	+++	++	++	++
癫痫发作	+++	+	+	+	+	+	+
体重增加	++++	+++	++++	++	+	++	+
血糖异常	+++	++	+++	++	+	+	+
血脂异常	++++	++	+++	+++	+	+	+

注:抗胆碱能副作用有口干、便秘、视物模糊、尿潴留;EPS锥体外系副作用;
0:缺乏;+:微小;++:轻度或低风险;+++:中度;++++:重度

从表 3-3-11 可见,非典型抗精神病药物阿立哌唑、齐拉西酮对体重的影响小,对血糖、血脂的影响亦小;而奥氮平、氯氮平对体重的影响大,对血糖、血脂的影响亦大,所以肥胖、高血脂、糖尿病患者不建议首选后者。喹硫平对 EPS 的影响很小,适用于伴有帕金森病的精神患者。而利培酮对 EPS 的影响与剂量具有相关性,所以大剂量使用利培酮时有 EPS 发生的风险。

非典型抗精神病药物的代谢及药物间相互作用见表 3-3-12。

表 3-3-12 非典型抗精神病药物的代谢及药物间相互作用

抗精神病药物	主要 CYP450 代谢酶	其他 CYP450 代谢通路	增加抗精神病药物血药浓度的药物	降低抗精神病药物血药浓度的药物
氯氮平	1A2	3A4、2D6、2C19	氟伏沙明、环丙沙星、洛美沙星、诺氟沙星、普罗帕酮、美西律、帕罗西汀	吸烟、卡马西平

抗精神病药物	主要CYP450代谢酶	其他CYP450代谢通路	增加抗精神病药物血药浓度的药物	降低抗精神病药物血药浓度的药物
利培酮	2D6	3A3/4	帕罗西汀、氟西汀	卡马西平
奥氮平	1A2	2D6	氟伏沙明、环丙沙星、洛美沙星、诺氟沙星、普罗帕酮、美西律、帕罗西汀	吸烟、卡马西平
喹硫平	3A3/4	2D6	伊曲康唑、酮康唑、伏立康唑、克拉霉素、泰利霉素、阿扎那韦、胺碘酮	卡马西平、苯巴比妥、苯妥英钠
齐拉西酮	3A3/4	/	伊曲康唑、酮康唑、伏立康唑、克拉霉素、泰利霉素、阿扎那韦、胺碘酮	卡马西平、苯巴比妥、苯妥英钠
阿立哌唑	3A3/4	2D6	伊曲康唑、酮康唑、伏立康唑、克拉霉素、泰利霉素、阿扎那韦、胺碘酮	卡马西平、苯巴比妥、苯妥英钠

综上所述,非典型抗精神病药物的有效性相似。非典型抗精神病药物作为一类药物与典型抗精神病药物的重要区别,在于其引起锥体外系症状(EPS)及迟发型运动障碍(TD)的低倾向性。

1. 氯氮平

(1)氯氮平是一种 5-HT_{2A}/ D_2 拮抗剂(SDA),它被认为是非典型抗精神病药物的代表,是非典型抗精神病药物中具有最复杂药理特性的一种。氯氮平由于不引起或仅引起轻微锥体外系不良反应,几乎没有迟发性运动障碍和不升高泌乳素而被称为第一种非典型抗精神病药。

(2)氯氮平是唯一一种导致威胁生命的并发症——粒细胞缺乏症的抗精神病药物,粒细胞缺乏症的发生概率为 0.5%～2%。因此,使用氯氮平的患者在治疗期间必须监测血象。氯氮平在高剂量使用时也可增加癫痫发生的风险。它的镇静作用很强,可以引起大量流涎,增加心肌炎发生的风险,也是抗精神病药物中最能引起体重增加和心脏代谢风险的一种药物,因此,氯氮平是非典型抗精神病药物中疗效最显著但不良反应最突出的一种药物。

(3)氯氮平主要用于精神分裂症和分裂-情感性障碍的急性期和维持期、难治性精神分裂症的治疗,作用谱较广,对精神分裂症阴性症状和阳性症状都有效,对难治性患者的有效率为30%。氯氮平通常不作为精神分裂症及分裂情感障碍的一线用药选择,是因为其严重的毒性和不良反应所致。除明显抗精神病作用外,氯氮平尚有明显的抗躁狂作用和一定的抗抑郁作用。对躁狂发作、精神病性抑郁、难治性双相情感障碍,特别是快速循环型或慢性难治性躁狂和难治性精神分裂症都同样有效。经治疗后,部分患者的躁狂和抑郁症状明显改善,快速循环周期消失。

2. 奥氮平

(1)奥氮平比氯氮平效价更高,并具有不同的药理特性和临床特点。奥氮平的非典型特点在于不仅在中等剂量,即使是高剂量时,也不引起 EPS,而且没有氯氮平那种强烈的镇静作用,但在一些患者中也可出现镇静,也有对 M_1 受体、H_1 受体和 α_1 肾上腺素能受体的拮抗作用。奥氮平通常很少升高泌乳素水平。但奥氮平总是能引起体重增加。它是抗精神病药物中最能增加心脏代谢风险的一种药物,能显著升高空腹血甘油三酯水平和增强胰岛素抵抗。此外,奥氮平偶尔还会引起威胁生命的高渗性昏迷和糖尿病酮症酸中毒。

(2)在临床实践中,奥氮平趋向于使用更高的剂量。这是因为更高剂量不仅更为有效(如临床症状的改善),而且有更好的治疗效益。奥氮平不仅对精神分裂症患者而且对双相情感障碍和难治性抑郁患者的心境也有改善作用,特别是对于那些合并使用抗抑郁药如氟西汀的患者。

(3)对于易引起体重增加或有很大心脏代谢风险(如血脂代谢紊乱、空腹血甘油三酯水平升高或糖尿病)的患者,奥氮平可考虑作为二线治疗药物选择。当其他药物无效时,奥氮平为此类患者的选择之一。当决定使用非典型抗精神病药物时,需监测其疗效和风险(包括心脏代谢风险)。用药时需权衡风险和获益、个体化用药,以选择合适的治疗药物。

3. 喹硫平 喹硫平也是 SDA,它具有一些特异的药理特性。此外,去甲喹硫平是一种具有独特药理特性的活性代谢产物。

(1)喹硫平在任何剂量下都不引起 EPS,也不升高泌乳素水平的特点被认为是"非典型性"的极致,这可能与其能够快速与 D_2 受体解离有关。因此,对于同时患有帕金森病和精神病的患者,喹硫平是更好的选择。在剂量适当的情况下,喹硫平对精神分裂症和双相躁狂的治疗非常有效,也是第一个被证实在单药治疗双相情感障碍的抑郁相具有疗效的非典型抗精神病药物。喹硫平的 $5\text{-}HT_{1A}$ 部分激动剂特性和其活性代谢产物如去甲喹硫平在治疗认知和心境障碍方面对其有效性起支持作用。此外,去甲喹硫平能阻断去甲肾上腺素转运体(NET),增高去甲肾上腺素和多巴胺水平。去甲喹硫平也能阻断 $5\text{-}HT_{2C}$ 受体,增加去甲肾上腺素和多巴胺的释放,也有助于抗抑郁药的作用和认知的改善。

(2)喹硫平是具有短半衰期特点的药物,应该每日 3 次给药,但喹硫平每日 1

次的用法对大多数患者具有明显的疗效,特别是在晚上使用,可以利用其 H_1 抗组胺作用引起镇静效应来治疗失眠,而在早晨药效逐渐消退,从而防止白天的过度镇静作用。

(3)喹硫平可引起体重增加,特别是给予中等剂量至大剂量时,这是因为它能阻断 H_1 受体。其活性代谢产物去甲喹硫平的 $5\text{-}HT_{2C}$ 阻断作用可能对体重增加有影响。喹硫平也能引起显著的镇静作用,这是由于它能与 H_1 受体、α_1 肾上腺素能受体和 M_1 胆碱能受体结合。与 H_1 受体结合的特点也能增加治疗失眠的疗效,这不仅对精神分裂症和躁狂发作而且对双相情感障碍抑郁相和适应证外(如难治性单相抑郁、各种焦虑障碍和睡眠障碍)的症状都有一定的治疗作用。

(4)喹硫平与其他非典型抗精神病药物相比,对增加空腹血甘油三酯水平和胰岛素抵抗具有中等至高度的风险,特别是在中等剂量至大剂量水平时更易发生。和其他非典型抗精神病药物一样,喹硫平偶尔也会引起突发的威胁生命的高渗性昏迷和糖尿病酮症酸中毒。

4. 利培酮　利培酮在低剂量使用时具有非典型特点,如果在大剂量下,它则会显示出"典型"药物的特性,如果剂量过高则引起 EPS。利培酮对精神分裂症的阳性症状和双相情感障碍的躁狂症状非常有效,也比典型抗精神病药物更能改善精神分裂症的阴性症状。EPS 的降低是利培酮的非典型特点,但它能升高泌乳素水平。利培酮与其他一些非典型抗精神病药物引起体重增加的程度相对要轻,但在一些儿童患者,体重增加仍是一个问题。利培酮与其他一些非典型抗精神病药物相比,其引起心脏代谢风险的概率较小,但在一些患者中可以引起胰岛素抵抗和升高空腹血甘油三酯水平。利培酮很少引起突发的威胁生命的高渗性昏迷和糖尿病酮症酸中毒。

5. 齐拉西酮

(1)齐拉西酮是 SDA,其非典型特点体现在 EPS 和泌乳素升高的发生率低。齐拉西酮对精神分裂症的阳性症状具有较好的疗效,对精神分裂症的阴性症状和双相情感障碍中的躁狂症状也有很好疗效。当齐拉西酮未给予足够剂量时,和其他抗精神病药物一样,疗效并不是很显著。现在普遍认为,快速将口服剂量增加至中等或最高剂量(每日 2 次与食物同服确保其吸收),可以充分提高齐拉西酮对精神分裂症和躁狂患者的疗效。

(2)间期用药时,加用齐拉西酮时需谨慎。对于那些心脏有问题或正在服用其他影响心功能药物的患者,使用任何抗精神病药物或精神活性药物时,须慎重考虑。

(3)齐拉西酮最具特征性的是它不会或很少引起体重增加。此外,齐拉西酮很少引起血脂代谢紊乱,如空腹血甘油三酯水平的升高、胰岛素抵抗。

(4)齐拉西酮是唯一一种具有 $5-HT_{1D}$ 拮抗剂作用、5-HT 再摄取和 NE 再摄取轻度抑制作用的非典型抗精神病药物,可增强 5-羟色胺能、增强去甲肾上腺素能的传递,具有抗焦虑、抗抑郁的作用。此外,强大的 $5-HT_{1A}$ 部分激动剂和 $5-HT_{2C}$ 拮抗剂作用使齐拉西酮具有促进认知和情感障碍恢复作用,而且在低于治疗剂量下也具有行为激励作用。

(5)抗精神病药可以短效非口服方式给药途径使用,肌内注射剂在急性兴奋躁动和激越时尤为适用,主要适应证为急性严重行为紊乱、可能有严重暴力倾向和拒药的患者。非典型抗精神病药物中,齐拉西酮的短效肌内注射制剂已在国内完成了临床试验,其肌内注射对与精神病性障碍相关的急性激越症状具有与氟哌啶醇肌内注射同样的临床疗效,同时 EPS 的易患性显著低于氟哌啶醇肌内注射。

6. 阿立哌唑

(1)阿立哌唑是一种 D_2 受体部分拮抗剂(DPA),它与 SDAs 最主要的区别点是,SDAs 是 D_2 受体上的完全拮抗剂。阿立哌唑具有 SDAs 的 $5-HT_{2A}$ 拮抗作用,但对 D_2 受体仅有部分拮抗作用。阿立哌唑有 $5-HT_{1A}$ 部分激动特性,使其耐受性和有效性更好。阿立哌唑在治疗精神分裂症的阳性症状和双相躁狂发作方面疗效显著,作为一种增效剂在治疗重性抑郁障碍方面也有很大价值。

(2)阿立哌唑的镇静作用不明显。它不会或很少导致体重增加。此外,它很少引起血脂异常、空腹血甘油三酯水平的升高、胰岛素抵抗。阿立哌唑的 DA 部分激动剂特性和 α_1 受体拮抗也可能导致直立性低血压、恶心和偶尔呕吐的不良反应。

7. 注射用利培酮微球

(1)注射用利培酮微球是第一个长效非典型抗精神病药,是非典型抗精神病药利培酮的长效注射剂型。典型的长效抗精神病药是由药物的羟基与长链脂肪酸(庚酸、癸酸、棕榈酸、十一烯酸)形成的酯类。将这种酯类作为前体药物溶于油性溶媒之中,注射入体内后,经酯酶水解为脂肪酸和发挥作用的药物。利培酮的化学结构中没有供酯化作用的羟基,因此采用微球体药物控释技术,即用医用聚合物将肽类和小分子药物包裹起来形成微粒,加入水制成混悬液,然后进行肌内注射。注射后,利培酮微球在体内发生几个阶段的变化。第一个阶段是水合作用,发生在注射后的前 2~3 周。水合聚合物和少量的利培酮从微粒表面释放出来。第二个阶段是药物扩散,发生在注射后的 3 周后,聚合体侵蚀后利培酮从微粒中大量释放。第三个阶段是注射第 7 周后的聚合体破裂。药物经过水合作用扩散到组织中发挥作用,聚合物链会逐渐分解成甘醇酸及乳酸,并以固定速率释放出利培酮进入人体。甘醇酸及乳酸(分解产物)会进一步代谢成为二氧化碳和水排出体外。因此注射用利培酮微球经由水性载体输送,与油性注射剂比较,水性注射针剂更容易注射,注射部位的疼痛程度较轻。

(2)单剂量药代动力学特性:注射用利培酮微球特殊的剂型决定了独特的释放机制,以及药动学特点和作用过程。在水合阶段,药物活性成分(利培酮+9-羟利培酮)的血浆水平很低,因此在第一次注射后的3周内,必须给予患者一种可达治疗剂量的抗精神病药物作为补充。注射3周后,药物活性成分达到治疗浓度,在4~5周达到峰浓度,7周后聚合体完全侵蚀,药物浓度迅速降至治疗水平以下,代谢终产物为利培酮、水和二氧化碳、甘醇酸与乳酸,完全排出体外。多剂量药代动力学特性:多剂量药动学特性显示,每两周注射一次是注射用利培酮微球较为理想的给药间隔。血浆中的有效成分浓度与给药剂量成正比,并于8周后(注射4次后)达到稳定浓度。与口服利培酮相比,注射用利培酮微球的血药浓度相对稳定,波动幅度较小,有效成分的峰谷比值低于口服制剂,患者在注射药物后,最高血浆浓度较使用口服药物低30%。

(二)典型抗精神病药

典型抗精神病药物对中脑皮质和中脑边缘系统的多巴胺通路的D_2受体阻断效应是其抗精神病的主要作用机制,但这些通路的过度拮抗则被认为是对认知和行为产生不良反应的主要原因。对中脑皮质的多巴胺通路上的D_2受体的拮抗作用可引起认知功能障碍。对中脑边缘多巴胺通路的拮抗作用可改善精神病的阳性症状的同时,会导致愉快感缺失、情感平淡和精神分裂症的阴性症状。所以,避免使用典型抗精神病药物。此外,在长期的治疗中这些药物可以阻断纹状体中65%~80%的D_2受体,并且阻断其他多巴胺通路的多巴胺受体。临床疗效一般与60%的D_2受体被阻断有关,同时有70%与80%可以分别引起高泌乳素血症和锥体外系症状。

典型抗精神病药物的作用靶点、药理作用特点及作用特点、用量分别见表3-3-13~表3-3-15。

表 3-3-13　典型抗精神病药物的作用靶点、药理作用特点

作用靶点	药理作用特点
阻断中脑边缘多巴胺通路的D_2受体	抑制一些情绪行为包括精神分裂症的阳性症状如幻觉、妄想;抑制动机、愉快和奖赏
阻断中脑皮质多巴胺通路的D_2受体	增加精神分裂症的阴性症状、认知损害、情感症状
阻断黑质纹状体多巴胺通路的D_2受体	导致锥体外系反应和迟发性运动障碍,可引起伴随肌强直、运动不能/运动迟缓、震颤的帕金森综合征

续表

作用靶点	药理作用特点
阻断结节漏斗多巴胺通路的 D_2 受体	导致催乳素水平升高,引起泌乳(乳腺分泌)、闭经(不能排卵和月经周期紊乱)及性功能障碍
阻断毒蕈碱能胆碱(M_1)受体	导致便秘、视物模糊、口干、嗜睡
阻断组胺(H_1)受体	导致体重增加、头晕、嗜睡
阻断肾上腺素 α_1 受体	导致心血管不良反应,如直立性低血压、头晕、嗜睡

表 3-3-14 典型抗精神病药物的作用特点

药物	D_2	M_1	H_1	α_1
氯丙嗪	++	+++	++++	+++
奋乃静	+++	++	++	++
氟奋乃静	++++	++	++	++
氟哌啶醇	++++	+	+	+

注:++++:与受体的作用较强;+++:与受体的作用一般;++:与受体的作用较弱;+:与受体的作用几乎没有

从表 3-3-14 可见,奋乃静、氟奋乃静、氟哌啶醇对 D_2 受体的亲和力高,为高效价抗精神病药物,而氯丙嗪对 D_2 亲和力较弱,为低效价抗精神病药物。对 H_1、M_1、α_1 受体的亲和力高,表现出更显著的不良反应,如镇静、头晕、直立性低血压等。

表 3-3-15 典型抗精神病药物的用量

分类	药物	给药途径	起始剂量(mg/d)	剂量范围(mg/d)	氯丙嗪相当剂量(mg)
吩噻嗪类	氯丙嗪	口服	25～50	300～600	100
		肌内注射	25～50	150～200	100
	奋乃静	口服	4～6	20～60	10
	氟奋乃静	口服	4～6	2～40	2
丁酰苯类	氟哌啶醇	口服	2～4	10～20	2
		肌内注射	5～10	20	2
苯甲酰胺类	舒必利	肌内注射	100～200	800～1000	/
		口服	100～200	600～1400	/

典型抗精神病药物常常应用氯丙嗪的等效剂量,其定义为任何一种典型抗精神病药物相当于100mg氯丙嗪的等效剂量。推荐用于急性精神病的目标剂量为400~600mg氯丙嗪的等效剂量,一般维持治疗应该给予300~600mg氯丙嗪等效剂量,以获得最大疗效。从表3-3-15可见,氟奋乃静、氟哌啶醇的活性更强。

典型抗精神病药物主要有两种长效剂型,一种剂型如长效的氟奋乃静癸酸酯和癸氟哌啶醇,是与酯类结合形式溶解在芝麻油中供注射使用。癸氟哌啶醇和氟奋乃静癸酸酯需要约3个月达到稳态,停止治疗数月后仍能检测到相当水平的血浆浓度。另一种长效制剂为微粒结晶水溶液,药物在体内形成微粒结晶储存库,然后在组织中缓慢溶解释放,药效可持续一周。代表药物为口服长效药物五氟利多,其特点是进出脑组织较慢,作用时间较长。

通常在急性精神病性发作时不主张使用长效制剂,因为这些长效制剂常需数月后才达到稳态血药浓度,而且其清除非常缓慢,产生不良反应时较难处理。目前认为,在处理一些明显缺乏治疗依从性而又不存在相关不良反应和因停用而复发以及对口服用药不可能接受或依从的患者时,长效制剂还是有优势的。常用经典抗精神病药物的长效制剂见表3-3-16。

表3-3-16 常用经典抗精神病药物的长效制剂

类型	药名	作用时间	给药方式	剂量(mg/次)
丁酰苯类	五氟利多	1周	口服	30~60
	癸氟哌啶醇	4周	肌内注射	50~200
吩噻嗪类	哌普嗪棕榈酸酯	4周	肌内注射	50~200
	氟奋乃静癸酸酯	3周	肌内注射	12.5~25
	氟奋乃静庚酸酯	2周	肌内注射	12.5~25
	奋乃静庚酸酯	2周	肌内注射	10~50
硫杂蒽类	氟哌噻吨癸酸酯	2~3周	肌内注射	20~40

典型抗精神病药物的不良反应见表3-3-17。

表3-3-17 典型抗精神病药物的不良反应

药物	EPS	镇静	抗胆碱能副作用	心血管副作用	癫痫发作或QTc延长
氯丙嗪	++	++++	+++	++++	++

续表

药物	EPS	镇静	抗胆碱能副作用	心血管副作用	癫痫发作或QTc延长
奋乃静	+++	++	++	++	+
氟奋乃静	++++	++	++	++	+
氟哌啶醇	++++	+	+	+	+

注:+:很低;+++:中等;++++:高;EPS:锥体外系副作用

从表 3-3-17 可见,氯丙嗪为低效价的抗精神病药物,其镇静作用、抗胆碱作用(口干、视物模糊、便秘、头晕)、直立性低血压的发生率高,氟奋乃静、氟哌啶醇为高效价抗精神病药物,其锥体外系症状(EPS)、迟发性运动障碍、高泌乳素血症的发生率高。

典型抗精神病药物的代谢及药物间相互作用见表 3-3-18。

表 3-3-18 典型抗精神病药物的代谢及药物间相互作用

抗精神病药物	主要CYP450代谢酶	其他CYP450代谢通路	增加抗精神病药物血药浓度的药物	降低抗精神病药物血药浓度的药物
氯丙嗪	2D6、3A4	1A2	氟西汀、帕罗西汀、伊曲康唑、酮康唑、伏立康唑、克拉霉素、泰利霉素、阿扎那韦、胺碘酮	卡马西平、苯妥英钠、苯巴比妥
奋乃静	2D6	3A4、1A2、2C19	氟西汀、帕罗西汀	卡马西平
氟奋乃静	2D6	1A2	氟西汀、帕罗西汀	卡马西平
氟哌啶醇	2D6、3A3/4	1A2	帕罗西汀、氟西汀、伊曲康唑、酮康唑、伏立康唑、克拉霉素、泰利霉素、阿扎那韦、胺碘酮	卡马西平、苯妥英钠、苯巴比妥

1. 氯丙嗪 氯丙嗪为低效价药,治疗剂量偏高,具有多受体作用。因其较高的抗胆碱能作用、抗 α 肾上腺素能作用和抗组胺作用,具有较强的镇静作用,可以较好地控制兴奋躁动、情绪激动、易激惹及敌对情绪等,对幻觉妄想或淡漠退缩的作用中等或较微弱。在中小剂量时不产生明显的锥体外系反应,但对心血管系统的影响较显著,如可引起心动过速、直立性低血压、口干、便秘等。

2. 氟奋乃静、奋乃静 该类药物具有较强的多巴胺 D_2 受体阻断作用,对 M

型受体、α肾上腺素能受体和组胺受体的亲和力相对较低。其抗幻觉妄想作用突出,几乎不具有镇静作用和导致直立性低血压的危险性,但锥体外系功能失调却十分常见,并有较弱的心血管系统影响。

3. **氟哌啶醇**　氟哌啶醇属于高效价抗精神病药,是目前对 D_2 受体选择性最强、最纯的阻断剂。具有较强的镇静作用又有明显的抗幻觉妄想作用,对阳性症状疗效肯定。肌内注射对兴奋、激越、躁狂症状及行为障碍效果较好,对阴性症状及伴发的抑郁症状疗效不肯定。但极易引起锥体外系反应,而对心血管系统的影响较少。肌内注射氟哌啶醇或氟奋乃静,可产生快速稳定作用而不至于过度镇静,但高剂量的这类高效价的抗精神病药对年轻患者(青少年或青年人)极可能导致肌紧张,从而增加患者的激越表现。

4. **舒必利**　舒必利属于苯甲酰胺类药物,是早期合成的典型抗精神病药物,是选择性 D_2 受体阻断剂,主要作用于边缘系统。对纹状体 DA 受体作用较弱,临床引发 EPS 作用较其他典型抗精神病药物低。该药低剂量 $200\sim600mg/d$ 有一定抗焦虑抑郁作用。治疗阳性症状的剂量可高达 $1000mg/d$。静脉滴注舒必利 $200\sim600mg/d$,连续 $1\sim2$ 周,有较好的缓解紧张症的疗效。主要的不良反应为失眠、烦躁和高泌乳素血症,也可出现心电图改变及一过性谷丙转氨酶(GPT)升高。

5. **长效的氟奋乃静癸酸酯和癸氟哌啶醇**　该类药物是与酯类结合形式溶解在芝麻油中供注射使用。芝麻油经注射进入肌肉,药物逐渐从油媒介物中扩散进入周围组织,限速步骤为药物的扩散速度;药物一旦进入组织即迅速水解,将母体药物释放出来。另一方面,长效化合物在两次注射之间也不断地吸收。经过多次注射的患者同时从多个注射部位吸收药物。因此,长效药物达到稳态所需的时间要长得多,其消除也慢得多。癸氟哌啶醇和氟奋乃静癸酸酯需要约 3 个月达到稳态,停止治疗数月后仍能检测到相当水平的血浆浓度。

常用的长效抗精神病药物治疗剂量为:哌普噻嗪棕榈酸酯,$50\sim100mg$,$2\sim4$ 周(肌内注射);氟奋乃静癸酸酯,$12.5\sim50mg$,$2\sim3$ 周(肌内注射);氟哌噻吨癸酸酯,$20\sim40mg$,$2\sim3$ 周(肌内注射);癸氟哌啶醇,$50\sim100mg$,2 周(肌内注射);五氟利多,$20\sim80mg$,每周(口服)。

长效抗精神病药物的疗效、不良反应与母药相同,适用于依从性不良或用药不便的患者,主要用于慢性精神分裂症的维持治疗,预防复发;也用于某些急性病例,依从性差的患者。

(三) 精神分裂症治疗药物监护要点

1. **治疗前监护**　患者使用抗精神病药物之前,需常规监测患者的健康状况。详细了解患者的个人或家族史,内容包括患者是否肥胖、是否存在糖尿病、血脂异常、高血压或其他心血管疾病。了解患者的用药史，以及目前服用的药物情况。了解患者的药物、食物过敏史，如果存在着药物不良反应史，需详细了解不良反应的表现。对患者的体重、腰围、血压、空腹血糖、血脂进行基线测定。以便于与使用抗精神病药物后作比较。

2. 治疗过程中监护

（1）疗效监测：精神分裂症的症状通常被分为阳性症状和阴性症状。阳性症状常被强调，会使患者突然变成精神病发作，同时也是抗精神病药物治疗最有效的靶症状。任何抗精神病药物最强大的作用一般是指其减轻如妄想和幻觉之类精神病性症状的能力，这也是精神分裂症的治疗中首先考虑的目标。一旦选择的药物达到合适剂量，通常应至少连续使用 3 周以上而不要轻易换药。

典型抗精神病药物能有效缓解精神分裂症的阳性症状和预防病情的复发，但在急性精神病性障碍复发的患者中，约 30% 对这些常规抗精神病药无效，约 50% 仅产生部分疗效，对阴性症状、情绪症状和认知症状疗效有限，特别是原发性阴性症状对这些药物具有抵抗作用，而阴性症状和认知损害常导致社会和职业功能的恶化。其原因主要是由于典型抗精神病药物通过阻断中脑边缘多巴胺系统中活动过度的多巴胺神经元，能够显著地改善精神病的阳性症状。脑内存在许多多巴胺通路，阻断其中之一的多巴胺受体即有治疗作用，在其他通路上的阻断作用则可能是有害的，尤其是中脑边缘系统 D_2 系统被阻断时，幻觉和妄想等症状减少了，但以同一通路上的奖赏减少作为代价。中脑边缘多巴胺通路几近关闭对某些患者阳性症状的改善是必须的，但会导致愉快感缺失、情感平淡和精神分裂症的阴性症状。所以使用典型抗精神病药物时，监护患者精神分裂症的阳性症状改善的同时，还需监测患者在治疗过程中是否出现精神分裂症的阴性症状或阴性症状的加重。

非典型抗精神病药物在抗精神病性症状作用方面至少与典型抗精神病药相当，而有较少产生 EPS 或催乳素（PRL）升高的特点，从而成为一线治疗用药，增加患者接受治疗的依从性和减少可能的复发。包括氯氮平、奥氮平、利培酮、喹硫平、舍吲哚和氨磺必利在内的非典型抗精神病药与典型抗精神病药（氟哌啶醇或氯丙嗪）比较，在治疗剂量必须适宜的情况下，总体疗效和耐受性方面并无显著差异。

常用量表进行疗效评估，包括：阳性和阴性症状量表（PANSS）、简明精神病评定量表（BPRS）、临床总体印象量表（CGI）。应用这些量表进行常规评估，特别是换药或改变剂量时，是监测改善情况的更可靠的方法。

非典型抗精神病药的临床作用比较见表 3-3-19。

表 3-3-19 非典型抗精神病药的临床作用比较

	药物	氯氮平	利培酮	奥氮平	喹硫平	齐拉西酮	阿立哌唑
临床症状	精神病性症状	+++	+++?	+++?	++	++	++
	阴性症状	+	+	+	+	+	+
	认知症状	++?	++?	++?	+?	?	++?
	情绪症状	+++	++	+++?	++?	++?	++?
	难治性症状	+++	+++?	+++?	++?	++?	++?

注:+:有效;++:非常有效或明显;+++:极明显;?:未完全明了

(2)不良反应的监护:抗精神病药物在治疗过程中,出现多种不良反应,影响患者的生活质量和治疗的依从性。典型抗精神病药物在整体疗效上并没有不同,但它们在不良反应谱上的确存在差异。某些药物的镇静作用更强,某些药物更容易导致心血管不良反应,某些药物更容易导致锥体外系反应(EPS)。抗精神病药物发生不良反应后的处理程序见图 3-3-8。

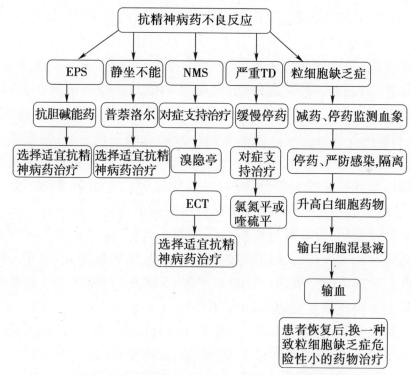

图 3-3-8 抗精神病药物不良反应处理程序图

注:EPS:锥体外系症状;NMS:恶性综合征;TD:迟发性运动障碍

1)锥体外系不良反应:是抗精神病药物常见的不良反应,包括急性肌张力障碍、震颤、类帕金森病、静坐不能、迟发性运动障碍等,与药物阻断多巴胺受体作用有关。该不良反应常见于高效价的典型抗精神病药物,如氟哌啶醇的发生率可达80%。低效价典型抗精神病药物及非典型抗精神病药物锥体外系不良反应比较少见。利培酮高剂量时或个体敏感者也可出现锥体外系不良反应,氯氮平、奥氮平、喹硫平、齐拉西酮和阿立哌唑致锥体外系不良反应的风险较低。

锥体外系不良反应可发生在治疗的任何时期,低剂量起始或药物剂量滴定速度缓慢常可减少锥体外系不良反应的发生;急性肌张力障碍、类帕金森病,可以合并抗胆碱能药物如苯海索等治疗;静坐不能(严重的运动性不安)可通过降低药物剂量或者使用β受体拮抗剂(如普萘洛尔)治疗;合并使用抗焦虑药物可以控制抗精神病药物所致的急性激越。

2)迟发性运动障碍(TD):是一种运动障碍,特征为舞蹈样异常运动,以及手足徐动,发病时间晚,与开始抗精神病药物治疗有关。这种不良反应常常在数月后出现,或在抗精神病药物中暴露至少3个月后发病。迟发性运动障碍的严重程度,从轻度(几乎注意不到)到重度。随着抗精神病药物的停药,1/3~1/2的TD患者是可逆的。当抗精神病药物缓慢减量或停药时,异常运动常常开始恶化。TD的危险因素包括老年、长期应用抗精神病药物治疗、锥体外系症状出现、物质滥用和情绪障碍。

3)过度镇静:是抗精神病药物治疗早期最常见的不良反应,表现为镇静、乏力、头晕,发生率超过10%。氯丙嗪、氯氮平和硫利达嗪等多见,与药物拮抗组胺H_1等受体作用有关。应用奥氮平、喹硫平和齐拉西酮治疗患者也可出现,利培酮、舒必利和阿立哌唑少见。多见于治疗开始或增加剂量时,治疗几天或几周后常可耐受,也有不少长期服用氯丙嗪、硫利哒嗪和氯氮平者表现多睡和白天嗜睡。睡前服用每日剂量的大部分,可以避免或减轻白天过度镇静。白天嗜睡严重者应该减量,并告诫患者勿驾车、操纵机器或从事高空作业。

4)直立性低血压:直立性低血压与药物对α_1肾上腺素受体作用有关。临床表现为服药后常于直立位时血压骤然下降,可引起患者猝倒,多见于低效价药物快速加量或剂量偏大时。此时应让患者平卧,头低位,监测血压。必要时静脉注射葡萄糖有助于血压恢复,甚至减量或换药。

5)泌乳素水平升高:典型抗精神病药物常引起泌乳素水平升高及高泌乳素血症相关障碍如闭经和溢乳、性功能障碍,舒必利多见,高效价典型抗精神病药物也较常见。非典型抗精神病药物利培酮也可导致泌乳素水平增高及相关障碍。奥氮平也有暂时性泌乳素水平升高(呈剂量依赖性)的报道。氯氮平、喹硫平和齐拉西酮对血浆泌乳素水平无明显影响。阿立哌唑实际上能降低泌乳素的水平。该不良反应发生与药物拮抗下丘脑-垂体结节漏斗区DA受体有关。目前尚无有效治疗方法,可通过减药、停药、中药、DA受体激动剂和激素治疗。

6)抗胆碱能作用引发的症状:低效价典型抗精神病药物如氯丙嗪、硫利达嗪等以及非典型抗精神病药物氯氮平等多见,奥氮平也可见。外周抗胆碱能作用表现有口干、视物模糊、便秘和尿潴留等。利培酮和喹硫平没有明显抗胆碱能作用,但临床上仍可见到一些便秘和口干发生。目前临床上多是对症处理,如用肠道润滑剂、泻药、补充含纤维较多的饮食或增加体液摄入等以治疗便秘。中枢抗胆碱能作用表现为意识障碍、谵妄、言语散漫、出汗、震颤和认知功能受损等,与药物的中枢抗胆碱能作用有关,多见于老年人、伴有脑器质性病变和躯体病患者。应立即减药或停药,并对症治疗。临床用药须注意避免抗胆碱能作用强的药物联合使用。

7)体重增加及糖脂代谢异常:长期抗精神病药物治疗常出现不同程度的体重增加,随着生活质量的改善,体重增加成为康复期治疗的较大问题,而且容易并发其他躯体病如糖尿病、高血压,已越来越引起人们的关注。非典型抗精神病药物所致体重增加发生率较高。其中氯氮平引起的体重增加最明显,其次依次为奥氮平、利培酮和喹硫平。阿立哌唑和齐拉西酮的体重增加较少报道。此外,抗精神病药物治疗中出现的代谢综合征越来越引起关注。

8)代谢综合征:代谢综合征作为一种药物不良反应可以发生在抗精神病药物治疗患者中。代谢综合征已成为非典型抗精神病药物治疗所关注的不良反应。氯氮平和奥氮平引起明显体重增加、2型糖尿病和脂代谢异常的风险最高;利培酮、喹硫平、阿米舒必利和佐替平可引起中度的体重增加,对糖脂代谢的影响较小;齐拉西酮和阿立哌唑引起体重增加、糖脂代谢异常的风险很小。

代谢综合征发生的可能机制比较复杂。就患者来说易感基因、活动过少的生活方式、不科学不合理的膳食以及应激反应等与发病有关。就药物而言,非典型抗精神病药物对 $5-HT_{1A}$ 受体拮抗作用会减少胰岛 β 细胞对血糖值的反应。药物对组胺 H_1 受体阻断会引起体重增加,而体质量增加、脂代谢失调和糖代谢紊乱互为因果。

美国糖尿病学会、精神科学会、内分泌学会建议:年龄 40 岁以上、有高血糖、高血脂、肥胖史的患者及一级亲属有糖尿病者为代谢综合征的高危人群,选药应慎重。代谢综合征的处理主要以预防为主。①早期识别高危人群;告知患者及家属此种不良反应的风险;详细了解患者及其亲属有无肥胖史、糖尿病史,收集患者糖脂代谢指标的数据。②帮助患者制定预防此不良反应的计划,如合理饮食、实施运动锻炼计划等。③监测体重、腰围、血糖、血脂等指标,如治疗第 8 周体重即增加 2 磅(1 磅≈454g),为快速体重增加,应予以注意。④注意有无高血糖的临床症状,如口渴、多尿、乏力等。注意高酮血症的发生。⑤如考虑代谢综合征的可能,建议内分泌科会诊,共商治疗方案。⑥必要时换药。

9)酮症酸中毒:糖尿病酮症酸中毒是 2 型糖尿病常见的急性并发症。常表现为厌食、恶心、呕吐和尿量增多,可有腹痛,如果不予治疗,可发生意识障碍或明显的昏迷。研究表明发生酮症酸中毒的患者明显年轻、基线时不伴超重、女性较多。

酮症酸中毒的治疗主要是静脉补液、补钾、纠正低血压以及使用胰岛素等。大多数患者经过适当治疗可以恢复,大规模调查报告,死亡率在 10% 左右,常由于晚期并发感染或心肌梗死死亡。

10)心血管系统不良反应:抗精神病药物的心血管系统不良反应常表现为直立性低血压、心动过速、心动过缓和心电图改变(可逆性非特异性 ST-T 波改变,T 波平坦或倒置和 QT 间期延长)和传导阻滞。目前对于抗精神病药引起的 QTc 间期延长比较关注。

QT 间期的长短与心率的快慢密切相关,心率越快,QT 间期越短,反之则越长。心率在 60~100 次/分时,QT 间期的正常范围应为 320~440 毫秒。QTc 的正常上限值为 440 毫秒,超过此限即属延长。QTc 间期延长常会诱发扭转型室性心动过速(TDp)。扭转型室性心动过速是一种严重的室性心律失常。每次发作持续数秒到数十秒而自行终止,但极易复发或转为心室颤动。猝死的风险很高,这也是导致抗精神病药引起的 QTc 间期延长比较受关注的原因。

氯氮平可延长精神病患者的 QTc 间期,服用氯氮平致 QTc 延长的发生率高达 71%。氯氮平治疗者约 1/3000~1/4000 会发生猝死,伴有呼吸抑制或心脏停搏。老年及伴有心脑血管疾病的精神病患者是发生猝死的高危人群。精神病患者即使服用中等剂量的抗精神病药物,猝死危险也相对较大。

齐拉西酮引起轻度至中度的、剂量依赖性的 QT 间期延长。因此,齐拉西酮不应和这些已知延长 QT 间期的药物合并使用。

喹硫平对心血管系统无明显影响,可出现心率轻度加快,窦性心率增加至 3.3~4.9 次/分,偶尔出现 QTc 间期延长。这些改变多为剂量依赖性,无临床意义,一般可以耐受,如果血压允许,可以使用 β 受体拮抗剂阿替洛尔、普萘洛尔(氯氮平治疗者避免使用普萘洛尔,可增加氯氮平致粒细胞缺乏症的危险)等药物对症治疗。通常的处理办法是低起始剂量,缓慢加量,一旦出现直立性低血压,减低药物剂量,嘱咐患者体位改变时速度要缓慢。

低效价药物如氯丙嗪、硫利达嗪,与药物的药理特性有关(迷走神经松弛反射性心动过速,及 α_1 肾上腺素受体阻断作用),与剂量呈依赖关系。高效价药物氟哌啶醇对躯体器官作用较弱,虽无明显的降低血压、加快心率的作用,但可引发心脏传导阻滞,有猝死病例报告。舒必利也可诱发心电图改变。

预防心血管系统不良反应的主要措施有:①服药前全面检查,收集患者既往史和相关治疗史等,避免用于有长 QT 间期、显著心动过缓、电解质紊乱如低钾血症和低镁血症的患者。如果心脏病已稳定的患者接受治疗,开始治疗前应评估心电图检查结果。②治疗中进行电解质和心电图监护,能降低危险。治疗中如果出现了心脏症状如心动过速、眩晕、晕厥或癫痫,应考虑恶性心律失常可能,进行心脏评估,包括检查心电图。如果 QT 间期超过 500 毫秒,建议停止治疗。

11)肝脏毒性:早期就有氯丙嗪引起胆汁淤积性黄疸的报道。但是更常见的是无黄疸性肝功能异常,一过性的谷丙转氨酶升高,多能自行恢复。低效价典型抗精神病药物及氯氮平常见,舒必利、利培酮、奥氮平、喹硫平、齐拉西酮以及高效价典型抗精神病药物也有一过性肝酶升高的报道。可合并保肝药物治疗并定期复查肝功能。

12)体温调节紊乱(下丘脑体温调节的影响):多见于氯氮平治疗者。氯氮平治疗的前 3 周,部分患者出现良性发热,最多持续至治疗第 10 天左右。体温一般增高 1～2℃,继续治疗几天后可恢复正常,没有临床意义。但是,偶尔也可见到体温超过 38.5℃,需要做血常规监测,停止氯氮平治疗。同时要鉴别诊断是药源性发热、并发感染或是继发于粒细胞缺乏症的感染。脱水、高热、休克、严重木僵或可能是恶性综合征的症状。曾出现过高热的患者可以再次给药,但加量要缓慢。如果仍然出现高热,需停止氯氮平治疗。体温升高的发生率大约是 28%。

13)流涎:主要发生在氯氮平治疗早期,大约 64.3% 的患者出现流涎。过度流涎在睡眠时最明显,患者经常主诉早晨枕头被浸湿。尽管抗胆碱能药物可以治疗这一不良反应,但因为抗胆碱能药物的毒性反应,一般不主张使用。有建议外周抗肾上腺素能药物或者 P 物质可以拮抗氯氮平对唾液腺的毒蕈碱样胆碱能效应。可乐定(0.1mg 或 0.2mg 贴剂每周 1 次)和阿米替林也用于睡眠时的流涎。最近发现氯氮平不增加唾液流量而是减少吞咽,因此在睡眠时候流涎最明显。建议患者侧卧位,以便于口涎流出,防止吸入气管,必要时减量或换药。

(3)相互作用监护:抗精神病药物的不良反应增加可能发生于联合治疗时,尤其是药物之间可存在着非常明显的相互作用。虽然抗精神病药物的蛋白结合率很高,但结合蛋白的相互作用,在临床上并不明显。

在某种程度上,所有的抗精神病药物,可以被肝微粒体酶代谢成水溶性复合物,可以被肾脏排泄。所以需监测抗精神病药物与其他经同一代谢途径药物间的相互作用。

1)CYP450 2D6:2D6 酶是抗精神病药物的一种重要的 CYP450 酶。利培酮、氯氮平、奥氮平、阿立哌唑、氯丙嗪、奋乃静、氟哌啶醇等是此酶的底物。2D6 酶经常羟基化药物底物。2D6 具有基因多态性,具有弱代谢型(PMs)的患者,服用主要经 2D6 代谢的抗精神病药物会使药物的代谢推迟,导致药物在体内的蓄积能引起危险的不良反应。所以建议患者在使用经 2D6 代谢的抗精神病药物时,先确定患者的 2D6 基因型。在实验室确定基因类型之前,建议患者先要服用一个主要经 2D6 代谢的探针药物,然后先评估确切的 2D6 代谢物。更简单的判断患者是否为弱代谢型(PMs)的方法是,询问患者是否曾对右美沙芬有过不良反应。

氟西汀、帕罗西汀均为 CYP2D6 的强效抑制剂,会提高作为 2D6 酶底物的抗精神病药物的血药浓度。对于利培酮来说,这不利于其活性代谢产物的生成,从而增加 EPS 发生的风险。与硫利达嗪联用,抑制硫利达嗪的代谢而导致 QTc 间期的延长,具有引起尖端扭转型心律失常的潜在危险。

2)CYP450 3A4:3A4 酶代谢一些非典型抗精神病药物,包括氯氮平、喹硫平、齐拉西酮、佐替平以及典型抗精神病药物氯丙嗪、氟哌啶醇。

抗真菌药物(包括酮康唑、伊曲康唑、伏立康唑)、蛋白酶抑制剂(包括阿扎那韦、茚地那韦、那非那韦)、抗生素(克拉霉素、泰利霉素)为 CYP3A4 的强效酶抑制剂,会提高作为 3A4 酶底物的抗精神病药物的血药浓度。这些酶抑制剂与氟哌啶醇联用,抑制氟哌啶醇的代谢而导致氟哌啶醇血药浓度的升高,具有严重锥体外系症状的风险。卡马西平、苯巴比妥、苯妥英钠为 CYP3A4 的强效酶诱导剂,它们与氟哌啶醇联用,使氟哌啶醇的代谢增加,降低氟哌啶醇的血药浓度,导致精神病症状的复发。

3)CYP450 1A2:1A2 酶是抗精神病药物的另一种重要的 CYP450 酶。氯丙嗪、氟奋乃静、奋乃静、氟哌啶醇、奥氮平、氯氮平和佐替平是 1A2 的底物。

喹诺酮类(包括环丙沙星、洛美沙星、诺氟沙星等)、氟伏沙明、普罗帕酮、美西律为 CYP1A2 的强效酶抑制剂,会提高作为 1A2 酶底物的抗精神病药物的血药浓度。香烟烟雾中存在的芳香族类化合物是最为人们所熟知的 CYP1A2 酶诱导剂,吸烟增加了对 CYP1A2 的诱导作用,对于吸烟患者来说,奥氮平、氯氮平的血药浓度会偏低,因此,吸烟者要比非吸烟者采用更高剂量的非典型抗精神病药物才能有效控制病情。

4)其他:典型抗精神病药物可以增加三环类抗抑郁药的血药浓度,诱发癫痫、加剧抗胆碱能不良反应,也可以加重抗胆碱药的抗胆碱能不良反应,可以逆转肾上腺素的升压作用,减弱抗高血压药胍乙啶的降压作用,增加 β 受体拮抗剂及钙离子拮抗剂的血药浓度而导致低血压,也可以加强其他中枢抑制剂如酒精以及利尿剂的作用。

抗酸药影响抗精神病药的吸收。卡马西平增加氯氮平发生粒细胞缺乏的危险性。

典型抗精神病药物可以有效控制阳性症状，改善注意障碍，但阻滞中脑边缘系统的多巴胺传递对患者的认知功能有不良影响。药物的抗胆碱能作用和合并使用对抗锥体外系反应的药物对记忆、学习和其他认知功能都会有不良作用。

(4)血药浓度的监测：氯丙嗪的血药浓度范围：$50\sim500ng/ml$；氯氮平的血药浓度范围：$350\sim600ng/ml$；使用氯丙嗪、氯氮平，需监测药物的血药浓度，根据血药浓度监测结果，调整患者的给药方案，避免出现严重的不良反应。

(5)严重不良反应的监护

1)恶性综合征(NMS)：抗精神病药治疗中，均可发生NMS。我国调查资料显示其发生率为$0.12\%\sim0.2\%$，欧美国家的调查显示为$0.07\%\sim1.4\%$。男女患者发生比率为2：1。NMS的发生机制尚不明了，可能与DA功能下降有关。药物品种更换过快、剂量骤增骤减、合并用药、脑病、紧张症、酒精依赖是发生NMS的危险因素。临床表现：肌紧张、高热(可达$41\sim42℃$)、意识障碍、自主神经系统症状(大汗、心动过速、血压不稳等)，即典型的四联症表现。实验室检查发现白细胞升高、尿蛋白阳性、肌红蛋白尿、磷酸肌酸激酶活性升高、肝酶升高、血铁镁钙降低。病程持续数小时至7日。严重者死于肾、呼吸功能衰竭，死亡率约$20\%\sim30\%$。须与脑炎、致死性紧张症鉴别。

最常见于氟哌啶醇、氯丙嗪和氟奋乃静等药物，非典型抗精神病药物中，有氯氮平、利培酮、奥氮平致恶性综合征的个案报道。药物剂量加得过快、用量过高、非口服途径用药、患者存在脱水、营养不足、合并躯体疾病以及气候炎热等因素，可能与恶性综合征的发生、发展有关。有报告氯氮平合并锂盐的患者出现类似于恶性综合征的症状。氯氮平常引发一些非常类似于恶性综合征的症状或体征的不良反应，如高热、心血管影响、谵妄、多汗、磷酸肌酸激酶升高和白细胞降低等，医师应该警惕是否氯氮平所致恶性综合征。

NMS的抢救措施是一旦诊断是抗精神病药物所致恶性综合征，应立即停药，并进行支持治疗如补液、降温、预防感染、抗痉挛、吸氧等，大剂量胞磷胆碱可增加DA受体活性，也可用DA受体激动剂溴隐亭($5mg$，4小时1次)治疗。有报导ECT治疗有效。

2)诱发癫痫发作：抗精神病药物都有诱发癫痫发作的可能，氯氮平较多见。氯氮平可以引起脑电图改变，引发剂量相关性癫痫($300mg/d$，一年的累计发生率为$1\%\sim2\%$，$300\sim600mg/d$为$3\%\sim4\%$，$600\sim900mg/d$为5%)。研究显示氯氮平剂量高于$500mg/d$，癫痫危险明显增高。有癫痫发作史或头部创伤者，危险性更高。

有助于氯氮平治疗中诱发癫痫发作建议是：①监测氯氮平血浆浓度；②剂量增加至$600mg/d$前查脑电图；③使用曾诱发癫痫发作的剂量时，合并抗惊厥药物;④如果有癫痫发作,降低药物剂量;⑤咨询神经科医师或寻找氯氮平以外的病因和避免与降低癫痫发作阈的药物合用。

值得注意的是合并抗癫痫药的患者需调整精神药物剂量,避免药物相互作用。避免合并使用氯氮平和卡马西平,如果接受卡马西平治疗的患者需要合用氯氮平,最好将卡马西平换成另一种抗惊厥药,以防粒细胞缺乏症发生。同时要根据药物代谢的相互作用适当调整药物剂量。

3)血液系统改变:抗精神病药物可以诱发血液系统改变如粒细胞缺乏症,氯氮平较多见,发生率约是其他抗精神病药物的 10 倍。此外,接受氯丙嗪和氯氮平治疗的患者中,偶尔可见到其他的血液学改变,包括白细胞增多、红细胞增多或减少、淋巴细胞减少、白细胞计数降低或中性粒细胞减少,以及非常罕见的血小板减少。

1%～2%接受氯氮平治疗者发生粒细胞减少或粒细胞缺乏。患者的白细胞数常突然降低,有致命危险,已引起普遍关注。发生率在治疗第一年为 0.73%,第二年为 0.07%。最常出现在治疗的 6～18 周。粒细胞缺乏症的危险随年龄而增高,女性患者较多见。

氯氮平治疗更常见的是白细胞减少,发生率在治疗第一年为 2.32%,第二年为 0.69%。因此,要谨慎使用氯氮平。刚接受治疗的患者在治疗期间每 1～2周进行白细胞计数监测,6 个月后改为每 2～4 周监测一次,直到停药后一个月。如果氯氮平治疗期间出现任何发热或感染体征(如:咽喉炎)都需即刻查白细胞计数,尤其是在治疗前 18 周。

氯氮平诱发血液系统不良反应的可能机制有:①毒性代谢产物假说:氯氮平代谢过程中产生了高于通常的 N-去甲氯氮平浓度的毒性代谢产物。②毒性自由基假说:中性粒细胞及其前体干细胞能将氯氮平代谢为具有毒性作用的自由基。因此建议使用维生素 E 或维生素 C 和其他抗氧化剂或示踪剂(如铜、锌等),这些自由基清除剂结合因子能预防粒细胞缺乏症的发生。目前尚未发现奥氮平、喹硫平、齐拉西酮和阿立哌唑对血液学指标的影响。

4)猝死:指在抗精神病药物治疗中生前未查出致死性躯体疾病,突然发生死亡,死后尸检无可解释的死因。有报告认为此种猝死可能为阿-斯综合征,即心源性脑缺血综合征。发生率约 0.5%。目前发生机制尚不明了,可能与药物抑制 ATP 酶,影响细胞膜泵,使细胞内外 K^+ 失衡致心肌应激性升高,异位自律性增加,致心律失常,如室性心动过速、心室扑动、心室纤颤、心室收缩骤停。临床表现为昏厥、抽搐、发绀、心跳呼吸骤停。猝死是氯氮平治疗中必须予以高度关注的问题,其原因与剂量突然增加导致室性心律失常有关,专家建议氯氮平治疗时剂量增加每两天不应超过 50mg。

积极的处理措施是进行复苏抢救。该不良反应的抢救有不成功者。因此应该以预防为主,接受抗精神病药物治疗的患者于用药前询问病史和家族史,进行详细的体检和心电图检查。治疗中定期进行心电图检查,小剂量开始,剂量滴定速度缓慢,并注意药物相互作用。对于高危人群(年长者、肥胖者、有心脏病史者)慎用药。

(6)特殊人群监护

1)儿童:流行病学数据表明,10%～30%的精神分裂症患者,在18岁以前出现首次精神病性症状。临床上以基本个性改变、特征性思维障碍、感知觉异常,情感、行为与环境不协调和孤僻为主要特征。治疗上仍以对症为主,采用综合治疗措施。

抗精神病药物的应用:疾病早期及精神症状活跃期间应给予积极的抗精神病药物治疗,住院治疗效果更好。从小剂量开始,逐渐加量,取得一定疗效后,巩固治疗。病情缓解后再缓慢减量,至最低巩固有效剂量,然后进行维持治疗,一般需2～3年或更长时间。如足量治疗4～6周精神症状无改善,可考虑调换药物。治疗过程中切忌不规律服药或骤加骤停药物,定期复查肝功、血常规和心电图等,以防躯体不良反应。

儿童患者常用典型及非典型抗精神病药物剂量及用法见表3-3-20。

表 3-3-20　儿童患者常用典型及非典型抗精神病药物剂量及用法

抗精神病药	日剂量(mg/d)	用法(次/日)	作用特点(靶症状)
氯丙嗪	10～200	2～4	兴奋躁动、幻觉妄想
奋乃静	2～20	1～2	幻觉妄想、思维混乱
氟奋乃静	0.25～16	1～2	淡漠退缩、幻觉妄想
三氟拉嗪	1～20(6岁以上)	1～2	淡漠退缩、幻觉妄想
甲硫达嗪	10～200	2～4	幻觉妄想、焦虑抑郁
氟哌啶醇	0.5～16	1～2	兴奋躁动、躁狂状态
氯普噻吨	10～200(6岁以上)	1～2	焦虑抑郁、睡眠障碍
舒必利	100～600	2～3	淡漠退缩、焦虑抑郁
利培酮	1～4	1～2	淡漠退缩、幻觉妄想
奥氮平	2.5～20	1～2	淡漠退缩、幻觉妄想

由于儿童比成年人更容易出现锥体外系症状,尤其是肌张力障碍。由于担心出现锥体外系症状及迟发性运动障碍,推荐儿童及青少年的药物治疗应

该以非典型抗精神病药物为主,需谨慎使用典型抗精神病药物。不推荐应用有明显镇静及抗胆碱能不良反应的药物,因为可引起注意力缺陷及认知障碍。与成年人相比,儿童更容易由于服用药物而导致体重增加。所以需监测儿童患者的锥体外系反应、认知功能、体重变化等情况。

2)老年人:患有精神分裂症的老年患者(包括发病于青壮年持续至老年的精神分裂症患者),临床以持续的偏执观念为主要特征,思维松弛、情感不协调比年轻人少见。患者意识清楚,人格保持完整。神经系统检查很少发现阳性体征,且治疗所需的药物剂量较少。

典型抗精神病药物之间的疗效无明显差异,故药物选择并非取决于疗效的不同,而是以药物的不良反应为选择的根据,要考虑患者躯体情况能否耐受该药不良反应,弄清患者是否合并躯体疾病而须服用其他药物,这些药物与抗精神病药物是否有相互作用。硫利达嗪、舒必利等锥体外系不良反应发生率较低,奋乃静作用较缓慢,为老年患者常选用。非典型抗精神病药物利培酮、奥氮平、喹硫平,能同时有效治疗阴性和阳性症状,对认知缺损也有疗效,心血管系统不良反应较小,锥体外系不良反应发生率低,为老年患者的首选药物。对治疗不合作者可慎重考虑使用长效制剂,如五氟利多。

用药的起始剂量宜低,一般不超过成人患者的1/4。并且剂量滴定速度应缓慢,有效剂量为成人剂量的1/3~1/2。关键在于用药的个体化和缓慢加量及避免不良反应。此外,在治疗过程中达到症状的减轻,便应视为达到治疗目的。因为有些症状,特别是某些妄想,难以彻底根除。老年患者多伴有躯体疾病,如高血压、冠心病、糖尿病等,合并用药常见。抗精神病药物治疗时应注意药物的相互作用。

老年患者常用典型及非典型抗精神病药物常用剂量和不良反应比较见表3-3-21。

表 3-3-21　老年患者常用典型及非典型抗精神病药物常用剂量和不良反应比较

药物	剂量范围（mg/d）	不良反应比较				
		镇静	降压	锥体反应	抗胆碱能	其他
氯丙嗪	10~300	强	中等	中等	较强	直立性低血压
硫利达嗪	10~300	中等	中等	轻	强	ECG 改变
氟哌啶醇	2~6	轻	轻	强	轻	
奋乃静	4~32	轻	轻	强	轻	

药物	剂量范围（mg/d）	不良反应比较				
		镇静	降压	锥体反应	抗胆碱能	其他
三氟拉嗪	4～20	轻	轻	强	轻	
氟奋乃静	0.25～6	轻	轻	强	轻	
五氟利多	10～20mg/周	轻	轻	较强	轻	
舒必利	300～450	无	弱	轻	轻	
氯氮平	5～100	强	轻	轻	强	粒细胞减少；癫痫阈降低
利培酮	0.5～2.5	轻	轻	轻	轻	
奥氮平	2.5～20	轻	轻	轻	较强	
喹硫平	50～400	轻	轻	轻	轻	嗜睡
齐拉西酮	40～160	轻	轻	轻	轻	ECG 改变
阿立哌唑	10～30	轻	轻	轻	轻	静坐不能

临床上常用的长效抗精神病药物有氟奋乃静癸酸酯，建议宜先注射 2.5mg（0.1ml）作为试探性剂量，观察 1～2 周如能适应，可开始给予治疗剂量。老年人的氟奋乃静癸酸酯有效治疗剂量有较大差异；癸氟哌啶醇，可先肌内注射试探性剂量 5mg，观察 1～2 周能耐受者，可给予治疗剂量。长效注射利培酮微球25mg，每两周 1 次，需积累老年临床经验。

对老年精神病患者，应用典型抗精神病药物比年轻患者更容易出现不良反应，出现锥体外系症状及迟发性运动障碍的发生率更高。低效价的抗精神病药物（如氯丙嗪）更容易引起显著的直立性低血压，导致猝倒的发生，常常引起骨折、外伤及丧失独立生活的能力。抗精神病药物可以引起或加重抗胆碱能作用，导致老年患者便秘、口干、尿潴留、认知功能障碍，而认知障碍同样可能导致自理能力下降。心脏方面的不良反应有心律失常、心肌收缩力减弱及心电图改变。老年人皮肤似乎对抗精神病药更敏感，皮肤色素沉着率增加。用药期间还应监测老人的吞咽情况，吞咽困难往往发生在锥体外系反应之前，容易引起噎食、呼吸道阻塞、误吸的严重不良事件。所以，对于老年患者，应密切监测患者的认知状态、锥体外系症状、心电图等情况，出现症状及时调整药物的使用。治疗中应加强观察和检测。慎用长效抗精神病药物。

老年人常伴有数种躯体疾病，如高血压、冠心病、糖尿病等，且有听力和视力等的下降,这些因素会影响精神分裂症的病情、治疗和预后。因此,积极治疗躯体疾病是老年期精神分裂症治疗的一个重要方面,在合并药物治疗时,应注意药物间的相互作用。

3)孕期、围产期和哺乳期妇女:典型抗精神病药物可以通过胎盘,目前还没有证据显示出生前使用抗精神病药物和胎儿先天畸形发生率增高之间有任何关系。目前的研究结果尚未显示非典型抗精神病药物氯氮平、奥氮平、利培酮和喹硫平对胎儿有明显影响。有专家质疑使用氯氮平有可能暂时性影响胎儿中枢神经系统,造成胎儿出生后镇静等,还需要大样本前瞻性研究来评估氯氮平对新生儿的影响。

对于育龄期患者,精神病性症状严重或慢性及衰退性以及服用大剂量或服用对胎儿影响较大的药物,专家们比较一致的意见是不应该妊娠生育。两年以上无复发的精神分裂症妇女可停药妊娠。病情稳定的患者在妊娠的第1~3个月完全停药。从妊娠第4个月起,开始服用原治疗药物,由小剂量开始逐渐加量,争取以最小的剂量达到巩固疗效的目的。分娩前的1~2个月,患者必须服药,防止分娩前后病情复发,但须注意药物对胎儿分娩过程前后的影响。如果患者有停药后复发的历史,维持治疗可以稳定病情,权衡风险收益后可选择最小有效剂量的非典型抗精神病药物或高效价典型抗精神病药物。

产后精神分裂症易复发或加重,故产后应适当增加治疗剂量;对未维持治疗的患者,产后应尽快给予足量药物。接受精神病药物治疗的哺乳期妇女,母亲药物的1‰~10‰进入孩子体内(母亲体内血浆药物浓度与乳汁内药物浓度之比:氟哌啶醇为3.1,氯丙嗪为1.4)。应审视药物治疗和哺乳的利弊,如果病情稳定,建议哺乳期间停药。如果病情需要,接受低剂量治疗,可以适当进行哺乳。

对于育龄期患者的监护,应在使用精神药物之前建议患者采取可靠、有效的避孕措施。用药过程中一旦发现妊娠应首先考虑终止。如不能终止妊娠,且病情稳定者可考虑停药。精神分裂症患者在孕期的内分泌变化可使病情趋于稳定,故对于过去无复发史和临床缓解水平很高的病例可以暂时停药,待妊娠12周后再用药。对确实需要维持治疗的病例,可考虑选用对母体及胎儿毒性最小、最安全的药物,且用量宜减少到最低有效量(相当于原药维持量的1/2或1/3),也可维持原剂量,但应实行周末停药的方法。

4)心脏病患者:首选已知对心脏不良反应小的药物,如典型抗精神病药物奋乃静等。尽量避免使用强抗胆碱能作用药物及对肾上腺素能受体作用强的药物。用药剂量应尽可能减低,监测 ECG 等。

5)肝脏病患者:精神病药物均在肝脏内代谢,肝功能受损时药物代谢将受到影响。需用抗精神病药物治疗时,宜选择低毒性高效价药物,如奋乃静、氟哌啶醇等,剂量宜减少。

6)肾脏病患者:精神药物由肾脏排泄,肾功能受损时,药物排泄减慢,抗精神病药物治疗时应减少剂量。

对特殊患者推荐应用的一线抗精神病治疗药物见表 3-3-22。

表 3-3-22 对特殊患者推荐应用的一线抗精神病治疗药物

临床表现	一线治疗	其他药物
糖尿病或有糖尿病家族史	阿立哌唑、喹硫平、齐拉西酮	利培酮
高脂血症或有明显的高脂血症家族史	阿立哌唑、齐拉西酮	利培酮、喹硫平
高甘油三酯血症或有明显的甘油三酯升高家族史	阿立哌唑、齐拉西酮	利培酮、喹硫平
超重或肥胖或担心体重	阿立哌唑、齐拉西酮	利培酮、喹硫平
目前有性功能障碍或担心性功能障碍	阿立哌唑、喹硫平、氯氮平	奥氮平、齐拉西酮
心律失常或目前抗心律失常治疗	不用齐拉西酮或氯氮平	
自杀倾向或有频繁自杀意图病史	氯氮平	
目前或以往有抗胆碱能不良反应	利培酮、喹硫平、阿立哌唑、齐拉西酮	奥氮平(小剂量)
EPS 或以往有几种 EPS	喹硫平、阿立哌唑、氯氮平	齐拉西酮
目前有迟发性运动障碍	氯氮平、喹硫平	利培酮、奥氮平、齐拉西酮
依从性差者	长效利培酮	
难以吞咽片剂或胶囊	利培酮或阿立哌唑溶液,口服崩解片(利培酮、奥氮平、氯氮平)	长效利培酮
闭经或经期异常	阿立哌唑、喹硫平、氯氮平	奥氮平、齐拉西酮

表 3-3-22 列出以证据为基础的非典型抗精神病药物选择建议,新的数据建议,非典型抗精神病药的有效性接近典型抗精神病药,临床应根据患者的个体化基础进行风险-获益的评价。

3. 治疗后的监护

(1)自杀:自杀是精神分裂症患者过早死亡的首要原因,约 50% 的患者在一生中曾有自杀意图,自杀风险与心境障碍相近,是普通人群的 10 倍。相关危险因素包括:抑郁、社会隔离、绝望感和对自身高期望值的挫折和失败感。自杀常表现为一种严重慢性疾病的反应,自知力水平越高或对自身疾病认识越多可能增加自杀风险。

自杀的危险在疾病早期即可显现,特别是那些发病较早的患者,在患者住院后前3个月尤其是病情改善后出院不久重又回到社会隔离的环境时,自杀危险性也明显较高。由于自杀和自杀尝试常为冲动性行为的后果,故可能难以早期识别和干预,其结果也意味着高死亡率。50%以上发生自杀行为的精神分裂症患者存在治疗的不依从和处方剂量的不当,23%对治疗无效。所以对出院后患者做详细的监护计划有助于自杀的预防。

(2)撤药症状的监护:氯氮平慢性治疗期间突然停药,常出现撤药症状,具体表现为胆碱能症状反跳、精神症状恶化以及一些躯体症状如寒战、震颤、激越和意识紊乱,此外,还有严重运动障碍和肌张力障碍的报道。氯氮平的多受体作用可能是产生撤药症状的原因。其发生机制包括:胆碱受体超敏、多巴胺受体超敏,可能还涉及 D_4 受体、5-HT 能、去甲肾上腺素和 GABA 能系统。氯氮平的撤药症状应用典型抗精神病药物治疗的反应差,因此应该在有严格适应证的情况下逐渐停用氯氮平。如果必须即刻停氯氮平,建议患者住院,预防胆碱能反跳症状,目前没有任何可操作性的防治指南。可给予小剂量的氯氮平治疗。

(3)中毒过量监护:对于有自杀意愿病史的患者,出院后患者的药物应由患者家属保管,并保证患者的用药依从性。

典型抗精神病药物过量的特征是其常见不良反应的扩大。高效价药物过量多表现出严重的 EPS,包括肌张力障碍和严重的肌紧张,以及低血压和镇静。低效价药物多出现中枢神经抑制、镇静、抗胆碱能作用和低血压,临床上可见到激越、不安、抽搐、发热、自主神经系统不良反应(如口干、肠梗阻、心电图改变和心律失常)。典型抗精神病药物严重过量,可能会出现瞳孔放大,深反射减弱或无反射,或出现心动过速和低血压,脑电图显示弥漫性的低频和低电压。临床表现逐渐加重时出现谵妄、昏迷、呼吸抑制和低血压,可致休克、死亡,还可出现瞳孔缩小、体温下降,易并发肺水肿、脑水肿、急性呼吸循环衰竭和弥散性血管内凝血(DIC)。

中毒过量的抢救措施包括早发现、早诊断、洗胃及支持治疗和对症治疗。这些药物过量如抢救不及时可致命,如果合并其他药物尤其是中枢神经系统抑制剂如酒精、巴比妥类或苯二氮䓬类药物,后果较严重。处理的第一步是洗胃和导泻,以1:5000 高锰酸钾溶液 5～10kg 反复彻底洗胃,如果患者能吞咽,可以使用活性炭类药物。不建议使用催吐药,因为抗精神病药物会降低催吐药物的疗效,并且这些催吐药物有可能导致吸入性肺炎,如果患者伴有头颈部的肌张力障碍,吸入性肺炎后果严重。抗精神病药物大多是高蛋白结合药物,脂溶性高,因此强迫利尿和血液透析效果不佳。第二步是要给予支持治疗,保温、吸氧、预防感染、抗惊厥，维持水、电解质、酸碱平衡。同时给予对症治疗，如果出现低血压或休克，应该给予循环性休克的标准化治疗，抗休克、升压和扩充血容量，如果有心律失常，应纠正。慎用中枢兴奋药物，以防惊厥发生，必要时可用美解眠 50mg 溶于 5％或 10％葡萄糖 100～200ml 中静脉点滴或利他林 30～50mg 肌内或静脉注射，有助于促进意识恢复。

（四）用药宣教

1. 针对患者　向患者及其监护人告知抗精神病药物的获益与风险以及对于治疗方案依从性的重要性。解释常见及罕见但危险的药物不良反应症状，帮助患者能够及时识别药物的不良反应。建议患者每年进行眼科检查，并监测体重、空腹血糖、糖化血红蛋白和血脂情况，与基准数据进行比较。鼓励健康的生活方式，包括消除或减少物质滥用和吸烟，同时建议合理的营养和适当锻炼。

2. 针对患者家属　对患者的家属进行宣教，是因为家庭心理教育可以减少复发，改善症状，并提高社会心理和家庭功能的预后。

 思考题

1. 简述精神分裂症的治疗原则。

2. 简述精神分裂症各期药物治疗的策略。

3. 简述难治性精神分裂症药物治疗策略。

4. 简述典型抗精神病药物、非典型抗精神病药物的代谢及药物间的相互作用。

5. 简述抗精神病药物常见不良反应及监护要点。

6. 简述抗精神药物严重不良反应及监护要点。

7. 简述特殊人群用药的监护要点。

8. 简述难治性分裂症药物治疗策略。

9. 简述氯氮平的治疗优势。

10. 简述氯氮平诱发粒细胞减少的发生率、发生机制以及监护要点。

11. 简述氯氮平的撤药症状及监护要点。

【推荐参阅指南/书籍】

1. 美国精神医学学会. 精神障碍诊断与统计手册. 第 5 版. 北京：北京大学医学出版社，2014.

2. 舒良. 精神分裂症防治指南. 北京：北京大学医学出版社，2007.

3. 中华医学会. 临床诊疗指南·精神病学分册. 北京：人民卫生出版社，2006.

4. 王维治. 神经病学. 第 2 版. 北京：人民卫生出版社，2013.

5. 江开达. 精神药理学. 第 2 版. 北京：人民卫生出版社，2011.

6. 沈渔邨. 精神病学. 第 5 版. 北京：人民卫生出版社，2010.

7. Stahl SM. 精神药理学精要·神经科学基础与临床应用. 第 3 版. 司天梅，黄继忠，于欣译. 北京：北京大学医学出版社，2011.

8. 王晓慧，李清亚. 最新精神疾病用药. 北京：人民军医出版社，2010.

9. Marie A. Chisholm-Burns:神经精神疾病治疗原理与实践. 第 2 版. 任歆主译. 北京：人民军医出版社，2013.

参 考 文 献

［1］黄继忠，张明国. 非典型抗精神病治疗精神分裂症的评价. 上海精神医学，2005，17(4)：230-232.

［2］田成华，舒良，李素萍. 利培酮治疗首发精神分裂症 1168 例资料分析. 上海精神医学，2001，13(1)：18-21.

［3］田成华，舒良，樊旭升. 116 例未成年精神分裂症患者应用利培酮的开放性试验. 中国新药杂志，2003，12(12)：1034-1036.

［4］吉中孚. 多巴胺受体部分激动剂阿立哌唑药理作用与临床应用. 中国新药杂志，2005，14(5)：629-631.

［5］Kontaxakis VP，Havaki-Kontaxaki BJ，Pappa DA，et al. Neuroleptic malignant syndrome after addition of paroxetine to olanzapine. J Clin Psychopharmacol，2003，23(6)：673-672.

［6］Adnet P，Lestavel P，Krivosic-Horber R. Neuroleptic malignant syndrome. Br JAnaesth，2000，85(1)：129-135.

［7］Holt RI，Peveler RC. Association between antipsychotic drugs and diabetes. Diabetes Obes，2006，8(2)：125-135.

［8］Holt RI，Peveler RC，Byrne CD. Schizophrenia，the metabolic syndrome and diabetes. Diabet Med，2004，21(6)：515-523.

［9］Ray WA，Chung CP，Murray KT，et al. Atypical antipsychotic drugs and the risk of sudden cardiac death. N Engl J Med，2009，360(3)：225-235.

第二节 抑郁障碍药物治疗实践技能

学习要点

1. 掌握抑郁障碍的药物治疗原则。

2. 掌握抑郁障碍药物治疗策略。

3. 掌握抑郁急性治疗期药物治疗需要考虑的因素。

4. 掌握难治性抑郁障碍药物治疗策略。

5. 掌握 8 种常用抗抑郁障碍药物的药理学特点。

6. 掌握抗抑郁障碍药物治疗的监护要点。

7. 掌握抗抑郁障碍药物治疗的宣教要点。

20 世纪 50 年代第一个开发的抗抑郁药是单胺氧化酶抑制剂（MAOIs），因有严重毒副作用，被三环类抗抑郁药（TCAs）取代，成为 50～80 年代全球范围抑郁症治疗一线药，被成为典型抗抑郁药。随着科技进步，抗抑郁药有着突飞猛进的发展，新药层出不穷，由于化学结构，作用机制有别于 TCAs，被称为第二代或非典型抗抑郁药。它们虽然在疗效上未能超越 TCAs，但毒副作用，特别是心血管和抗胆碱能反应少而轻。我国从 90 年代以来陆续引进了许多新药，为患者带来了福音，也为临床医师提供了更多选择。

一、抑郁障碍药物治疗原则及策略

（一）抑郁障碍药物治疗原则

抗抑郁药是当前治疗各种抑郁症的主要药物，有效率为 60％～80％。抑郁症的药物治疗原则如下。

1. 诊断确切，全面考虑患者症状特点、年龄、躯体状况、药物的耐受性、有无合并症，因人而异地个体化用药。

2. 剂量逐步递增，尽可能采用最小有效量，使不良反应减至最少，以提高服药依从性；小剂量疗效不佳时，根据不良反应和耐受情况，增至足量（有效药物剂量上限）和足够长的疗程（4～6 周）；如仍无效，可考虑换药，换用同类另一种药物或作用机制不同的另一类药。

3. 应注意氟西汀需停药 5 周才能换用 MAOIs，其他 SSRIs 需两周。MAOIs 停用 2 周后才能换用 SSRIs。

4. 尽可能单一用药，应足量、足疗程治疗。当换药治疗无效时，可考虑两种作用机制不同的抗抑郁药联合使用。一般不主张联用两种以上抗抑郁药。

5. 治疗前向患者及家人阐明药物性质、作用和可能发生的不良反应及对策，争取他们的主动配合，能遵嘱按时按量服药；治疗期间密切观察病情变化和不良反应并及时处理。

（二）抑郁障碍药物治疗策略

1. 抑郁障碍药物治疗总策略　治疗流程见图 3-3-9。

由于抑郁症为高复发性疾病，目前倡导全病程治疗。全病程治疗分为：急性期治疗、巩固期治疗和维持期治疗。首次发作的抑郁症患者，50％～85％会有第 2 次发作，因此常需维持治疗以防止复发。如图 3-3-9 所示，目前一般推荐 SSRIs、SNRIs、NaSSAs 作为一线药物选用，因为较大的治疗不良反应负担，二线用药包括 SARIs（曲唑酮）、MAOIs 抑制剂和 TCAs 类抗抑郁药。NARIs（瑞波西汀）的

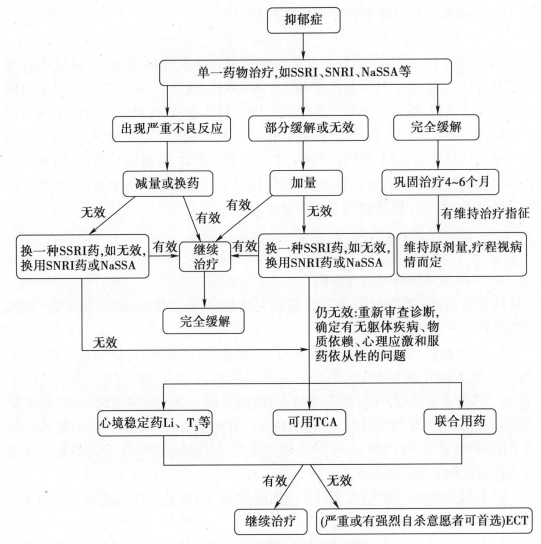

图 3-3-9 抑郁障碍的治疗流程

非适应证应用也被二线治疗考虑。但由于价格因素,在我国不少地区 TCAs 中的阿米替林、氯米帕明和马普替林等作为治疗抑郁发作的首选用药。

抑郁障碍药物治疗选择见表 3-3-23。

表 3-3-23 抑郁障碍药物治疗选择

药物选择
一线用药	抑郁障碍:SSRIs、SNRIs、NDRIs
	双相抑郁:非典型抗精神病药(SDAs)、拉莫三嗪
二线用药	α_2 拮抗剂、SARIs(曲唑酮)、NARIs(瑞波西汀)、MAOIs、TCAs
增效药物	催眠药、$5-HT_{1A}$ 受体激动剂、锂盐、苯二氮䓬类药、SDAs、多巴胺部分激动剂(DPAs)、L-5-甲基-四氢叶酸(MTHF)、甲状腺素(T_3/T_4)或兴奋剂

抑郁障碍患者的症状往往构成了抑郁障碍的诊断,这些症状与脑内介导这些症状的神经环路相呼应,根据环路中相应起作用的神经递质,选择作用相应"靶点"的药物逐一缓解症状。例如,抑郁障碍即正性情感降低(如丧失愉快感、丧失快乐、兴趣、精力不足、焦虑、警觉和自信心不足)和负性情感增强(如抑郁心境,自罪、厌恶、恐惧、焦虑、敌对、易激惹和孤单感),正性情感降低理论上和 DA (或者 NE)的功能异常相关,而负性情感增加与 5-HT(或者 NE)功能异常有关。根据此理论临床上选择抗抑郁药治疗,可以考虑正性情感降低的患者可能用增强 DA 活性的药物治疗有效,如 NE/特异性 5-HT 受体拮抗剂(NDRIs)、SNRIs、选择性 NE 再摄取抑制剂(NRIs)或单胺氧化酶抑制剂(MAOIs)可以作为一线用药,而莫达非尼或兴奋剂作为增效剂。负性情感增加的患者选择增强 5-HT 的药物有效,如 5-HT 再摄取抑制剂(SSRIs)、5-HT/NE 再摄取抑制剂(SNRIs)、5-HT 拮抗剂/再摄取抑制剂(SARIs)可以作为增效治疗。如果患者有上述两方面症状,或者在接受 SSRIs 或 SNRIs 治疗时出现不良反应,可以考虑 SSRIs＋NDRIs 或 SNRIs＋NDRIs 或 SSRIs/SNRIs＋莫达非尼/兴奋剂或 α_2 阻断剂＋SSRIs/SNRIs/NDRIs 联合治疗。最常被忽略的 MAOIs 这时可以作为单一治疗的选择。

2. 急性期药物治疗策略　控制症状,尽量达到临床痊愈。治疗严重抑郁症时,一般药物治疗 2～4 周开始起效。如果患者用药治疗 6～8 周无效,改用同类另一种药物或作用机制不同的另一类药物可能有效。在抑郁症急性期治疗时,有效性必须是第一位需要考虑的问题。其次,药物的选择不仅应该考虑抑郁症的亚型,还应该考虑患者以往抗抑郁药的治疗史,特别是可能存在的因其他共病导致的禁忌证有关的耐受性问题。同时,在了解可供选择药物可能存在的优缺点后由患者自己选择治疗药物。需要考虑以下因素:①共存其他精神症状影响药物的选择。②药物的价格因素。③药物的药代动力学因素。④性别因素。⑤患者对药物的依从性因素。⑥药物不良反应的因素。⑦药物间相互作用的因素。⑧不同人群对用药的影响。⑨躯体疾病对用药的影响。⑩精神活性物质滥用、非精神活性物质对用药的影响。

(1)共存其他精神症状的抑郁障碍患者的治疗药物选择(见表 3-3-24)。

表 3-3-24　共存其他精神症状的抑郁障碍的治疗策略

抑郁障碍发作类型	治疗策略	治疗方案	备注
伴明显激越的抑郁	选用有镇静作用的抗抑郁药	SSRIs 中的氟伏沙明、帕罗西汀,SARIs 中的曲唑酮,以及 TCAs 中的阿米替林、氯米帕明或选用 SNRIs 中的文拉法辛	治疗早期可短期联用苯二氮䓬类药物

续表

抑郁障碍发作类型	治疗策略	治疗方案	备注
伴强迫症状的抑郁	选用治疗强迫症的抗抑郁药	TCAs 中氯米帕明,以及 SSRIs 的氟伏沙明、舍曲林、帕罗西汀和氟西汀	通常需高剂量使用
精神病性症状的抑郁	合并典型或非典型的抗精神病药物	利培酮、奋乃静、舒必利等	抗精神病药的减药速度不宜过快

由表 3-3-24 可见,伴明显激越的抑郁,治疗早期可考虑抗抑郁药合并苯二氮䓬类如劳拉西泮(1～4mg/d))或氯硝西泮(2～4mg/d)。当激越焦虑的症状缓解后可逐渐停用苯二氮䓬类药物,继续用抗抑郁药治疗。抗抑郁药治疗应保证足量足疗程。伴强迫症状的抑郁症,通常使用剂量较大,氟伏沙明可用至200～300mg/d,舍曲林 150～250mg/d,氯米帕明 150～300mg/d。伴精神病性症状的抑郁,可在使用抗抑郁药治疗的同时,合并非典型抗精神病药或典型抗精神病药物,如利培酮、奋乃静、舒必利等,剂量可根据精神病性症状的严重程度适当进行调整,当精神病性症状消失后,继续治疗 1～2 个月,若症状再未出现,可考虑减药,直至停药,减药速度不宜过快,避免出现撤药综合征。这样的用药策略会增强患者的依从性,使其意识到症状在早期即有改善。常用抗抑郁药见表 3-3-25。

表 3-3-25 常用抗抑郁药介绍

药物种类及名称	剂量(mg/d)及用法	$t_{1/2}$(h)	不良反应	禁忌证
三环类(TCAs 或 TeCAs)				
阿米替林	50～250,分次服	32～40	过度镇静,直立性低血压,抗胆碱能不良反应	严重心、肝、肾病
丙米嗪	50～250,分次服	10～20	同上	同上
多塞平	50～250,分次服	8～25	同上	同上
氯米帕明	50～250,分次服	21～31	同上,抽搐	同上,癫痫
马普替林	50～250,分次服	60～90	同上,抽搐	同上,癫痫

药物种类及名称	剂量(mg/d)及用法	$t_{1/2}$(h)	不良反应	禁忌证
5-HT 再摄取抑制剂(SSRIs)				
氟西汀	20~60,早餐后顿服,大剂量时分两次服	1~3(4~16)	胃肠道反应、头痛、失眠、焦虑、性功能障碍	禁与 MAOIs、色氨酸、氯米帕明等联用
帕罗西汀	20~60,同上	24	同上,抗胆碱不良反应,镇静作用较强	同上
舍曲林	50~200,同上	62~104	同上	同上
氟伏沙明	50~300,晚顿服或午、晚分次服	15.6	同上	同上
西酞普兰	20~60,早餐后顿服,剂量大时,分2次服	35	胃肠道反应、头痛、失眠、焦虑、性功能障碍	同上
艾司西酞普兰	10~20,早餐后顿服	/	同上	同上
5-HT/NE 再摄取抑制剂(SNRIs)				
文拉法辛	75~300,速释制剂分2次服,缓释制剂早餐后顿服	5±2(11±2)	胃肠道反应、血压轻度升高、性功能障碍、体重增加少见	禁 与 MAOIs 联用
度洛西汀	40~60,分2次服,或早餐后顿服	11~16	胃肠道反应、口干、疲乏、思睡、出汗增多	同上
NE/特异性 5-HT 受体拮抗剂(NaSSAs)				
米氮平	15~45,分1~2次服	男:26(女:37)	镇静、口干、头晕、疲乏、体重增加、胆固醇升高、粒细胞减少(罕见)、性功能障碍(少见)	禁与 MAOIs 联用,出现感染征象需查血常规

续表

药物种类及名称	剂量(mg/d)及用法	$t_{1/2}$(h)	不良反应	禁忌证
选择性 NE 再摄取抑制剂(NRI)				
瑞波西汀	8~12,分次服	12~14	口干、便秘、失眠、勃起困难、排尿困难、尿潴留、心率加快、静坐不能、眩晕或直立性低血压	孕妇、哺乳期妇女、青光眼、前列腺增生、低血压、心脏病
NE/DA 再摄取抑制剂(NDRIs)				
安非他酮	150~450,分次服	20~33	厌食、失眠、头痛、震颤、焦虑、幻觉、妄想、抽搐、体重增加和性功能障碍(少见)	癫痫、精神病性症状、禁与MAOIs、氟西汀、锂盐联用
5-HT 拮抗剂/再摄取抑制剂(SARIs)				
曲唑酮	50~300,分次服	4.1	口干、镇静、头晕、思睡、阴茎勃起异常	低血压、室性心律失常
单胺氧化酶抑制剂(MAOIs)				
吗氯贝胺	300~600,分次服	1~3	恶心、口干、头痛、出汗、心悸、睡眠障碍、直立性低血压	癫痫、精神病性症状、嗜铬细胞瘤、意识障碍,禁与安非他酮、抗胆碱能药、中枢神经兴奋药、TCAs、SSRIs 联用

(2)药物的价格因素:在选药时易被医师忽略的一个因素是药物的价格问题。新型抗抑郁药的价格是传统抗抑郁药的 10~100 倍,这对于很多患者都是无法负担的。因此,价格在药物选用时起着非常重要的作用。目前,SSRIs、SNRIs、NaSSAs 等新型抗抑郁药由于其安全性好,易耐受被推荐作为一线药物选用。但由于价格因素,在我国不少地区阿米替林、氯米帕明、马普替林等作为治疗抑郁障碍的首选用药,这类药物与"受体"发生相互作用,引起的抗胆碱能及心血管等严重的药物不良反应,需要在使用前和患者一起"权衡利弊",并加强用药监护,使患者能够欣然接受药物的选择。

(3)药物的药代动力学因素:大多数抗抑郁药均能被小肠很好吸收,有广泛的首过代谢效应,分布容积大,蛋白结合率高,通过肝药酶代谢,由肾脏排泄。而且抗抑郁药的 $t_{1/2}$ 范围大,以氟西汀最长(约 87 小时),文拉法辛、曲唑酮最短(约 8 小时)。短效药物对有严重药物反应或药物相互作用、需尽快清除药物的患者有益,而长半衰期的药物停药时较少或不引起戒断症状。

(4)性别因素:女性的药物药代动力学与男性有差异,其分布容积不同。有些研究发现,给予相同剂量的药物后,女性的血浆药物水平较男性为高。还有研究表明,女性可能对 SSRIs 更有反应,而男性则对 TCAs 更有反应。种族可能也对药物选择有一定影响,但这方面研究尚不充分。有些研究表明,西班牙患者对抗抑郁药更敏感,亚洲人较欧洲人相比药物代谢速度更慢;服用相同剂量的 TCAs,非洲裔美国人的血浆水平较高加索人高。

(5)患者对药物的依从性因素:据报道,服用 TCAs 的脱落率为 7%~44%,SSRIs 为 7%~23%。因此,选择患者能够耐受的药物可以提高依从性。此外,患者伴随某些躯体疾病也会影响药物的选择,如癫痫患者不应选用安非他酮,心脏传导功能异常的患者应慎用 TCAs。

(6)药物不良反应的因素:处方时应考虑那些可预测的不良反应,这些不良反应与药物对一种特定神经递质的特殊药理作用有关,最常出现在治疗早期,通常与剂量有关。TCAs 抗抑郁的疗效确切,但由于其与"受体"的无选择性作用,导致了多而严重的不良反应(心脏毒性、抗胆碱能作用、直立性低血压、肝功能损害等)。SSRIs 常见的性功能障碍也是导致患者不依从治疗的原因。NDRIs 中的安非他酮最令人担忧的不良反应是癫痫发作,而大多数抗抑郁药均有可能降低癫痫阈值,其中 SSRIs 较其他药物更甚且有剂量依赖性。SNRIs 文拉法辛导致的恶心特别令人不适,而高剂量时则会出现血压升高;度洛西汀又有潜在的肝损害。SARIs 的曲唑酮导致的阴茎异常勃起是一种罕见现象,但也是很严重的不良反应,此外,该药更常引起直立性低血压、头晕。NaSSAs 的米氮平会引起过度镇静及体重增加。这些在一定程度上限制了其在临床的应用,都需要在选药前与患者充分告知和沟通,选择患者能够耐受的药物可以提高依从性。

(7)药物间相互作用的因素:患者可能正在服用影响抗抑郁药或被抗抑郁药影响的其他药,有时这种影响非常严重。例如,MAOIs 与拟交感神经能药物如多巴胺能药物合用可能会引起高血压危象,与麻醉药尤其是哌替啶合用可能会出现致死反应;SSRIs 与其他增强 5-HT 的药物如 MAOIs 合用可能引起 5-HT 综合征甚至致死。最常见的药物间相互作用主要涉及对肝脏代谢的影响,抗抑郁药主要通过肝 P450 氧化酶代谢,对同样通过肝脏 P450 酶代谢的药物具有抑制作用。

（8）不同人群对用药的影响

1）儿童、青少年抑郁障碍的药物处理：抗抑郁药是儿童和青少年中最常使用的精神科药，而且抗抑郁药不仅可以用于治疗抑郁症，还可以治疗多种儿童疾病，包括遗尿、注意缺陷/多动障碍和进食障碍等。氟西汀、帕罗西汀治疗儿童患者安全有效，氟伏沙明治疗儿童、青少年强迫症，舍曲林治疗社交焦虑障碍和强迫症同样安全有效。安非他酮也是安全有效的，但可能会加重抽动症状。其他抗抑郁药尚无有效的证据。如果单独用药效果不明显，可使用增效药物，常用的有锂盐和丁螺环酮。由于少儿个体差异很大，用药必须注意因人而异，防止和（或）减少不良反应。

一般认为，儿童、青少年的药物治疗剂量应与成人相当，可根据体重调整。使用 SSRIs 时通常应从最低剂量起始；而 TCAs 应从 0.5mg/（kg·d）分 2～3 次服用起始，每 3～5 日增加 0.05mg/kg，直至 0.5～2.5mg/（kg·d），使用期间应密切监测心血管系统不良反应。此外，服用抗抑郁药的儿童和青少年出现自杀念头和行为的可能性是没有服用这些药物的同龄人的 1.8 倍。

2）女性抑郁障碍的药物处理

a. 妊娠期抑郁障碍：虽然抗抑郁药的致畸作用尚缺乏确凿证据，但原则上不给孕妇服用抗抑郁药，有人甚至提出应在停药半年之后再怀孕，以避免药物对精子和卵子发育带来不利影响；怀孕的前 3 个月更应该不用药，因为胎儿早期的发育易受到环境中不利因素的干扰。如果必须使用药物治疗，可选用一些对孕妇较为安全的药物，这方面的研究资料以 TCAs 最多，认为 TCAs（氯米帕明除外）对孕妇是安全的，另外有限的研究数据发现 SSRIs 的致畸率均较低，多中心的对照研究发现文拉法辛用于孕妇是安全的。

b. 哺乳期妇女抑郁障碍：所有的抗抑郁药都会通过乳汁排泄。有个别报告发现哺乳期服药患者的婴儿发生疝可能与由乳汁吸收抗抑郁药有关，但尚缺乏系统研究。不应因为乳汁中的药物浓度比血中的低很多而就可以不考虑药物对婴儿的影响。当前儿童人工喂养条件很好，用人工喂养，既不会影响孩子的发育，也可让母亲放心服药。此外，SSRIs 对治疗产后抑郁症有效，但哺乳女性应慎用。

c. 绝经期妇女抑郁障碍：绝经期抑郁障碍常伴有明显的易激惹症状，轻者可采用心理治疗，严重者可选择药物治疗，临床上常选用具有镇静作用的抗抑郁剂、药，如帕罗西汀、氟伏沙明、米氮平、曲唑酮等。

血管运动性症状（如潮热）常伴有多汗和失眠，这些症状是围绝经期最常见的症状，是临床雌激素水平不规律波动的征兆，也是抑郁障碍复发的一个征兆。理论上，SNRIs 治疗能够缓解血管运动性症状。另外，观察到 SSRIs 对有雌激素的女性患者的疗效比没有雌激素的女性患者更好。因此，SSRIs 可能对绝经前女性（还有正常的周期性雌激素水平）和绝经后接受雌激素替代治疗（ERT）的女性的疗效，比未接受 ERT 的绝经后女性要好。而 SNRIs 对绝经期和绝经后不管是否接受 ERT 治疗的女性，疗效一样。显然，SNRIs 比 SSRIs 有优势，能够治疗 50 岁以上的女性患者，尤其是未接受 ERT 治疗的女性患者。在选择处方 SSRIs 或 SNRIs 时，应当考虑是否有血管运动性障碍，是否接受了 ERT 治疗。

3）老年抑郁障碍的药物处理：由于老年患者的肌肉-脂肪比和肝代谢系统效率下降，使用抗抑郁药后药物的血浆水平高，半衰期长，通常伴有多脏器的疾病，对抗抑郁药较敏感，且耐受性差。因此，给老年患者处方抗抑郁药时，应遵循"小剂量起始，缓慢加药"的原则。老年人的剂量应为成人剂量的 1/3～1/2 为宜。

抗抑郁药 SSRIs、SNRIs 类现已广泛用于老年抑郁障碍患者。SSRIs 及 TCAs 抗抑郁药对老年抑郁障碍的疗效相仿，但老年人对 SSRIs 的耐受性远较 TCAs 好。SSRIs 最大的优点在于其抗胆碱能及心血管系统不良反应轻微，老年患者易耐受，可长期维持治疗。

TCAs 抗抑郁药对老年抑郁障碍的疗效与普通成人患者相同。但由于 TCAs 有明显的抗胆碱能作用及对心脏的毒性作用，故应谨慎使用，避免产生严重的不良反应。

4）自杀患者的药物处理：很多具有自杀观念或自杀行为的患者可能会选择过量服用药物来实施自杀，因此处方时应选择安全性高的抗抑郁药。通常 TCAs 应该避免使用，成人使用高于治疗剂量 3～5 倍的剂量即有可能致死，儿童更低（5mg/kg）的剂量即有毒性。大多数的新型抗抑郁药即使过量使用也是相对安全的，但值得注意是，安非他酮超过 1/3 的治疗剂量时可能会引起癫痫的发作。

（9）躯体疾病对用药的影响：伴躯体疾病的抑郁障碍需要有效控制躯体疾病，并积极治疗抑郁症。并发躯体疾病的抗抑郁治疗见表 3-3-26。抑郁障碍的治疗可以选用不良反应少、安全性高的 SSRIs 或 SNRIs 药物。如有肝、肾功能障碍，抗抑郁药的剂量不宜过大。若是躯体疾病伴发抑郁障碍，经治疗抑郁症状缓解后可考虑逐渐停用抗抑郁药。若是躯体疾病诱发的抑郁障碍，抑郁症状缓解后仍需治疗躯体疾病。

表 3-3-26　并发躯体疾病的抗抑郁一线药物治疗

并发疾病	一线用药方案	药物举例	备注
心血管疾病	SSRIs、SNRIs、NaSSAs	舍曲林、文拉法辛、米氮平	

续表

并发疾病		一线用药方案	药物举例	备注
癌症		SSRIs、SNRIs、TCAs	氟西汀、文拉法辛、阿米替林	大多数 TCAs 和氟西汀能增强吗啡的镇痛作用
神经系统	癫痫	选择性 MAOIs	吗氯贝胺	一些抗癫痫药如苯妥英钠及苯巴比妥可诱发抑郁障碍;而一些抗抑郁药可降低癫痫阈值,诱发癫痫
	脑卒中	SSRIs	西酞普兰、氟西汀	
	帕金森	SSRIs	舍曲林、文拉法辛	在卡比多巴或左旋多巴治疗期间,绝对禁用 MAOIs
	颅脑损伤	SSRIs	氟西汀、帕罗西汀、舍曲林等	
糖尿病		SSRIs	同上	文拉法辛可能增加对胰岛素的抵抗而使糖尿病恶化
精神分裂症		SSRIs	同上	经典抗抑郁药应作为次选

(10)精神活性物质滥用、非精神活性物质与抑郁障碍:酒依赖者的抗抑郁药治疗适应证为戒酒后并存的抑郁障碍或严重的反应性抑郁至少持续 3 周,戒酒后仍持续出现焦虑、恐惧的症状。除了酒精之外,其他精神活性物质的滥用也与抑郁障碍相关。可能引起抑郁症状的相关药物包括精神活性药物(如大麻、可卡因、阿片类、酒精、镇静催眠药、苯乙醇等)和非精神活性药物(如心血管药、噻嗪类利尿药、西咪替丁、雷尼替丁、非甾体抗炎药、抗精神病药、干扰素、皮质类固醇、抗生素、抗癌药等)。缓解滥用者的抑郁症状,维持治疗至关重要。对于明确诊断的抑郁障碍患者,应进行及时恰当的治疗干预,包括心理治疗及药物治疗。药物治疗建议选择 SSRIs 类药物。

值得注意的是,因为就诊方式(住院或门诊)、患者的身体状况和既往就诊经历的不同,药物使用剂量的变化可能很大。在门诊治疗,通常推荐以最低有效剂量开始使用以确保良好的耐受性,没有不良反应发生或不良反应在几天内消退,可逐渐加量直至观察到症状减轻。如患者在此次就诊前曾服用过氟西汀或不可逆性 MAOIs,则至少应该停药观察两周,尤其是准备用一种 5-HT 能药物治疗时(如从氟西汀换用不可逆性 MAOIs,则清洗期要延长至 5 周),否则会出现罕见的 5-HT 综合征。5-HT 综合征不仅仅是 SSRIs 所特有的,也可能发生在其他5-HT 能物质中,如文拉法辛与 MAOIs 联用时。表 3-3-27 列出了抗抑郁药的重要分类以及替换方法,供临床参考。

表 3-3-27 抗抑郁药的替换

被替换药＼替换药	肼屈嗪 (MAOIs)	反苯环丙胺 (MAOIs)	TCAs	西酞普兰 (SSRIs)	氟伏沙明	氟西汀	舍曲林	帕罗西汀	曲唑酮	色氨酸	吗氯贝胺	文拉法辛	米氮平	米安色林	瑞波西汀
肼屈嗪 (MAOIs)		2w	1~2w	2w	2w	2w	2w	2w	2w	2w 谨慎	1d 谨慎	2w	2w	2w	2w
反苯环丙胺 (MAOIs)	2w		2w	2w	2w	2w	2w	2w	2w	1d	1w 谨慎	2w	2w	2w	2w
TCAs	2w 谨慎	1~2w 谨慎		谨慎	高度谨慎	高度谨慎	谨慎	高度谨慎	NRP	NRP	NRP	多变	NRP	NRP	NRP
西酞普兰 (SSRIs)	2w	2w	谨慎		SS	SS	SS	SS	谨慎	谨慎	1w	NRP	NRP	NRP	NRP
氟伏沙明	4d	2w	高度谨慎	SS			SS	SS	谨慎	谨慎	4~5d	NRP	NRP	NRP	NRP
氟西汀	5w	5w	高度谨慎	SS	SS		SS	SS	谨慎	谨慎	4~5d	NRP	NRP	NRP	NRP
舍曲林	1w	1~2w	谨慎	SS	SS	SS		SS	谨慎	谨慎	4~13d	NRP	NRP	NRP	NRP
帕罗西汀	2w	2w	高度谨慎	SS	SS	SS	SS		谨慎	谨慎	4~5d	NRP	NRP	NRP	NRP
曲唑酮	1w	2w	OccP	谨慎	谨慎	谨慎	谨慎	谨慎			NRP	NRP	NRP	NRP	NRP
色氨酸	2w 谨慎	1d	NRP	谨慎	谨慎	谨慎	谨慎	谨慎				NRP	NRP	NRP	NRP
吗氯贝胺	NRP	NRP	OccP	NRP	NRP	NRP	NRP	NRP	NRP	NRP		NRP	NRP	NRP	NRP
文拉法辛	1w	2w	NRP	谨慎	谨慎	2w	谨慎	谨慎	谨慎	NRP	NRP		NRP	NRP	NRP
米氮平	2w	2w	NRP	NRP	NRP	NRP	NRP	NRP	NRP	NRP	NRP	NRP			NRP
米安色林	2w	2w	NRP	NRP	NRP	NRP	NRP	NRP	NRP	NRP	NRP	NRP			NRP
瑞波西汀	1w	2w	NRP	NRP	NRP	NRP	NRP	NRP	NRP	NRP	NRP	NRP	NRP	NRP	

注：NRP：没有问题报道；OccP：偶然问题；SS：五羟色胺综合征；jw：周

另外,不主张突然中断抗抑郁药的治疗。当从一个药物换到另一个药物时,应该交错着逐渐减量(除有特定的清洗期外)。突然中断治疗可能会出现撤药症状,几乎所用的抗抑郁药均可出现这类症状,其中最易出现撤药症状的是 MAO-Is、文拉法辛和SSRIs。撤药症状会导致患者抑郁复燃的风险,并影响医患关系。突然中断 TCAs 治疗可使易感素质的患者出现胆碱能综合征,特别是老年患者或已有神经系统疾病的患者。

3. 巩固期药物治疗策略 在此期间患者病情不稳,复燃风险较大。通常建议继续使用急性期有效的抗抑郁药单一治疗或联合治疗,巩固治疗 4~6 个月,但是对于以往病史中发作时间长的患者可能需要进行更长的巩固期治疗。建议抑郁症患者需要进行巩固治疗直至所有症状全部消失。急性期治疗有效后抗抑郁药巩固期维持治疗时间见表 3-3-28。

表 3-3-28 急性期治疗有效后抗抑郁药巩固期维持治疗时间的备选方案

	巩固期治疗 时间(月)	需维持治疗指征 (发病次数)
英国抗抑郁联合申明	4~6	发作次数≥2
美国健康政策和研究机构	4~9	发作次数≥3
英国精神药物协会	6	过去 5 年内≥3(或总的≥6)
美国精神病学协会	4~6	未特定
我国抑郁障碍防治指南	4~6	≥2

对于病史中曾经有过未经治疗发作缓解的患者来说,其巩固期治疗的时间可以取决于该次发作的消失时间(直至自行获得临床痊愈)。如果以前的一个未经治疗的发作持续 9 个月,则这次发作的巩固期治疗应该持续至少 9 个月。

4. 维持期药物治疗策略 维持治疗结束后,病情稳定,可缓慢减药直至终止治疗,但应密切监测复发的早期征象,一旦发现有复发的早期征象,迅速恢复原有治疗。有关维持治疗的时间意见不一。多数意见认为首次抑郁发作维持治疗为 6~8 个月;有两次以上的复发,特别是起病于青少年、伴有精神病性症状、病情严重、自杀风险大、并有家族遗传史的患者,维持治疗时间至少 2~3 年;多次复发者主张长期维持治疗。有资料表明以急性期治疗剂量作为维持治疗的剂量,能更有效防止复发。新型抗抑郁药不良反应少,耐受性好,服用简便,为维持治疗提供了方便。如需终止维持治疗,应缓慢(数周)减量,以便观察有无复发迹象,亦可减少撤药综合征。

5. 难治性抑郁障碍的药物治疗策略 难治性抑郁症主要包括 3 种情形:

①难处理的抑郁症,如精神病性抑郁障碍、双相情感障碍快速循环型、慢性抑郁症或患者存在人格缺陷基础等,或由于医师没有挑选适当的药物与治疗措施导致患者无法耐受。②对治疗有阻抗的抑郁症,指抑郁症患者在接受现有的两种或两种以上不同化学结构的抗抑郁药足量、足疗程治疗仍然无效或收效甚微者。③顽固性抑郁症,患者对抗抑郁治疗无效,或同时存在对抗抑郁药的耐受性问题。对难治性抑郁症建议采取以下治疗策略:

(1)增加抗抑郁药的剂量:增加原有的抗抑郁药的剂量至最大治疗剂量。加药过程中应注意药物的不良反应,有条件的应监测血药浓度。对 TCAs 的加量,应持谨慎态度,应严密观察心血管的不良反应。

(2)抗抑郁药合并增效剂:目前有充分地证据显示,对于某些患者合并抗抑郁药或增效剂比单药治疗更为有效。增效治疗是指增加一种本身没有特殊抗抑郁作用的药物,但这种药物可以增强已使用的抗抑郁药的疗效。例如通常对于先前抗抑郁药治疗无效或部分有效的患者,如加用锂盐、非典型抗精神病药、丁螺环酮和甲状腺素等。

1)两种不同类型或不同药理机制的抗抑郁药联用:由于合并两种甚至更多的抗抑郁药,能减少药物有效剂量,提高耐受性,对于抗抑郁药治疗无效的患者,合并其他抗抑郁药是一个非常普遍的策略,一般采用合并具有不同药理作用机制的抗抑郁药。合并用药的其他原因是各种药物具有不同的不良反应特点。例如,使用具有抗组胺作用的抗抑郁药可以早期改善患者的睡眠障碍或提高食欲,尤其是在老年抑郁症患者中;合并用药也可以减少出现不良反应的概率,比如可以通过合并几种较小剂量抗抑郁药,从而改善 SSRIs 所致的性功能障碍,如合并安非他酮。但与此同时,由于各种药物可能的药代学相互作用,合并用药也会增加严重不良反应的风险,尤其是在缺乏药物治疗浓度监测时更易发生。对于伴有躯体疾病而需要其他药物治疗者,这种风险可能会进一步增加。

2)合用锂盐(如碳酸锂,见双相情感障碍的相关章节):锂盐对于抑郁症的治疗有一定效果,它与抗抑郁药合用具有协同作用,很多临床试验表明,加用锂盐可以使一部分单用抗抑郁药无效的患者获得满意疗效。锂盐的剂量不宜过大,通常在 750~1000mg/d。一般在合用治疗后 7~14 天见效,抑郁状态可获缓解。

3)合用非典型抗精神病药物,如奥氮平或利培酮等(见精神分裂症的相关章节)。抗抑郁药合并非典型抗精神病药具有增强抗抑郁药的效果。有研究证实,氟西汀合并奥氮平能够引起大鼠前额叶 DA 及 NE 的水平升高。另有研究发现,西酞普兰治疗无效的患者,加用低剂量利培酮(0.2~2mg/d)可以快速起效。

4）与丁螺环酮合用（参加焦虑障碍的相关章节）：丁螺环酮是一种新型的抗焦虑药物，有开放性研究发现，丁螺环酮与其他抗抑郁药联用时，会产生很好的抗抑郁作用。丁螺环酮合并抗抑郁药可治疗难治性抑郁症。

5）与甲状腺素合用：某些抑郁症患者可能存在亚临床甲状腺功能的低下，加用甲状腺素治疗可能提高抗抑郁药的疗效。加服三碘甲状腺原氨酸（T_3）$25\mu g/d$，1周后加至$37.5\sim50\mu g/d$，可在$1\sim2$周显效，有效率为$20\%\sim50\%$，疗程$1\sim2$个月。不良反应较小，但可能有心动过速、血压升高、焦虑、颜面潮红。

6）与苯二氮䓬类合用（如氯硝西泮，参见焦虑障碍的相关章节）：少数患者可采用抗抑郁药加用苯二氮䓬类进行短期治疗，可缓解焦虑、改善睡眠，有利于疾病康复。由于该类药物可能导致药物依赖的问题，因此避免使用苯二氮䓬类长期治疗。

7）与抗癫痫药物合用（如卡马西平、丙戊酸钠，参见双相情感障碍的相关章节）：加用卡马西平（$0.2\sim0.6g/d$）或丙戊酸钠（$0.4\sim0.8g/d$）。

二、抑郁障碍治疗药物特点和监护要点

（一）抑郁障碍治疗药物特点

抑郁症的发病机制尚不清楚，较多研究提示中枢神经系统单胺类神经递质传递功能下降为其主要病理改变，故各种抗抑郁药的作用机制均通过不同途径提高神经元突触间隙单胺类神经递质浓度，以达到治疗目的。目前国内常用的药物有8大类：①三环类及杂环类抗抑郁药（TCAs），如丙米嗪、阿米替林、多塞平、地昔帕明、去甲替林、马普替林、米安色林；②选择性5-羟色胺再摄取抑制剂（SSRIs），如氟西汀、帕罗西汀、舍曲林、氟伏沙明、西酞普兰、艾司西酞普兰；③5-羟色胺及去甲肾上腺素再摄取抑制剂（SNRIs），如文拉法辛、度洛西汀；④去甲肾上腺素及特异性5-羟色胺能抗抑郁药（NaSSAs），如米氮平；⑤单胺氧化酶抑制剂（MAOIs），如吗氯贝胺；⑥多巴胺及去甲肾上腺素再摄取抑制剂（NDRIs），如安非他酮；⑦5-羟色胺受体拮抗剂和5-羟色胺再摄取抑制剂（SARIs），如曲唑酮；⑧选择性去甲肾上腺素再摄取抑制剂（NARIs），如瑞波西汀。每一种抗抑郁药都有其独特的复合特征。抗抑郁药的主要药理作用见表3-3-29，而其所导致的相应结果见表3-3-30。

1. 三环类（TCAs）或四环类（TeCAs）抗抑郁药 TCAs是第一个被广泛应用于抑郁障碍治疗的药物，至今仍有相对一部分抑郁障碍患者在应用TCAs治疗。正是由于其明确的治疗作用，带来了对抑郁症的去甲肾上腺素（NE）和5-羟色胺（5-HT）病因学理论的探讨。TCAs和TeCAs对神经递质和特定受体的亲和力见表3-3-31。

表 3-3-29 抗抑郁药的主要药理作用

药理作用	MAOIs	TCAs	SSRIs	安非他酮	文拉法辛	度洛西汀	曲唑酮	米氮平
抑制单胺氧化酶	√							
抑制 5-羟色胺再摄取		√	√		√	√	√	
抑制去甲肾上腺素再摄取		√		√	√	√		
抑制多巴胺再摄取				√				
阻断 α_2 肾上腺素受体							√	√
阻断 5-羟色胺-2A 受体								√
阻断 5-羟色胺-2C 受体								√
阻断 5-羟色胺-3 受体								√
阻断 α_1 肾上腺素受体		√					√	
阻断组胺-1 受体		√					√	√
阻断毒蕈碱胆碱能受体		√						

表 3-3-30 药理作用的疗效及不良反应概况

药理作用	结果
抑制 5-羟色胺再摄取	抗抑郁和抗焦虑（通过 5-羟色胺作用于 5-羟色胺-1A 受体）；焦虑、失眠、性功能障碍（通过 5-羟色胺作用于 5-羟色胺-2A 受体）；焦虑、厌食（通过 5-羟色胺作用于 5-羟色胺-2C 受体）；恶心、胃肠道症状（通过 5-羟色胺作用于 5-羟色胺-3 受体）
抑制去甲肾上腺素再摄取	抗抑郁疗效；震颤、心动过速、出汗、神经过敏、血压升高
抑制多巴胺再摄取	抗抑郁疗效；兴奋、精神激动、精神病症状加重
阻断 α_2 肾上腺素受体	见上述抑制 5-羟色胺再摄取和抑制去甲肾上腺素再摄取的作用
阻断 5-羟色胺-2A 受体	抗焦虑疗效；快动眼睡眠增加、性功能障碍减少
阻断 5-羟色胺-2C 受体	抗焦虑疗效；食欲或体重增加
阻断 5-羟色胺-3 受体	改善恶心、减少消化道症状
阻断 α_1 肾上腺素受体	直立性低血压、眩晕、反射性心动过速
阻断组胺-1 受体	镇静、体重增加
阻断毒蕈碱胆碱能受体	口干、视物模糊、便秘、排尿延迟、窦性心动过速、记忆障碍

表 3-3-31　TCAs 和 TeCAs 对神经递质和特定受体的亲和力

药物	再摄取阻断力			受体结合亲和力					
	5-HT	NE	DA	α_1	α_2	H_1	M_1	5-HT$_{1A}$	5-HT$_2$
丙米嗪	1.40	37.00	8500	90	3200	11.00	90	5800	150
阿米替林	4.30	35.00	3250	27	940	1.10	18	450	18
曲米帕明	149	2450	3780	24	680	0.27	58		
多塞平	68.00	29.50	12 100	24	1100	0.24	80	276	27
氯米帕明	0.28	38.00	2190	38	3200	31.00	37		
地昔帕明	17.60	0.83	3190	130	7200	110.0	198	6400	350
去甲替林	18.00	4.37	1140	60	2500	10.00	150	294	41
普罗替林	19.60	1.41	2100	130	6600	25.00	25		
阿莫沙平	58.00	16.00	4310	50	2600	25.00	1000		
马普替林	5800	11.10	1000	90	9400	2.00	570		

注　K_i:亲和系数;亲和系数越小,与受体的亲和力越高(K_i,nM)

TACs 和 TeCAs 主要通过对突触前单胺类神经递质再摄取的抑制,使突触间隙去甲肾上腺素(NE)和 5-羟色胺(5-HT)含量升高而达到治疗目的。但由于 TCAs 和 TeCAs 对上述两种神经递质的作用选择性不高,又对突触后 α_1、H_1、M_1 受体的阻断作用导致 TCAs 不良反应较多、耐受性差,过量服用导致严重心律失常,存在致死性。

大部分 TCAs 化合物吸收良好。由于与蛋白结合率高和脂溶性强,其体内分布容积很大。TCAs 经由两种途径代谢:三环主核的转化和脂肪族侧链的变更,前者包括环的水解与耦合形成葡萄糖醛代物,后者主要为去甲基化作用。叔胺类 TCAs 的去甲基化形成活性代谢物而产生疗效。TCAs 和 TeCAs 药物代谢动力学主要参数见表 3-3-32。TCAs 作用特点及主要不良反应见表 3-3-33。

综上所述,TCAs 的特点是疗效肯定,作用于各种人群,尤其对于重度抑郁的疗效更好,且成本低。但值得关注的是,TCAs 过量时毒性大,比其他新型抗抑郁药(如 SSRIs、NaSSAs 等)耐受性差,且所有的 TCAs 都会减慢心脏传导和降低癫痫阈值。TCAs 与酒精、抗凝血药物、抗惊厥药物、抗高血压药物、抗精神病药物、巴比妥类药物、苯二氮䓬类药物(少见)、西咪替丁、地高辛、MAOIs(少见)、吗啡、哌甲酯、SSRIs、吸烟均会出现相互作用。在长期的治疗中需要监测心脏和肝脏功能、尿与电解质、全血细胞计数。

表 3-3-32 TCAs 和 TeCAs 药物代谢动力学主要参数

药物名称	适应证	生物利用度(%)	蛋白结合率(%)	血浆半衰期(h)	活性代谢产物	分布容积(L/kg)	治疗血含量(ng/ml)
叔胺类 TCAs							
阿米替林	抑郁,夜尿,慢性疼痛,偏头痛,失眠	31~61	82~96	31~46	去甲替林	5~10	80~200
多塞平	抑郁(特别是需要镇静作用)	13~45	*	8~24	去甲基代谢物	9~33	30~150
氯米帕明	抑郁,强迫性障碍,恐怖障碍,全身僵直目的的合并治疗	*	*	22~84	去甲基代谢物	7~20	240~270
仲胺类 TCAs							
去甲替林	抑郁,夜尿	32~79	93~95	18~93	10-羟化物	21~57	50~150
四环类							
马普替林	抑郁(特别是需要镇静作用)	37~67	*	36~108	*	*	200~300

注:*=缺乏数据

表 3-3-33 TCAs 作用特点及主要不良反应

药物	抑制单胺类		镇静作用	直立性低血压	抗胆碱作用	胃肠道作用	体重增加	性功能障碍	心脏作用
	5-HT	NE							
丙米嗪	++	++	++	++	++	0/+	++	++	+++
氯米帕明	++	++	++	++	+++	+	++	++	+++
阿米替林	++	++	+++	+++	+++	0/+	++	++	+++
多塞平	±	±	+++	++	++	0/+	++	++	+++

注:+++=强抑制;++=中度抑制;+=弱抑制;0/+=轻微或无

TeCAs 类抗抑郁药马普替林的作用机制与 TCAs 相似,但抗胆碱反应小,比 TCAs 的不良反应少(如心脏毒性),有镇静作用(可能是需要的反应),但值得关注的是特异体质的不良反应,如马普替林诱发的皮疹多见,高剂量时诱发癫痫的风险高。

2. 选择性 5-羟色胺再摄取抑制剂(SSRIs) 主要通过选择性抑制胞体膜和突触前膜对 5-羟色胺(5-HT)的再摄取,对去甲肾上腺素(NE)影响很小,几乎不影响多巴胺(DA)的再摄取。其中帕罗西汀、氟伏沙明有轻度的抗胆碱能作用。临床特点有:抗抑郁作用与 TCAs 相当,但对严重抑郁的疗效可能不如 TCAs;由于 SSRIs 长期使用具有良好的安全性和较轻微的不良反应,所以可以在各种躯体疾病或伴抑郁的患者以及老年、青少年、孕期妇女人群中被广泛应用,可作为儿童、青少年抑郁症患者的一线治疗药物;半衰期长,多数只需每日给药 1 次,疗效在停药较长时间后才逐渐消失;心血管和抗胆碱不良反应轻微,过量时相对安全,前列腺肥大和青光眼患者可用。SSRIs 作为一类作用相似或相近的药物,在不良反应的表现和发生率方面有一定相似性,多数持续时间短、一过性、可产生耐受;与其他抗抑郁药合并使用常常增强疗效,但应避免与单胺氧化酶抑制剂(MAOIs)等合用,否则易致 5-羟色胺综合征。SSRIs 对肝脏 P450 酶有不同程度的抑制,特别是 CYP2D6(除了西酞普兰/艾司西酞普兰),所以应用时需注意与经肝药酶代谢的药物和窄治疗窗药物的合并使用。此外,SSRIs 的撤药反应明显。SSRIs 的大鼠脑突触小体单胺再摄取抑制特点比较见表 3-3-34。

表 3-3-34　SSRIs 的大鼠脑突触小体单胺再摄取抑制比较

药物	$[^3H]$-5-HT	$[^3H]$-NE	$[^3H]$-DA
帕罗西汀	1.1	350	2000
西酞普兰	1.8	8800	>10 000
氟伏沙明	6.2	1100	>10 000
舍曲林	7.3	1400	230
氟西汀	25	500	4200

注　Ki:亲和系数;亲和系数越小,与受体的亲和力越高(Ki,nM)

表 3-3-35 列举出 SSRIs 在美国的临床适应证(2005 年)。

虽然 SSRIs 均有同样的作用机制、治疗效果和不良反应发生特点,但是不同患者经常对不同的药物反应各异,一些患者对某一种 SSRIs 有效而对另一种无效,还有一些患者能耐受一种 SSRIs,但是不能耐受另一种 SSRIs。由此可见,6 种 SSRIs 除了主要阻断 5-HT 再摄取,每种 SSRI 都有其药理作用,在药物说明中描述。

表 3-3-35　SSRIs 在美国的临床适应证（2005 年）

	西酞普兰	艾司西酞普兰	氟西汀	氟伏沙明	帕罗西汀	舍曲林
抑郁症	成人	成人	成人、儿童	—	成人	成人
广泛性焦虑（GAD）	—	成人	—	—	成人	—
强迫障碍（OCD）	—	—	成人、儿童	成人、儿童	成人	成人、儿童
惊恐障碍	—	—	成人	—	成人	成人
创伤后应激障碍（PTSD）	—	—	—	—	成人	成人
社交焦虑障碍	—	—	—	—	成人	成人
神经性贪食	—	—	成人	—	—	—
经前期紧张障碍（PMDD）	—	—	成人	—	成人	成人

不同 SSRIs 药物的药代动力学特点见表 3-3-36。

表 3-3-36　不同 SSRIs 药物的药代动力学特点

	氟西汀	帕罗西汀	舍曲林	西酞普兰	氟伏沙明
分布容积（L/kg）	3～40	17	20	12～16	＞5
蛋白结合率（%）	94	95	99	80	77
达峰时间（h）	6～8	2～8	6～8	1～6	28
母药半衰期（$t_{1/2}$）	24～72	20	25	33	15
主要代谢产物半衰期（$t_{1/2}$）	7～15d	/	66h	/	/
清洗期（d）	35	14	14	14	14
标准用量范围（mg）	20～80	10～50	50～200	10～40	50～300
空腹或饱腹对吸收的影响	无	无	有	无	无
老年人半衰期的变化	无	有	有	有	无
肾病者有否尿廓清率的影响	±	+	±	±	±

注：+:肯定;±:可能

表 3-3-36 提示，SSRIs 类抗抑郁药口服吸收好，一般不受进食影响（除舍曲林外），与血浆蛋白结合率高，$t_{1/2}$ 约 20 小时左右，主要经肾脏，少数从粪便排

出。氟西汀有较长的半衰期(2～3天),其活性代谢产物半衰期更长(2周),这种长半衰期的优势是它可以降低突然停药的戒断反应的发生风险,但是它也需要更长的时间来排泄氟西汀或其代谢产物,才能换另一种药物,如 MAO 抑制剂。

SSRIs 与其他常用抗抑郁剂的药理作用比较及常见不良反应的相对发生率分别见表 3-3-37 和表 3-3-38。

表 3-3-37 SSRIs 与其他常用抗抑郁剂的药理作用比较

	MAOIs	TCAs	异环类抗抑郁药	SSRIs
α_1 肾上腺素受体	高	低-高	低-高	无
组胺-1 受体	低	低-高	低-高	无
毒蕈碱胆碱能受体	低	低-高	低	无
奎尼丁样效应	无	有	部分有	无
酪胺反应	有	无	无	无

表 3-3-38 SSRIs 的常见不良反应的相对发生率

药物	镇静	激动	体重增加	体重下降	胃肠道不适	性功能异常
西酞普兰	＋	＋	＋	＋	＋＋＋＋	＋＋＋＋
氟西汀	＋	＋＋＋＋	＋	＋	＋＋＋＋	＋＋＋＋
帕罗西汀	＋＋	＋＋	＋	＋	＋＋＋＋	＋＋＋＋
氟伏沙明	＋＋	＋＋	＋	＋	＋＋＋＋	＋＋＋＋
舍曲林	＋	＋＋＋	＋	＋	＋＋＋＋	＋＋＋＋

注:＋:很低;＋＋:低;＋＋＋:中等;＋＋＋＋:高

从表 3-3-37 以及表 3-3-38 中看出,SSRIs 抗胆碱能不良反应和心血管不良反应比 TCAs 轻。主要有:①神经系统反应,有头痛、头晕、焦虑、紧张、失眠、乏力、困倦、口干、多汗、震颤、痉挛发作、兴奋,转为狂躁发作;少见的严重神经系统不良反应为中枢 5-羟色胺(5-HT)综合征,这是一种 5-HT 受体活动过度的状态,主要发生在 SSRIs 与单胺氧化酶抑制剂(MAOIs)合用。原因在于 SSRIs 抑制 5-HT 再摄取,MAOIs 抑制 5-HT 降解,两者对 5-HT 系统均具有激动作用。②胃肠道反应,常见恶心、呕吐、厌食、腹泻、便秘。③过敏反应,如皮疹。④性功能障碍,有阳痿、射精延缓、性感缺失。⑤其他,罕见的有低钠血症、白细胞减少。

SSRIs 对细胞色素 P450 酶的抑制强度比较见表 3-3-39。

表 3-3-39　SSRIs 对细胞色素 P450 酶的抑制强度比较

药物	1A2	2C9	2C19	2D6	3A4
氟西汀	++	+	++	+++	+
帕罗西汀	+	+	+	+++	+
舍曲林	+	+	++	++	++
氟伏沙明	+++	++	++	+	++
西酞普兰	+		+	+	
艾司西酞普兰				++	

注:+++:强抑制;++:中度抑制;+:弱抑制。

　　SSRIs 与药物之间的相互作用主要表现在两个方面:①置换作用,SSRIs 蛋白结合率高(见表 3-3-36),如与其他蛋白结合率高的药物联用,可能出现置换作用,使血浆中游离型药浓度升高,药物作用增强,特别是治疗指数低的药如华法林、洋地黄毒苷,需特别注意。②诱导或抑制 CYP(P450 酶),CYP(P450)酶诱导剂如苯妥英,将增加 SSRIs 类药物的清除率,降低 SSRIs 类药物的血药浓度,影响疗效;而抑制剂则会降低 SSRIs 类药物的清除率,使 SSRIs 类药物的血药浓度升高,导致毒副作用。艾司西酞普兰是西酞普兰的立体异构体,它对 5-HT 的再摄取抑制能力几乎是西酞普兰右旋异构体的 30 倍或更多,在单胺再摄取机制和神经递质受体相互作用的选择性方面也更突出。研究发现,艾司西酞普兰对肝脏 P450 酶系的相互影响比西酞普兰右旋异构体更轻微,对可能的药物相互作用的影响亦更少。表 3-3-40 列举了可能与 SSRIs 存在相互作用的药物。

表 3-3-40　可能与 SSRIs 存在相互作用的药物

CYP1A2	CYP2D6	CYP3A3/4	CYP2C19
氨茶碱	地昔帕明	阿普唑仑	苯妥英*
丙米嗪	利培酮	三唑仑	地西泮
咖啡因	吩噻嗪类	红霉素	环己烯巴比妥
非那西汀	氟哌啶醇	硝苯地平	丙米嗪
华法林	可待因	皮质醇类	非那西汀
吩噻嗪类	普萘洛尔	环孢素	华法林
	奎尼丁	阿司咪唑	普萘洛尔
		酮康唑	TCAs

注:* 为诱导剂,余为抑制剂

3. 5-羟色胺及去甲肾上腺素再摄取抑制剂(SNRIs) 主要通过阻断5-羟色胺及去甲肾上腺素(NE)再摄取的作用,对多巴胺再摄取的影响小。SNRIs 在低剂量时类似 SSRIs 的作用,中等剂量时有抑制5-羟色胺(5-HT)和去甲肾上腺素(NE)再摄取的作用,高剂量时也会抑制多巴胺(DA)的再摄取。这些特性解释了 SNRIs 在不良反应发生率及程度方面明显优于 TCAs。与此同时,SNRIs 类抗抑郁药可以增加突触后5-HT 和 NE 的释放和加快突触前膜自身受体的"脱敏"过程,也从机制上部分解释了 SNRIs 在抗抑郁和抗焦虑疗效、起效时间方面优于 SSRIs 的可能原因。此类药物的特点是:具有较高的治疗缓解率、明显改善抑郁合并躯体症状患者的预后,具有良好的耐受性和比传统 TCAs 更高的安全性。随剂量的增加有不同的药理机制,可能比其他抗抑郁药起效更快,有控释剂型可一次给药,但中到高剂量的耐受性差,剂量超过 200mg 时需要监测血压。SNRIs 的药理作用强度比较见表 3-3-41。

表 3-3-41 SNRIs 的药理作用强度比较

药物名称	抑制 5-HT 再摄取	抑制 NE 再摄取	抑制 DA 再摄取	阻断 α_1 受体	阻断 H_1 受体	阻断 M_1 受体
文拉法辛	+++	+	±	±	±	±
去甲文拉法辛	+++	+	±	±	±	±
度洛西汀	++	++	±	±	±	±

注:+++:高;++:中等;+:低;±:轻微或无。

SNRIs 的优点在于起效快,对毒蕈碱、组胺或肾上腺素受体均无亲和力,因此与 SSRIs 一样,SNRIs 与 TCAs 相比,尤其是心脑血管或是抗胆碱能方面的不良反应,如直立性低血压、跌倒、骨折、视力模糊和交通事故等发生较低。在治疗剂量时也不会降低抽搐发作的阈值。服用 MAOIs 的患者原则上应禁用 SNRIs,因为合并会发生5-HT 综合征。在终止单胺氧化酶抑制剂(MAOIs)治疗后 2 周内不得使用 SNRIs,终止 SNRIs 治疗后至少 7 天内不得使用 MAOIs。

(1)文拉法辛:文拉法辛在低剂量时,对人体去甲肾上腺素(NE)转运体作用很弱,而5-HT 的再摄取抑制明显高于 NE 再摄取抑制,而高剂量时5-HT 和 NE 的再摄取抑制便达到平衡。文拉法辛口服易吸收,主要代谢产物为去甲文拉法辛,其蛋白结合率仅为 27%,因而不会引起与蛋白结合率高药物之间的置换作用。文拉法辛及其代谢产物主要经肾脏排泄,在肝脏是通过细胞色素 P450 酶系统进行多种代谢,特别是 2D6 酶为主,也是细胞色素 P450 2D6 酶的底物。去甲基文拉法辛与文拉法辛相比,对 NE 再摄取的抑制强于5-HT。服用文拉法辛后,文拉法辛血浆浓度约是去甲文拉法辛的一半,但存在较大个体差异,P450 2D6抑制剂会造成文拉法辛浓度升高而去甲文拉法辛浓度降低,并降低NE再摄取抑制的数量。文拉法辛相比于去甲文拉法辛的浓度发生变化主要是由于P450 2D6的基因多态性,如慢代谢者体内文拉法辛浓度高,因此降低了NE再摄取抑制的数量。在不良反应发生方面,恶心是文拉法辛最常报道的不良反应(约35%)。在与其他5-HT能药物联合治疗时,SNRIs可能导致性功能方面的不良反应,大多以性高潮/射精异常的表现为主。治疗期间用药剂量高于200mg/d易使血压增高。但文拉法辛快速释放制剂不会加重已有的高血压症状,也不会妨碍降压药的疗效。其他与治疗有关的常见不良反应包括头痛、乏力、嗜睡、出汗和神经质,发生这些情况的机制可能与去甲肾上腺素能的激活有关。文拉法辛的快速撤药或中断治疗可能导致特征性的"撤药"症状,包括头晕、口干、失眠、恶心和感觉紊乱。因此原则上不能突然停药,特别推荐的方法是每周减量以不超过75mg/d的逐渐减量法为宜。

(2)度洛西汀:度洛西汀的特点在于能有效治疗焦虑障碍、重性抑郁患者和伴有躯体症状和疼痛的抑郁患者。是被第一个批准治疗糖尿病疼痛性神经病变的SNRIs。对于SNRIs的"平衡"机制,度洛西汀对去甲肾上腺素(NE)的再摄取的影响接近于5-羟色胺(5-HT)再摄取抑制。口服完全吸收,代谢广泛,代谢产物多,但代谢产物无明显活性。与血浆蛋白结合率高(>90%),消除半衰期的变化范围为8~17小时,在治疗范围之内其药代动力学参数与剂量呈正比。主要经肝脏代谢,是通过2D6酶代谢的,其对细胞色素P450酶的抑制作用可能比氟西汀、帕罗西汀和舍曲林弱,而比氟伏沙明要强。如相同类型的其他药物一样,建议要减少合并药物的剂量。度洛西汀治疗中恶心、口干、眩晕、头痛、嗜睡、便秘和疲劳的发生率与文拉法辛相似,但性功能障碍与体重变化通常发生率很低,如性欲下降和性快感缺失,也无明显临床意义。此外,度洛西汀无升高血压的不良反应。

4. 去甲肾上腺素及特异性5-羟色胺能抗抑郁药(NaSSAs) 米氮平主要通过拮抗突触前α_2肾上腺素受体,以增加NE和5-HT的释放和传递,对5-HT$_2$和H$_1$受体具有拮抗作用。对多巴胺(DA)受体没有明显亲和力,和抗胆碱能受体有很低的亲和力。因此,除抗抑郁作用外,还有较强的镇静和抗焦虑作用,单用或与其他抗抑郁药联用可用于严重抑郁和难治性抑郁患者,具有更快改善抑郁和焦虑症状的特点。米氮平和阿米替林对重性抑郁障碍的疗效相当,但是米氮平在抗胆碱能、5-HT和心脏毒性等方面的不良反应发生率显著低于阿米替林。由于米氮平导致的性功能障碍的不良反应较少,因此,对于伴性功能障碍的抑郁症患者可以选用。米氮平的半衰期为20~40小时,每日服用1次,最好在临睡前服用,也可以分次服用,如早晚各 1 次。当剂量合适时,米氮平应在 2～4 周内有显著疗效,若效果不够显著,可将剂量增加至最大剂量,但若剂量再度增加 2～4 周后仍无疗效,应停止使用米氮平换用其他抗抑郁药。此外,该药对于老年期抑郁、癌症伴发抑郁患者、妇产科相关患者、智能发育迟缓、痴呆患者及阿尔茨海默病、精神分裂症阴性症状都具有较好疗效。

SSRIs 典型的不良反应如恶心、腹泻和性功能障碍,在米氮平治疗的患者中很少发生,常见的不良反应有嗜睡、食欲增强和体重增加,其次还有抑郁、失眠、口干、过度镇静,但一般程度较轻且短暂。老年患者对米氮平的耐受性较好,在老年患者中,最常见的不良反应为嗜睡、食欲增强、体重增强和口干,发生情况同年轻人相似。

米氮平不会与通过肝 P450 酶代谢的药物发生有临床意义的相互作用。临床资料中,与米氮平合用的药物(包括阿片类药物、抗惊厥药、镇痛药、抗高血压药、利尿剂和非甾体抗炎药)几乎不产生有临床意义的相互作用。但以下情况仍需注意,米氮平可加重酒精对中枢的抑制作用,因此在治疗期间应禁止饮酒;两周之内或正在使用单胺氧化酶抑制剂的患者不宜使用米氮平;米氮平可加重苯二氮䓬类药的镇静作用。

对以下患者,应注意用药剂量并定期作仔细检查:癫痫和器质性脑综合征;肝功能或肾功能不良;心脏病如传导阻滞,心绞痛和近期发作的心肌梗死。应予以注意的是患精神分裂症及其他精神病的患者服用抗抑郁药后其症状会恶化,妄想可能加重;处于抑郁期的躁狂抑郁症患者使用抗抑郁药后,患者有可能转变为躁狂相;如患者具有自杀倾向,尤其在治疗早期,米氮平片的处方数量应予限制;虽然抗抑郁药无依赖性,但长期服用后突然停药有可能引起恶心,头痛及不适;老年人通常对抗抑郁药的副作用敏感一些。

此外,使用米氮平期间一旦发现患者有发热,喉痛或其他感染症状应立即监测血常规。根据病情需要,由一种 SNRIs 与 MOAIs 互换时,注意药物的"清洗期"问题。

5. 单胺氧化酶抑制剂(MAOIs) 单胺氧化酶抑制剂的功能是调节神经系统中单胺的降解。MAOIs 主要分为两大类,一类称为不可逆性 MAOIs,即以肼类化合物及反苯环丙胺为代表的老一代 MAOIs,因不良反应大,禁忌较多,国内临床上已基本不用;目前,临床常用的是以吗氯贝胺为代表的可逆性 MAOIs。MAOIs 作为二线药物主要用于 TCAs 或其他药物治疗无效的抑郁症。此外,对伴睡眠过多、食欲和体重增加的非典型抑郁或轻性抑郁或焦虑抑郁混合状态效果较好。

单胺氧化酶抑制剂的适应证见表 3-3-42。

表 3-3-42　单胺氧化酶抑制剂的适应证

明确有效	可能有效
非典型抑郁症	强迫症
重性抑郁障碍	发作性睡眠障碍
恶劣心境	头痛
更年期障碍	慢性疼痛综合征
疼痛障碍	广泛性焦虑
贪食症	
非典型面部疼痛	
反应性抑郁	
难治性抑郁症	
帕金森(司来吉兰是唯一可用于治疗帕金森病的 MAOIs)	

　　吗氯贝胺具有亲脂性,但在 pH 较低的环境中也可溶于水,因此,可以迅速而完全的在肠道中吸收,并有效通过血脑屏障。生物利用度与剂量和重复给药成正相关。血浆蛋白结合率仅为 5%,分布较广。经肝脏代谢,约生成 19 种代谢产物。不同年龄的抑郁患者的药代动力学参数无明显差异,肝硬化患者的生物利用度提高,在体内平均滞留时间延长,故这类患者约需减量 1/2,中度肾功能受损的患者,一般无需作剂量调整。

　　可逆性 MAOIs,如吗氯贝胺与经典的 MAOIs 相比,不良反应明显减少,也不受食物的限制。主要有恶心,其次为口干、便秘、头痛、眩晕、失眠、直立性低血压等,大大降低了酪胺效应的危险性。

　　不可逆性 MAO 抑制剂(如苯乙肼等)具有广泛抑制单胺氧化酶的特性,所以与许多药物之间存在相互作用的可能性,如抗糖尿病药物、抗癫痫药物、抗高血压药物、抗精神病药物、巴比妥类药物、苯二氮䓬类药物、β 受体拮抗剂、丁螺环酮、西咪替丁、多巴胺能药物、右美沙芬、吗吲哚、哌替啶、吗啡、SSRIs、5-HT$_1$ 拮抗剂、丁苯那嗪等(见表 3-3-43)。更重要的是还包括大量的非处方药物,特别是含有拟交感神经作用化合物的止咳糖浆,这样的药物与 MAOIs 合用时可能出现高血压危象。对需要进行手术并已使用 MAOIs 的患者,有许多方面需要注意。许多麻醉药物可与 MAOIs 发生相互作用,特别是哌替啶与苯乙胺或反苯环丙胺合用时会出现昏迷、高热和血压过高,目前的观点是,服用 MAOIs 的患者在麻醉前后,使用吗啡或芬太尼更合适。

与单胺氧化酶抑制剂发生相互作用的药物见表 3-3-43。

表 3-3-43 MAOIs 发生相互作用的药物

药物	相互作用	建议
其他 MAOIs（呋喃唑酮、帕吉林和甲基苄肼）	不良反应增强、抽搐发作可能	至少停用 1 周后再换其他 MAOIs
TCAs 等杂环类抗抑郁药（马普替林、安非他酮）	严重的不良反应,如血压升高、抽搐发作可能	至少停用 2 周后再换其他 MAOIs 联合治疗难治性抑郁
卡马西平	相互作用发生可能性低,与 TCAs 相似	同 TCAs
环苯扎珠	相互作用发生可能性低,与 TCAs 相似	同 TCAs
SSRIs	5-HT 综合征	避免联用;换药至少 2 周后,如替换氟西汀至少 5 周后
中枢神经兴奋剂（哌甲酯、左旋苯丙胺）	血压升高可能（高血压）	避免联合使用
丁螺环酮	血压升高可能（高血压）	避免联用,如果使用,需监测血压
哌替啶	严重的、致死的相互作用	避免联用
右美沙芬	短暂精神障碍	避免高剂量使用
直接拟交感神经药物（L-多巴）	增高血压	避免联用,如果使用,需密切观察
间接拟交感神经药物	高血压危象	避免使用
口服降糖药物和胰岛素	低血糖加剧可能	避免使用
芬氟拉明	5-HT 综合征	避免联用
色氨酸	5-HT 综合征	避免联用

吗氯贝胺是可逆性 MAO-A 抑制剂。一些研究监测了吗氯贝胺与其他药物发生相互作用的可能性,在与锂盐或 TCAs 联合用药时,未发现药物的相互作用;也没有与苯二氮䓬类药物或抗精神病药物发生相互作用的报告;麻醉剂可能与单胺氧化酶抑制剂的相互作用发生,应尽量避免吗氯贝胺与吗啡类的麻醉剂联合应用。从药代动力学的相互作用来看,西咪替丁可降低吗氯贝胺的清除率,联合用药应减量。

食物中的酪胺,通过单胺氧化酶抑制剂的影响可增加 10~20 倍,可导致严重的酪胺反应发作(高血压危象),增加了患者用药的风险。此时可能出现血压升高、枕部疼痛、心悸、恶心、呕吐、恐惧、短暂的寒战、出汗和坐立不安,体检时可发现四肢强直、脸色苍白、轻度发热、瞳孔放大和易激惹。这些反应一般在进食后 20~60 分钟即可出现,反应严重时可出现意识障碍、高热、脑出血和死亡。由于经典的 MAOIs 与食物之间的相互作用(见表 3-3-44),临床上应制定可能出现相互作用的食品目录。对于患者是否因药物与食物的相互作用所导致的高血压危象,临床药师应具备评估的能力。

表 3-3-44　与 MAOIs 发生相互作用的食物

限制食物	适量食用
干制、陈年、发酵、糟或储存不当的肉、家禽和鱼	新鲜的、新做的肉类、家禽和鱼
蚕豆豆荚	所有其他类蔬菜
陈年奶酪	正处理的奶酪、乳酪和酸奶
生啤酒	听装或瓶装啤酒和酒精(几乎不含酪胺)
砂锅泡菜	酿造或烤制酵母
糟类食物/豆腐	

此外,使用 MAOIs 之前需要详细采集病史,评估患者,如孕妇、癫痫、心力衰竭、脑血管病、肝病、嗜铬细胞瘤等患者禁用,高血压、青光眼患者慎用。根据病情需要,由一种 MOAIs 与其他抗抑郁药互换时,注意药物的"清洗期"问题。

6. 多巴胺及去甲肾上腺素再摄取抑制剂(NDRIs)　安非他酮是较弱的多巴胺(DA)和去甲肾上腺素(NE)再摄取抑制剂,缺乏 5-羟色胺(5-HT)再摄取抑制作用,近期也初步证实了安非他酮具有烟碱拮抗剂的特性。这些特征与它的药理作用特点密切相关。安非他酮作为一种抗抑郁药的疗效与 SSRIs 相当,但安非他酮还可以用于戒烟、注意缺陷/多动障碍的治疗,可能对肥胖也有效。此外,安非他酮的独特药理学机制,非常适用于治疗"多巴胺缺陷综合征"和"正性情感降低"症状。安非他酮在不良反应方面也显示出不同特点,使它有别于目前使用的各类抗抑郁药,安非他酮的优点是无抗胆碱能不良反应,心血管不良反应小,不引起性功能改变,无镇静作用,不增加体重和戒断症状发生,但高剂量时可诱发精神病性症状或癫痫大发作。据报道,该药的转躁风险小,也适用于双相抑郁患者。本药可能导致失眠,因此应避免在睡前服用。

安非他酮可被肠道迅速吸收,蛋白结合率约80%,在长期服药时缓释剂型及其代谢产物的消除半衰期为21小时和43小时,在8天内可达到稳态血浓度。对安非他酮及其代谢产物在老年人的药代动力学方面研究发现,肾脏清除率只有成年人的80%。单剂量服用后,其半衰期延长至34小时,其主要后果是提高了老年人的分布值。缓释剂型在吸烟和非吸烟的成年人或青少年之间的血药浓度无差异。血药浓度的性别差异是存在的,女性青少年的血药浓度较高,分布数值和半衰期更长,不同体重的清除率无明显差异。

安非他酮对所有年龄组患者都具有良好的安全性,常见的不良反应有头痛、恶心、口干和失眠,高剂量时会出现出汗和便秘。还有过敏性反应的报道,包括Stevens-Johnson综合征和血清病样反应,主要特征是关节痛、发热、皮疹,与淋巴结病一样,需要用皮质激素治疗。使用常规剂量的安非他酮时,对于癫痫的发生相关因素需要医师和临床药师共同评估,例如以往的癫痫病史发作、戒烟和脑器质性疾病等,使用安非他酮时需要注意个体化差异,减缓药物的滴定速度和保持合理的使用剂量可降低癫痫发作的危险性。骤然戒酒或停用苯二氮䓬类药的患者,正使用降血糖药或胰岛素治疗的患者,需密切关注。

安非他酮在肝内通过P450酶系统被广泛代谢,其代谢产物主要通过细胞色素P450 2D6羟化,而代谢产物不被细胞P450催化,虽然其代谢不通过2D6途径,但体外研究显示安非他酮及其活性代谢产物是2D6的抑制剂,必须注意当安非他酮与经2D6酶代谢的药物联合使用是需要密切关注。另外,卡马西平也可影响安非他酮的代谢。同许多抗抑郁药一样,安非他酮禁止与单胺氧化酶抑制剂合用,在使用安非他酮以前,一般需要两周的清洗期。还要注意其与其他多巴胺制剂有叠加作用,如抗帕金森病药。能降低癫痫阈值的药物(如吩噻嗪类、TACs)或食物与饮料(如酒精)与其合用时需要密切观察。

7. 5-羟色胺受体拮抗剂和5-羟色胺再摄取抑制剂(SARIs) 曲唑酮是通过选择性抑制5-羟色胺(5-HT)的再吸收,并且可以微弱地阻止去甲肾上腺素(NE)再吸收,但对多巴胺(DA)、组胺和乙酰胆碱无作用,也不抑制脑内单胺氧化酶(MAO)活性。该药尤其适用于老年性抑郁,顽固性抑郁患者经其他药物治疗无效时,可试用该药。该药的特点是:镇静和抗焦虑作用较强,低于其有效抗抑郁疗效的剂量常被用于治疗失眠,起效快,能在早期缓解失眠,调整睡眠结构,改善日间功能,而且可长期使用,不会产生耐受性、依赖或撤药症状,极少引起性功能障碍。该药对老年人较为适用。但不适用于乏力、睡眠过多和难以忍受镇静副作用的患者。该药可以低剂量使用,作为其他镇静作用小的抗抑郁药的增效或者导致性功能障碍,对于癫痫患者安全性比TCAs高。但抗抑郁治疗时需要较高的剂量,因而耐受性差。该药宜在餐后立即服用,禁食或空腹服药可能会加重头晕。

曲唑酮口服后易吸收,血浆蛋白结合率为 $89\% \sim 95\%$,其清除为双相,清除半衰期分别为 $3 \sim 6$ 小时和 $5 \sim 9$ 小时,生物利用度并不受年龄和进食的影响。稳态血浓度的水平与临床疗效之间的关系并不明确。

曲唑酮抗胆碱能和心血管不良反应较为少见,嗜睡为常见的不良反应,还需要监测直立性低血压、心律失常和阴茎异常勃起等。除此之外,曲唑酮会出现与其他所有的抑郁药一样的转躁现象,包括双相情感障碍和以往诊断为单相抑郁的患者,有研究发现曲唑酮的转狂躁现象较氟西汀出现的更早。治疗期间出现发热、咽喉疼痛或其他感染症状的患者,建议检查血常规。

曲唑酮主要经过广泛的肝脏代谢,细胞色素 P450 2D6 和 3A 酶系统参与其代谢。当曲唑酮与其他中枢神经抑制剂包括酒精联用时,患者会出现困倦和镇静。与 5-HT 前体调节物质包括 MAOIs、丁螺环酮、氟西汀、锂盐和阿米替林都有可能发生相互作用,产生不良后果,如 5-HT 综合征。与抗高血压药联合使用时,应适当减少抗高血压药的剂量。与抗凝血药物之间可能出现严重的抗凝作用,曲唑酮可能影响凝血酶原时间和国际标准化比值。

8. 选择性去甲肾上腺素再摄取抑制剂(NARIs)　瑞波西汀对去甲肾上腺素(NE)再摄取有明显抑制作用,比对 5-羟色胺(5-HT)和多巴胺(DA)的再摄取抑制作用分别高出 100 倍和 1000 倍,对 5-HT 和 DA 的再摄取抑制作用几乎没有临床意义,对 α_1、α_2 和 β 肾上腺素、多巴胺 D_2、组胺 H_1 及毒蕈碱样受体(M 受体)仅有极弱的亲和力。该药的特点是:新型的作用机制,治疗靶症状为抑制情绪、动力缺乏、兴趣降低、自杀观念、认知障碍、精神运动性迟滞。有研究认为,该药更适于动力不足、有认知障碍和精神运动性迟滞的患者,其改善社会功能和职业功能的效果较 SSRIs 好。尤其是针对一些特殊人群如严重抑郁障碍和老年抑郁患者。

瑞波西汀呈线性药代动力学特点,即剂量、时间不存在依赖关系,口服吸收快,清除半衰期 $12 \sim 14$ 小时,生物利用度为 94%,进食可延迟 T_{max} 的时间。性别对瑞波西汀的药代动力学没有显著影响,而年龄对其则略有影响,建议老年人的用药量宜适当减少。在中、重度肝脏或肾脏损害的患者中应用瑞波西汀时应减量。

瑞波西汀常见的不良反应有失眠、头晕、激越、口干、便秘、性功能障碍等,罕见癫痫等严重不良反应,老年人长期使用升高血清 K^+。瑞波西汀治疗中的多数不良反应为轻至中度,与药物剂量和年龄、性别没有明显的相关性。

瑞波西汀对多数 CYP P450 酶并不产生抑制作用,因而药物之间的相互作用可能性较小。但需要关注的是酮康唑是 P450 3A4 酶的强抑制剂,可降低瑞波西汀的清除,两药合用时瑞波西汀的剂量应减少。此外,不能与大环内酯类抗生素、氟伏沙明、吡咯类抗真菌药物合用。与氟卡尼、抗精神病药及 TACs 合用时须谨慎。与 MAOIs 合用可能导致中枢神经毒性或5-HT综合征,两者不宜合用,在停用 MAOIs 至少两周后才能使用本药,停用本药 7 日后才可使用 MAO-Is。瑞波西汀不增强酒精的作用,这是该药的优势。尽管未成定论,但瑞波西汀广泛地与 α_1 酸化糖蛋白结合,因而其他与此血浆蛋白结合的药物,如普萘洛尔、美沙酮、双嘧达莫、丙米嗪、利多卡因及其他麻醉药物合用时,存在有相互作用发生的可能性,在临床实践中需着重关注。

综上所述,抗抑郁药的疗效和不良反应均存在个体差异,这种差异在治疗前很难预测。一般而言,几种主要抗抑郁药疗效大体相当,又各具特点,药物选择主要取决于患者的躯体状况、疾病类型和药物不良反应。表 3-3-45 对各类抗抑郁药的特点进行了归纳总结。

表 3-3-45　几种主要抗抑郁药的特点比较

类别	抗抑郁	抗焦虑	相对毒性	不良反应	优点	缺点
SSRIs 类						均存在性功能障碍,焦虑、失眠
氟西汀	++	+		+	停药反应少	$t_{1/2}$长,清洗期长,药物相互作用(2D6,3A4)
帕罗西汀	++	++		+	镇静作用较强	头痛、困倦、抗胆碱能不良反应,药物相互作用(2D6)
舍曲林	++	++		+	相互作用较少	消化道症状明显
氟伏沙明	++	++		+	镇静作用较强	恶心,药物相互作用(1A2)
西酞普兰	++	++		+	相互作用少	恶心
艾司西酞普兰	+++	++		+	相互作用少	恶心
SNRIs 类						
文拉法辛	+++	++		+	重度抑郁疗效较好,相互作用较少	焦虑、恶心、头痛,血压轻度升高,性功能障碍

类别	抗抑郁	抗焦虑	相对毒性	不良反应	优点	缺点
度洛西汀	+++	++		+	重度抑郁疗效较好	恶心、口干、便秘、食欲下降、疲乏、嗜睡、出汗增多,药物相互作用(2D6,1A2)
NaSSAs 类						
米氮平	++	++		+	胃肠道副作用少,性功能障碍少	镇静、嗜睡、体重增加、粒细胞减少症罕见,如有感染应检查白细胞
TCAs 类	++	++	++	+++	价格便宜	不良反应较多,过量危险
NARIs 类						
瑞波西汀	++	+	+	++	可预防抑郁症复发	低血压,药物相互作用(3A4)
SARIs 类						
曲唑酮	+	++	+	+	改善睡眠,抗焦虑	镇静、头晕、低血压、阴茎异常勃起
奈法唑酮	++	+++	+	+	改善睡眠,抗焦虑,性功能障碍少	镇静、肝功能损害,药物相互作用(3A4)
NDRIs 类						
安非他酮	++	−	++	+	转燥少,性功能障碍少	过度兴奋、抽搐、失眠、恶心、头痛、震颤,精神病症状
SSRA 类						
噻奈普汀	++	++		+	抗焦虑,无镇静作用,性功能障碍少	口干、恶心
MAOIs 类						
吗氯贝胺	+	+	+	+	无镇静作用,无性功能障碍	头痛、失眠、焦虑,药物相互作用

注:+:轻度,++:中度,+++:重度

119

（二）抑郁障碍治疗药物监护要点

1. 治疗前监护　患者使用抗抑郁药之前，需常规监测患者的健康状况。详细了解患者的个人或家族史，内容包括患者是否肥胖、是否存在糖尿病、血脂异常、高血压或其他心血管疾病。了解患者的用药史，以及目前服用的药物情况。了解患者的药物、食物过敏史，如果存在着药物不良反应史，需详细了解不良反应的表现。对患者的体重、腰围、血压、空腹血糖、血脂、泌乳素等进行基线测定。以便于与使用抗抑郁药后作相应比较。

2. 治疗过程中的监护

（1）疗效的监护：抑郁障碍的治疗目标是：①提高抑郁障碍的临床治愈率，最大限度减少病残率和自杀率；②提高生存质量，恢复社会功能，达到真正意义的治愈，而不仅是症状的消失；③预防复发。接受任何抗抑郁药治疗的抑郁障碍患者，其症状都会有所改善。当症状的改善超过 50%，称为治疗有效。过去把以此作为抑郁治疗的目标，即症状改善超过 50%。但是，近几年来，治疗目标发生了较大改变，目前的治疗目标是获得完全缓解和保持这种改善水平，因此在痊愈后短期内，患者的抑郁症状不会再发，将来复发风险降低。由于现有的抗抑郁药治疗疗效有限，尤其是经多种抗抑郁药积极治疗后仍无改善的患者，这一治疗目标就很难实现，第一次接受抗抑郁药治疗后，也很难实现这一治疗目标。

抗抑郁药对年龄 25～65 岁的成年患者有效的机会最大，对抗抑郁药的耐受性也最好。但是，大于 65 岁的老年人起效比年轻人晚，疗效也相对差，尤其是抑郁障碍首发年龄在老年期，症状表现为缺乏兴趣和认知障碍为主，而不是抑郁心境为主的患者。年龄在 18～24 岁的患者，也可以从抗抑郁药治疗中获益，但是，最近报道抗抑郁药致在这一群体中的自杀风险比年龄高于 25 岁的患者高。因此，抗抑郁药治疗这些患者的风险更大。

此外，包括失眠、疲乏、多个躯体疼痛主诉、注意力问题和缺乏兴趣或动机在内的症状往往无法痊愈。

评定抑郁障碍的临床评定表较多，但从其性质上看，大多可分为自评量表与他评量表两种。其中属于前者的有 Zung 抑郁自评量表（SDS），属于后者的有汉密尔顿抑郁量表（HAMD）。而从功能上看，抑郁症的评定量表又可分为症状评定量表和诊断量表。前者用于评估某些抑郁症状是否存在及其严重程度，多用于疗效评定、病情观察及精神药理学研究，不具有诊断功能，不能作为诊断依据，如贝克抑郁自评量表（BDI），汉密尔顿抑郁量表（HAMD）。后者是伴随诊断标准编制的，为诊断标准服务的量表，如复合性国际诊断交谈检查（CIDI），健康问题和疾病定量测试法（RTHD）等。

（2）不良反应的监护：抗抑郁障碍的治疗过程中，出现多种不良反应，影响患者的生活质量和治疗的依从性。抗抑郁药本身所存在的导致不良反应的潜在危险及其严重程度见表 3-3-46。

表 3-3-46　抗抑郁药常见的不良反应

	抗胆碱	心动过速	镇静	抽搐	直立性低血压	胃肠道	性功能障碍
选择性 5-羟色胺再摄取抑制剂(SSRIs)							
氟西汀	0	0	0~1	0	0	4	4
帕罗西汀	2	0	1~2	0	0	4	4
舍曲林	0	0	0~1	0	0	4	4
氟伏沙明	1	0	0~1	0	0	5	4
5-羟色胺及去甲肾上腺素再摄取抑制剂(SNRIs)							
文拉法辛	1	0	0~1	0	0~1	5	2~3
5-羟色胺受体拮抗剂和 5-羟色胺再摄取抑制剂(SARIs)							
曲唑酮	0	1	4	1	3	1	2
单胺氧化酶抑制剂(MAOIs)							
吗氯贝胺	1	0	0	0	2	1	1
三环类(TCAs)或四环类(TeCAs)							
马普替林	3	3	3	3	2	1	3
阿米替林	5	5	5	2	4	2	3
丙米嗪	3	5	3	2	4	2	3
多塞平	3	3	4	2	3	1	3
氯米帕明	5	5	4	4	4	3	4
多巴胺及去甲肾上腺素再摄取抑制剂(NDRIs)							
安非他酮	0	0	0	4	0	1	0~1

注:表中数据表示导致不良反应的潜在危险及其严重程度

　　1)中枢神经系统不良反应:TCAs 和 TeCAs 类抗抑郁药的抗胆碱能和抗组胺作用可以导致意识模糊和谵妄。谵妄的发生率和药物剂量有关,当血药浓度达到 300ng/ml 以上时,谵妄的发生率就会增加。一项研究表明在接受叔胺类,特别是阿米替林治疗时,当血药浓度达到 450ng/ml 以上,有 67% 的患者发生谵妄。患者在治疗过程中如果精神症状反而加重,则要警惕是否有谵妄的发生危险。对与痴呆共病的抑郁症患者更容易发生谵妄,应避免应用抗胆碱能作用较强的 TCAs。谵妄一旦发生,可以应用毒扁豆碱肌内注射或静脉注射缓解谵妄症状。毒扁豆碱由于作用时间短暂,可以作为诊断用药物,但不能作为真正意义上的治疗用药。

所有 TCAs、TeCAs 类抗抑郁药以及安非他酮都可能引起癫痫的发生,并且发生率与剂量和血药浓度有关。TCAs 引发癫痫的机制不是很清楚,有人认为抗抑郁药引发惊厥是由于药物作用于 γ-氨基丁酸受体-氯化物-离子通道复合物,阻止氯离子的出入。在使用上述药物时,对于癫痫的发生相关因素的详细评估还是需要的,例如已往的癫痫发作史、戒烟和脑器质性疾病等,在用药时还需要注意个体差异,减缓药物的滴定速度和保持合理的使用剂量可降低癫痫发作的危险性。对能降低癫痫阈值的药物,与上述药物合用时需严密观察。

应用 TCAs 可以引发一种细小而又快速的震颤,由于这种震颤与剂量有关,减小剂量后可以缓解震颤。

此外,阿莫沙平的 7-羟基代谢产物有精神抑制作用,服用阿莫沙平有发生恶性综合征和迟发性运动障碍的危险。尽管这种不良事件极少发生,但由于这种不良反应的危险性大,而且还有很多药物可供选择,故阿莫沙平仅可用于伴有精神病性症状的抑郁障碍患者。

2)抗胆碱能作用:TCAs 如阿米替林、氯米帕明等多见,是因为阻断 M_1 毒蕈碱样胆碱能受体,即抗胆碱能作用,如口干、便秘、视力模糊和排尿困难等。这种作用能使闭角型青光眼的患者发生高眼压危象。TCAs 和 TeCAs 类抗抑郁药的毒蕈碱样受体活性不同,以阿米替林的作用最强,其次是氯米帕明。在所有TCAs 中,地昔帕明的抗胆碱能作用最小,阿莫沙平和马普替林的抗胆碱作用也很小。抗胆碱作用还可以引起心动过速,刺激心脏的肾上腺素能 β 受体也可引起心动过速。因此,地昔帕明虽然抗胆碱作用较小,但服用后仍可能引起心动过速。

抗胆碱能作用通常情况下虽然并不是很严重,但有时也可以很危险,如引起闭角型青光眼患者的眼高压危象就是一种急症,常常伴有严重的疼痛;尿潴留可以引起膀胱的扩张性损伤;便秘可以发展成为顽固性便秘,麻痹性肠梗阻也可以见到,但较少出现。出现上述情况,就应该立即停药,并采取适当的支持措施加以处理。老年患者出现严重不良反应的危险更大。精神类药物合用会增加严重抗胆碱能不良反应的发生率。去甲替林或地昔帕明的抗胆碱作用较小,应用其中之一可能有助于减少上述不良反应的发生。

抗胆碱能作用可以应用其他药物处理。氨甲酰甲胆碱 25mg,每天 3 次或 4次,可以缓解排尿困难;有规律地应用多库酯钠胶囊有助于改善便秘;接受毛果芸香碱滴眼液的闭角型青光眼和接受虹膜切除术的患者,可以应用 TCAs,TCAs 对慢性开角型青光眼无影响。

3)抗组胺作用:很多 TCAs 和马普替林都有明显的抗组胺作用。多塞平在这类药物中阻断 H_1 受体的作用最强,其作用相当于抗组胺药物苯海拉明。然而,最近发现,NaSSAs 中的米氮平比多塞平具有更强的抗组胺作用。阻断中枢 H_1 受体可引起过度镇静和谵妄,长期治疗还可以引起食欲增加和体重增加,但米氮平的不良反应大多比较轻且短暂,会随着服药时间和剂量的增加而减少。由于 TCAs(尤其是阿米替林)有镇静作用,因此还被用作催眠药。考虑到这类药物对心脏的毒性作用,且常因服用剂量过大而致生命危险,故不主张作为催眠药使用。应用具有镇静作用的抗抑郁剂时,应将每日剂量的大部分在睡前服用,可以避免或减轻白天的过度镇静。严重者应该减药,并告诫患者勿驾车、操纵机器或从事高空作业。

4)心血管系统不良反应:直立性低血压在应用 TCAs、MAOIs 时多见,也是造成这类抗抑郁药维持治疗中断的最常见不良反应之一,可发生于所有 TCAs、MAOIs 类抗抑郁药。这类药物所致直立性低血压的反应与 α_1 肾上腺素能阻滞有关。然而,直立性低血压是一种姿势反射的最基本反应,卧位血压不受影响,甚至还会有所升高。对原有直立性低血压的患者,服用 TCAs 或 MAOIs 后,直立性低血压更容易出现或加重。如果与抗高血压药,尤其是利尿药合用时,则会加重直立性低血压的反应。此外,曲唑酮在一些患者使用过程中也会发生直立性低血压,这可能是由于 α_3 肾上腺素受体被阻断的关系。对老年人来说,原有高血压者,易发生直立性低血压,可能造成严重后果,如跌倒和股骨颈骨折等。通常直立性低血压在小剂量时就可以发生,故减少 TCAs 的剂量并不能减少直立性低血压的发生。逐渐调整药物剂量,可以避免头晕的发生,但是在一定的时间内(如 4 周)难以避免直立性低血压的发生。因此,除非患者的血药浓度高,可以降低药物剂量来改善直立性低血压,否则,有严重的直立性低血压的患者原则上不能用 TCAs 治疗。如果患者同时服用抗高血压药物,应该减少剂量。适当地服用食盐,有时能缓解直立性低血压,有弹性的长袜也可帮助缓解直立性低血压,每天饮用少量的咖啡和茶可保持血压的相对升高。

所有 TCAs 都可引起心动过速,并不仅仅是有抗胆碱能作用的药物才有。不论是卧位还是坐位都可引起脉搏变化,改为立位时,脉搏次数明显提高。心动过速在青年患者中最为突出,这部分人群对拟交感神经性作用较敏感,这也是青少年患者不能坚持治疗的最常见原因。然而,对于老年患者来说,持续的心动过速可能增加其心脏的负担,对有缺血性心脏病的患者来说是危险的。

心律失常是过量服用 TCAs 和 TeCAs 类抗抑郁药致死的主要原因。因此,对那些应用上述药物治疗的患者,不管是有还是没有心脏病都要密切观察其心脏传导情况的变化。这些药物的作用机制已经明了,是通过抑制 Na^+-K^+-ATP酶,稳定心肌细胞膜电位,延迟传导,尤其是延迟心室希氏束的传导。因此,TCAs 具有 Ⅰ 型抗心律失常或奎尼丁样作用。达到有效血药浓度时,TCAs 对心室的兴奋性有一定好处,但对于原有心脏传导阻滞的患者,TCAs 会进一步加重心脏的传导延迟,从而引起心室传导阻滞。因此,如果治疗前患者 Q-Tc 间期达450 毫秒以上时,即表明已经有心脏传导延迟,再用 TCAs 可以加重上述情况,故这类患者不适于使用 TCAs。在使用 TCAs 治疗过程中应密切观察、监测心电图 P-R 间期及 QRS 波群的改变,如发现心电图 PR>0.20s,QRS>0.12s,则应减少药量;如出现 Q-Tc 间期延长,超过 480 毫秒,应停用 TCAs。此外,血药浓度高会进一步加重药物的心脏毒性,如丙米嗪的血药浓度达到 350ng/ml 以上时,Ⅰ 度的房室传导阻滞发生率明显增加。

TCAs 不会降低心脏收缩力或心脏输出量,放射性核素血管造影研究表明丙米嗪或多塞平对心脏的输出量无不良影响,即使是左心室射血分数减少的患者也没有影响。但是上述患者却常常发生直立性低血压,有些还很严重。

TCAs 能使心肌梗死患者增加猝死的危险,主要是由于 TCAs 能降低心率变异性。几项研究表明:猝死是无法预测的,而且不是剂量依赖性的,通常的血药浓度和心电图监测不能预测猝死的危险性。

综上所述,在治疗时可以作出如下考虑:对没有心脏病的成人患者应用TCAs 治疗可能会引起直立性低血压,但不会引起心脏传导阻滞;对原有心脏传导延迟的患者,TCAs 可能引起心脏传导阻滞;对缺血性心脏病的患者,持续应用 TCAs 将会增加心脏的负担和降低心率变异性,增加猝死的可能性;对 12 岁以下的儿童患者给予 TCAs 时,容易引起猝死,可能是影响了心脏的传导系统或降低心率变异性的缘故;心律失常是 TCAs 过量引起死亡最常见的原因。关于心脏的安全问题,最近的研究表明对心肌梗死后的抑郁患者,可以应用 SSRIs 如舍曲林进行治疗。提示 TCAs 对缺血性心脏病患者来说是相对禁忌的,对其他药物疗效不好的难治性抑郁患者,还是可以考虑应用 TCAs 治疗,只是在治疗过程中一定要慎重和密切观察。

某些患者服用文拉法辛后会导致血压持续升高,因此文拉法辛治疗诱发高血压的患者中,有将近 50% 的患者会自动终止治疗。通常建议所有服用文拉法辛的患者都要进行常规的血压监测。而实际工作中要注意在文拉法辛开始治疗前要记录基线血压;如果给药剂量超过 225mg/d 时要持续监测血压;当高血压持续存在时,减量、转换其他抗抑郁药或合用一种降压药进行对症处理都是值得考虑的方法。

5)对胃肠道的影响：人体胃肠道内含有丰富的 5-HT 神经分布，所致不良反应以胃肠功能紊乱（如恶心、腹泻或稀便）为主，也可出现口干、出汗和体重改变。这类不良反应的发生率以 SSRIs（氟伏沙明、舍曲林、氟西汀、帕罗西汀）和 SNRIs（文拉法辛、度洛西汀）类抗抑郁药多见。各种 SSRIs 在不良反应发生率方面可能有所不同，但症状表现方面基本相似，耐受性差别与服药剂量和时间的不同有关，高剂量常意味着不良反应的高发生率，多数情况下，常见的不良反应通常呈一过性，特别容易出现在开始治疗的早期，可以通过减少起始剂量和与食物同时摄入来减轻或避免，随着服药时间的延续，恶心等症状会逐渐减轻或消失，当症状严重时，可以通过合用一种特殊的 5-HT$_3$ 拮抗剂或米氮平来帮助控制恶心症状。临床药师需要关注并做好用药宣教。

6)对肝脏的影响：抗抑郁药可导致碱性磷酸酶、肌酸磷酸激酶和谷丙转氨酶升高。肝酶的轻度升高（不超过正常值的 3 倍）并不常见，并且经过几天或几周后就能控制，一般不造成有害的后果。肝酶的变化与血药浓度之间并无明显的关系。急性肝炎少见，病因尚不明确，有人认为应用 TCAs 中的丙米嗪和地昔帕明与急性肝炎有关。有些患者表现出超敏反应，在几天内使肝酶达到很高水平（天冬氨酸转氨酶 AST>800）是其特点之一。肝酶的改变有肝细胞型和胆汁淤积型两种，肝酶的改变常出现在临床症状之前，尤其是肝细胞损害时。药物可以引起肝酶轻度升高，但肝酶水平要持续几天才能降至正常水平；而急性肝炎时，肝酶水平快速升高，临床情况急剧变化，与前述肝酶持续轻度升高明显的不同。

急性重症肝炎非常危险，可能致命，一旦发生，应立即停止使用抗抑郁药，且以后不能再用，因为接下来的反应可能会更严重。建议抗抑郁药治疗期间限制酒类的饮用和严禁过量饮酒十分重要。

7)对性功能的影响：与治疗药物相关的性功能异常在多种抗抑郁药（如 SSRIs、SNRIs、TCAs、TeCAs）使用中并不少见，临床评定此类不良反应时，大多采用患者自发性报告为依据，大多数患者通常并不愿意反映性功能异常表现而使得这类不良反应有报道率过低的倾向。有一项前瞻性研究发现包括氟西汀、帕罗西汀、舍曲林和氟伏沙明所致性功能障碍（如射精不能、勃起功能障碍、性欲下降）的发生率是自发性报告的 3 倍。结合临床的资料来看，SSRIs 所致的性功能异常的发生率低于 20%，而临床实践中自然性研究的发生率高达 40%，成为影响药物依从性的一个重要因素，虽然所有 SSRIs 和文拉法辛都涉及多种男性和女性性功能异常，但普遍认为与帕罗西汀治疗相关的性功能障碍更为突出，这种性功能异常的不良反应存在剂量依赖关系，随着服用时间延长，并不会使症状减轻，治疗时应考虑适当减少剂量，或换用另一种较少引起性功能异常的抗抑郁药和加用某些药物如西地那非、丁螺环酮、曲唑酮、哌甲酯、安非他酮、金刚烷胺或赛庚啶等,可有助于性功能异常的缓解。需要患者及其家属详细记录性功能变化及诉求,以便医师和(或)药师制定更为合理的用药方案。

曲唑酮治疗中还存在少见的不良反应如阴茎异常勃起,这种不良反应大多出现在服药后的第一个月内,且发生在低剂量时,剂量一般为 150mg/d。临床还报道了与曲唑酮有关的女性患者性功能异常的情况,包括了性欲增强、阴蒂的勃起和自发性的性高潮。

8)血浆催乳素水平的升高:抗抑郁药治疗期间可以出现与药物剂量相关的催乳素水平的分泌增加,出现闭经泌乳等症状。用药初期需要定期监测催乳素水平,如有升高先观察一定时间,如出现相关症状,可以使用溴隐亭或者停药,以减轻闭经泌乳的症状。

9)转躁风险:由于双相情感障碍患者临床症状复杂多变容易造成漏诊和误诊,抑郁给患者造成的问题比躁狂更为突出,为在临床治疗中使用抗抑郁药带来了难题。如果患者现阶段为双相情感障碍中的抑郁相应用抗抑郁药治疗至少有3 种独立的负面作用:①诱发躁狂。②诱发快速循环。③与抗抑郁药相关的慢性激越性心境恶劣。药物选择应以选用转躁危险最小者为原则,依次是:安非他酮、SSRIs、SNRIs、TCAs。

10)过量反应:抑郁症患者在服用抗抑郁药时,常常有超剂量使用的危险,故超剂量抗抑郁药的致命性受到极大关注。TCAs 服用超过一天剂量的 10 倍时就有致命性危险,心律失常是最常见的致死原因;另外,癫痫发作和中枢性抑制也会发生。超大剂量时常常也包括联合用药。

11)撤药综合征:在突然停用 SSRIs 或 SNRIs 后易导致撤药综合征的发生,特别是撤药后 2～3 天时,可表现为心境改变、认知改变、步态异常、平衡失调、胃肠功能紊乱、头痛、感觉过敏、失眠、肌肉疼痛、呼吸窘迫和无热性畏寒,持续 1 周后抑郁症状会加重,如及时恢复用药,上述症状可能获得缓解,其发生与药物(如帕罗西汀、舍曲林、氟伏沙明等)半衰期较短,缺乏活性代谢产物等药理特性有关,在临床实际工作中则要根据剂量、治疗时间和不同的患者采用较长的逐渐减量法进行停药或转换治疗来避免其发生。值得注意的是,缓释剂型的药物释放机制并不影响药物清除的半衰期,故对撤药症状发生的可能性并不会产生很大的影响。应该告诫患者突然终止治疗可能出现的不良反应。

12)过敏反应:TCAs 还可引起过敏性皮疹,有时与光敏感性有关。此外,安非他酮也有过敏性反应的报道,包括 Stevens-Johnson 综合征和血清病样反应,主要特征是关节痛、发热、皮疹,与淋巴结病一样,这些反应通常需要用皮质激素治疗。

（3）严重不良反应的监护

1）5-羟色胺综合征：5-HT能药物与任何5-HT能抗抑郁药联合使用时，可导致5-HT综合征，临床药师在用药监护中需要尤为关注，主要发生于MAOIs或其他5-HT增强作用药物与SSRIs、SNRIs、TCAs（尤其是氯米帕明）、与SRI的食欲抑制剂合用时所致的相互作用。阿片也可阻断5-HT转运体，主要是哌替啶、美沙酮、丙氧芬、右美沙芬和曲马多，并与患者本身特异性体质有关。以中枢及外周5-HT受体过于兴奋为特点，表现为腹痛、腹泻、出汗、发热、心律失常、血压升高、精神状态异常（如谵妄）、肌阵挛、运动增多、易激惹、敌对和情绪波动，严重者可出现恶性高热、心源性休克甚至死亡。从临床病例报道来看，MAOIs和SSRIs等5-HT增强剂不适当合用或用法用量不适宜或多或少与5-HT综合征的发生有关，在将SSRIs等药物转换为MAOIs治疗时必须充分考虑药物及其活性代谢产物的清除半衰期来指导临床实践中清洗期的长短，建议至少等待一种SSRI及其活性代谢产物约5倍的半衰期之后，才能服用另一种5-HT能增强作用药物，以氟西汀为例，应给予至少5周的清洗期后，再使用另一种5-HT能增强药物；而其他SSRIs等药物则至少需要两周的清洗期。

2）高血压危象：在单胺氧化酶抑制剂治疗期间，如果患者服用拟交感神经药物，如麻黄碱、伪麻黄碱、肾上腺素或苯丙醇胺，或如果患者进食富含酪胺食物，如啤酒、奶酪、蚕豆、酵母提取物、肝、干香肠、酸菜或豆腐，就可能导致高血压危象。其临床表现为：血压急剧升高、头痛（枕部）、颈部僵硬及疼痛、恶心、呕吐及出汗。经典的治疗方法是经静脉内给予酚妥拉明5mg。有报道称使用钙离子拮抗剂硝苯地平也有效，硝苯地平的起效时间为5分钟，可持续3～5小时。也有报道指出，出现高血压危象时，立即给予硝苯地平能有效控制症状。

（4）相互作用的监护

1）药效学的相互作用：药效的相互作用是指一种药物的临床作用影响另一种药物的临床作用，常见的是两种药物的作用叠加导致不良事件。比如，TCAs与MAOIs一起合用时的相互作用就可能致命。最危险的用药顺序是当患者已经服用MAOIs后，在同时给予大剂量的TCAs，会导致儿茶酚胺的浓度陡然增加，引起致命的高血压危象。最常见的药效相互作用是两种精神药物合用时镇静作用的增加。如TCAs与抗精神病药或苯二氮䓬类药物合用时增加镇静作用。因为TCAs有奎尼丁样作用，两种药物对心脏的传导系统都有阻滞作用，故其作用有叠加效应。

2）药代动力学的相互作用：抗抑郁药和其他药物之间存在的相互作用，源于细胞色素酶（CYP酶）所催化的共同代谢过程。细胞色素P450 3A4和2D6酶是多数抗抑郁药的代谢酶，其他重要的酶还有1A2和2C19。表3-3-47及表3-3-48

列出了常用抗抑郁药对 CYP450 酶不同亚型的抑制作用以及抗抑郁药之间常见的相互作用。由基因多态性决定的 CYP 2D6 与某些抗抑郁药具有高度的临床相关性,这些抗抑郁药包括 TCAs、SSRIs 中的氟西汀及帕罗西汀、文拉法辛和米塔扎平,他们是该酶的底物。有 5%～8%的白种人被认为是慢代谢者(PM),1%～7%为快代谢者(UN);前者导致血药浓度升高,而后者则无法达到有效的血药浓度。在亚裔人中,PM 型比例可能偏低(在泰国、中国和日本人群中约1%,在印度为 4.8%)。

表 3-3-47　抗抑郁药对 CYP450 酶不同亚型的抑制作用

	1A2	2C9/19	2D6	3A4
TCAs	++		++	
氟西汀	++	+++	+++	+++
帕罗西汀	++	+	+++	++
氟伏沙明	+++	+++	+	+++
舍曲林	+	++	+	++
西酞普兰	+	+	+	+
文拉法辛	+	+	+	+
安非他酮	+		+	+
瑞波西汀	+		+	+
米塔扎平	+	+	+	+

注:+:轻度;++:中度;+++:重度

表 3-3-48　抗抑郁药的相互作用

抗抑郁药	相互作用类型	相互作用药物
TCAs、曲唑酮、米氮平	药效学-加重镇静	苯二氮䓬类、酒精、抗组胺药
TCAs、曲唑酮	药效动力学-加重低血压影响	哌唑嗪、抗精神病药物
TCAs	药效学-加重抗胆碱能影响	吩噻嗪类、苯托品
TCAs	药效学-增加心脏毒性	硫利达嗪、奎尼丁
TCAs	药效学-降低抗高血压影响	胍乙啶、可乐定、甲基多巴
安非他酮	药效学-增加癫痫发作	TCAs、吩噻嗪类
MAOIs	药效学-高血压危象	富含酪胺的食物、拟交感神经药

抗抑郁药	相互作用类型	相互作用药物
MAOIs、TCAs、SSRIs、SNRIs、SARIs	药效学-5-HT 综合征	5-HT 抗抑郁药、哌替啶、曲马多、右美沙芬
氟伏沙明	药代动力学-抑制 CYP1A2	TCAs、氯氮平、茶碱
氟西汀、氟伏沙明、舍曲林	药代动力学-抑制 CYP2C9（2C19）	TCAs、苯妥英钠、甲苯磺丁脲、华法林
氟西汀、帕罗西汀片、舍曲林、度洛西汀	药代动力学-抑制 CYP2D6	TCAs、氟哌啶醇、利培酮、可待因、普萘洛尔、普罗帕酮
奈法唑酮、氟伏沙明、氟西汀	药代动力学-抑制 CYP3A4	TCAs、阿普唑仑、维拉帕米、卡马西平、洛伐他汀

a. CYP450 1A2：一种和抗抑郁药代谢特别有关系的 CYP 450 酶是 1A2。某些 TCAs 类抗抑郁药是该酶的底物，尤其是仲胺类药物，如氯米帕明和丙米嗪。CYP450 1A2 使这些 TCAs 上去甲基化，但是不一定会使药物失活，此时，TCAs 上的去甲基代谢产物仍然是有活性的药物（如去甲基氯米帕明、地昔帕明和去甲替林）。

SSRIs 的氟伏沙明是 CYP450 1A2 的一种强抑制剂，因此，当氟伏沙明和其他经 1A2 酶代谢的药物合并使用时，这些药物可能就不能被有效地代谢。两种重要药物相互作用的例子是当氟伏沙明和度洛西汀或茶碱类药物联合使用时，度洛西汀或茶碱的剂量必须减少，否则其血浆浓度会升高，可能会导致发生不良反应，甚至中毒。同样的结果也可发生在和咖啡因的联合使用时。

b. CYP450 2D6：另一种对抗抑郁药重要的 CYP450 酶是 2D6。TCAs 类抗抑郁药是 2D6 的底物，该酶使药物羟化，因而使 TCAs 失活。几种 SSRIs 类抗抑郁药也是 CYP2D6 的底物，有些药物既是底物，也是抑制剂。文拉法辛是 CYP2D6 的一种重要底物，该药经 CYP2D6 转化为其活性代谢产物–去甲文拉法辛；很多抗抑郁药（如度洛西汀、帕罗西汀和 TCAs 类抗抑郁药）是 CYP2D6 的底物，但是，都被转化为无活性的代谢产物；很多抗抑郁药对 2D6 酶有不同程度的抑制作用，如帕罗西汀、氟西汀、度洛西汀是较强的阻断剂，瑞波西汀、安非他酮、氟伏沙明、舍曲林和西酞普兰是作用弱的抑制剂。

抗抑郁药抑制 2D6 酶最重要的一种药物相互作用是，当 TCAs 和 SSRIs 合并使用时，或者在 TCAs 和 SSRIs 之间进行药物转换时，升高 TCAs 的血药浓度。因为 TCAs 是 2D6 酶的底物，多种抗抑郁药（如帕罗西汀、度洛西汀）也是 2D6 酶的抑制剂（表 3-3-47），联合使用可以升高 TCAs 的浓度，甚至到中毒水平。因而,合并使用 SSRIs 和 TCAs 需要密切监测 TCAs 的血浆浓度,可能需要降低 TCAs 的剂量。

其他 2D6 酶的底物,其血浆水平可以被 2D6 酶抑制剂抗抑郁药升高,包括文拉法辛、度洛西汀和帕罗西汀,通常需要减量。但应牢记抗抑郁药的这些药物相互作用,在一种抗抑郁药治疗基础上增加另一种药物来增效或者由一种抗抑郁药换到另一种药物时,第一种抗抑郁药尚未完全清洗掉。合并使用具有 2D6 抑制作用的抗抑郁药理论上会和可待因的镇痛作用发生相互作用(因为可待因需要被 2D6 酶转化为其活性代谢产物才能起效),理论上可以增加一些 β 受体拮抗剂以及硫利哒嗪的血药浓度,可能会引起危险性的心律失常。

c. CYP450 3A4:抗抑郁药第三个重要的 CYP450 酶是 3A4。一些抗抑郁药是 3A4 酶的底物,另一些是其抑制剂。很多药物,包括一些抗抑郁药,是 3A4 酶的底物,也是几种其他代谢途径的底物。这种情况下,抑制 3A4 酶并不一定会增加这些药物的血药浓度。通常,最重要的是当 3A4 酶被抑制后,哪些药物的血浆浓度具有临床意义的增高,因此,了解哪些药物是 3A4 酶的底物,哪些药物是其抑制剂非常重要。

在精神药物中,抗精神病药匹莫齐特、抗惊厥药和心境稳定剂卡马西平、苯二氮䓬类药物阿普唑仑和三唑仑、抗焦虑药丁螺环酮都是 3A4 酶的底物。在非精神药物中,一些降脂药 HMG-CoA 还原酶抑制剂(如辛伐他汀、阿托伐他汀、洛伐他汀等)也是 3A4 酶的底物,但普伐他汀和氟伐他汀不是。

抗抑郁药氟伏沙明、氟西汀和奈法唑酮是 3A4 酶的中度抑制剂,瑞波西汀和舍曲林是弱 3A4 酶抑制剂。在非精神药物中,某些治疗人类免疫缺陷病毒感染(HIV)的蛋白酶抑制剂、某些唑类抗真菌药物(如酮康唑)和大环内酯类(如红霉素)都是强 3A4 酶抑制剂。

合并使用 3A4 抑制剂和 3A4 的底物匹莫齐特会引起匹莫齐特的血药浓度升高,可能会使 QTc 延长,并发生严重的心律失常。合并使用 3A4 酶抑制剂和卡马西平、阿普唑仑和三唑仑,可能会因为升高后者的血浆水平而引起明显的镇静作用。合并使用 3A4 酶抑制剂和一些 3A4 酶底物的降胆固醇药物(如辛伐他汀、阿托伐他汀、洛伐他汀),可能会因为升高这些药物的血药水平而增加肌肉损害和横纹肌溶解症的风险。

d. CYP450 诱导剂:药物不仅仅是 CYP450 酶的底物或抑制剂,也是诱导剂。诱导剂可以不断增加酶的活性,因为它可以诱导更多的酶合成。如抗惊厥剂和心境稳定剂卡马西平,它可以不断诱导 3A4,导致 3A4 酶的底物转化为更多的代谢产物,因此当这些药物与卡马西平合用时,必须增加其剂量;另一个 CYP450 诱导是吸烟,吸烟在抑郁障碍患者中多见,其能不断诱导 CYP1A2 酶从而降低通过此酶代谢的药物的血药浓度,比如氟西汀、帕罗西汀、氟伏沙明、TCAs,吸烟者也比非吸烟者需要更高剂量的上述药物以起到作用。

例如,卡马西平是 3A4 的底物和诱导剂,因而在长期治疗过程中,3A4 酶被诱导,卡马西平血浆水平就会降低,如果没有认识到这一点,并相应增加了卡马西平的剂量,就可能引起抗惊厥或使心境稳定的效果减弱,导致症状恶化。

还应注意,停用 CYP450 诱导剂后,对酶的诱导效应随之消失,因此,如果患者戒烟了,1A1 底物的血浆浓度将会升高。如果停用卡马西平,3A4 酶底物的血浆浓度将会升高。

(5)特殊人群的监护

1)老年人:TCAs 和 TeCAs 类抗抑郁药通常有明显的抗胆碱和心血管系统不良反应,包括视物模糊、口干、心悸、尿潴留、麻痹性肠梗阻、加重或诱发老年患者的闭角型青光眼、心脏传导阻滞等,故老年患者应慎用。SSRIs 的不良反应比TCAs 或 TeCAs 类抗抑郁药少,用于老年人的临床研究较多,安全性和有效性已有较多依据,而且服用方便,每日只需要服药 1 次,药物过量比较安全,比较适合老年人使用。这类药物的不良反应主要有恶心、呕吐、腹泻、激越、失眠、静坐不能、震颤、性功能障碍和体重减轻等。各种 SSRIs 引起的上述不良反应的严重程度和频率有所不同,如帕罗西汀、氟伏沙明具有一定的镇静作用,可在一定程度上改善睡眠;氟西汀引起失眠、激越的可能性较大,适用于伴有淡漠、白天思睡的患者。SSRIs 的有效治疗剂量分别为:氟西汀 20mg/d,帕罗西汀 10~20mg/d,舍曲林 25~50mg/d,氟伏沙明 25~50mg/d,西酞普兰 10~20mg/d。疗效欠佳者,剂量可适当增加。使用 SSRIs 时应考虑年龄相关的药代动力学改变,可能导致老年患者对抗抑郁药疗效更为敏感。因此,药物起始剂量应低,并根据推荐老年患者对药物的耐受程度,缓慢向上滴定。还需要注意这类药物对肝脏 P450 酶的影响,因为老年患者常常共患有多种躯体疾病,需要同时使用其他治疗躯体疾病的药物。相对而言,舍曲林和西酞普兰对肝脏 P450 酶的影响较小,安全性要好一些。抗抑郁药文拉法辛是 5-羟色胺和去甲肾上腺素再摄取抑制剂,其作用机制与 TCAs 类抗抑郁药有相似之处,但抗胆碱及心血管系统的不良反应相对要小,对 SSRIs 治疗无效的病例可酌情选用,不过用于老年人的临床研究比较少。新型药物还有很多,但新药一般缺乏老年人的临床研究或循证医学证据,宜谨慎选用。

2)儿童、青少年:儿童和青少年抑郁症的患病率在 1.8%~4.6%,平均每次抑郁的发作时间在 9 个月左右,大约有 50% 的儿童和青少年会出现复发。从青少年到成人的发展过程中,抑郁症有上升的趋势。儿童和青少年的抗抑郁药治疗主要还是经验用药。6 岁以内的儿童一般禁用各种抗抑郁剂。

a. 三环类抗抑郁药（TCAs）：临床上常用的 TCAs 有丙米嗪、阿米替林、多塞平、氯米帕明等。据开放性临床研究，其疗效为 60%～80%。儿童服用 TCAs 常见不良反应包括口干、便秘、视物模糊、血压升高、心电图改变。骤然停药可产生撤药症状。过量使用或误用可能会有生命危险。因此，用 TCAs 类抗抑郁剂一定要注意药物的安全性，用药前后定期检查心电图、血压、脉搏和血药水平监测，及时调整治疗计划，一次处方量不能太多，要交代家长保管好药物。由于 TCAs 的毒副作用大，除了治疗儿童遗尿症外，TCAs 不作为儿童、青少年抑郁患者的一线治疗药物，如需使用 TCAs 应从 0.5mg/kg 分 2～3 次服用起始，每 3～5 日增加 0.05mg/kg，直至 0.5～2.5mg/(kg·d)，起效时间在服药后 5～14 天。使用期间应密切监测心血管系统不良反应。此外，对有癫痫的儿童应慎用 TCAs。

b. 选择性 5-羟色胺再摄取抑制剂（SSRIs）：主要包括氟西汀、西酞普兰、帕罗西汀、舍曲林和氟伏沙明，逐渐被用于儿童抑郁症治疗。SSRIs 类抗抑郁药可有效改善患者的焦虑状态，减轻躯体症状，消除一般的紧张和警惕性增高，改善睡眠，药物安全性相对较好，而且氟西汀治疗无效者，在换用舍曲林后仍然有效。目前只有氟西汀被美国 FDA 批准用于 7 岁以上儿童重性抑郁症状的治疗（欧洲药品监督管理局 EMEA 推荐用于 8 岁以上儿童和青少年中至重度抑郁症的治疗）。舍曲林、氟伏沙明被 FDA 批准分别用于 6 岁和 8 岁以上儿童强迫症，虽没有被批准用于抑郁障碍，但来自临床成功的经验和药物已显示出对儿童的安全性，舍曲林和氟伏沙明在临床上已作为儿童和青少年抑郁障碍的一线用药。

SSRIs 常见不良反应有胃肠道症状、激动不安、排汗、头痛、静坐不能等。在应用氟西汀的过程中须注意诱发躁狂的不良反应发生，易发生于注意缺陷多动障碍、情绪不稳和伴有精神病性症状双相情感障碍儿童，有情感性障碍的家族史也是易感人群。SSRIs 的半衰期短，突然停药可引起撤药症状，甚至可在停药后6～8 周发生。此外，在应用 SSRIs 治疗儿童抑郁症时需要注意与其他药物的相互作用，以避免不良反应的发生。

抗抑郁药可以减轻青少年抑郁障碍患者的情绪及冲动攻击等行为症状，而这些是有自杀意念或行为的青少年的常见症状，也往往影响着其情绪，促使自杀行为的发生。SSRIs 药物可降低抑郁障碍患者和冲动性人格障碍的自杀意念。但抗抑郁剂治疗的初期药物可能引起自杀意念的出现或自杀风险的增加。尽管帕罗西汀对抑郁障碍效果明显，特别对焦虑性抑郁效果明显，对一些焦虑障碍如社交性焦虑、惊恐发作等是首选药物，但较早发现，该药可明显引起儿童、青少年自杀意念增加，因此，FDA 不建议帕罗西汀用于 25 岁以下的抑郁障碍患者。

西酞普兰是 SSRIs 类药物中对 5-HT 选择性最强的,具有最少的不良反应和药物相互作用,虽然 FDA 没有将该药批准用于儿童,但初步数据支持在治疗儿童、青少年抑郁与强迫的安全性和有效性,临床上医师如果有治疗的经验,可以考虑使用。西酞普兰的另一种消旋体艾司西酞普兰说明书中说明禁止用于 18 岁以下儿童的,不建议使用。

c. 其他抗抑郁药:包括曲唑酮、米安色林、安非他酮、文拉法辛等。

曲唑酮既阻滞 5-HT 与受体的结合,又选择性地抑制 5-HT 再摄取。适用于伴有焦虑、激越、睡眠障碍的抑郁症,以及对 SSRIs 不能耐受或无效的患儿。

米安色林主要是拮抗突触前 α_2 肾上腺素受体,以及增加去甲肾上腺素能的传递,还对 5-HT_2 和 H_1 受体具有阻断作用,因此除抗抑郁外,还有较强的镇静和抗焦虑作用。米安色林有引起粒细胞减少的研究报道,因此应定期监测血常规。

安非他酮有中枢兴奋作用而基本无镇静作用,抗胆碱的不良反应也很轻,比 TCAs 安全。正因为其中枢兴奋作用,因而也被用来治疗注意缺陷/多动障碍。

文拉法辛是新型抗抑郁药,与 SSRIs 有相似的效应和不良反应,最常见的不良反应包括恶心、厌食、精神紧张和成人性功能紊乱。

阿戈美拉汀是一种新型抗抑郁药,具有褪黑激素能激动剂和选择性 5-HT_{2C} 拮抗剂的双重作用,服用 25mg/d 的剂量对成人抑郁症具有良好的改善症状作用,既可以改善抑郁症状又可以改善焦虑症状,而却在该剂量下没有明显的不良反应,患者的耐受性好。

儿童抑郁症的治疗策略　19 世纪 90 年代进行的德克萨斯儿童药物治疗程式化项目(TMAP)推荐儿童抑郁症的治疗从策略上讲,分为 6 个步骤。

第一步:SSRIs。

第二步:其他 SSRIs。

第三步:不同种类的抗抑郁药(文拉法辛、奈法唑酮、丁胺苯丙胺、TCAs)治疗。

第四步:两类抗抑郁剂联合使用(TCAs+SSRIs;丁胺苯丙胺+SSRIs;奈法唑酮+SSRIs;奈法唑酮+丁胺苯丙胺;锂盐+抗抑郁剂)。

第五步:两类抗抑郁药联合使用或锂盐联合抗抑郁药。

第六步:单胺氧化酶抑制剂。

需要强调的是,基于抗抑郁药可能会对年轻成人(25 岁以下)人群自杀风险增加的研究,要求在抗抑郁药会引起自杀风险增加的警示标签中注明:患者年龄上限提高到 25 岁,并发布信息,警告抗抑郁药可能增加儿童、青少年以及 25 岁以下成年人自杀的风险(包括自杀意念和自杀行为),尤其是在治疗初期以及增加用药剂量期间。提醒医护人员、患者家属以及看护人应加强患者日常行为的监测,在医师的指导下正确使用这类药品。

3)妊娠期:没有明确的指南针对妊娠期抗抑郁症患者的治疗,妊娠期使用或避免使用的抗抑郁药的风险见表 3-3-49。

表 3-3-49　妊娠期使用或避免使用的抗抑郁药的风险

如果治疗可能发生的风险	如果不治疗可能发生的风险
先天性心脏畸形(尤其是妊娠前 3 个月使用,帕罗西汀)	抑郁障碍复发 由于未使用抗抑郁药可能增加自杀风险
新生儿持续肺性高血压(后 3 个月,SSRIs)	自我料理能力下降
新生儿戒断症状(后 3 个月,SSRIs)	进行产前保健的动机降低
早熟,低出生体重	母体-胎儿依恋关系破坏
长期神经发育异常	低出生体重、未治疗抑郁障碍患者胎儿发育延迟
由于使用抗抑郁药增加自杀风险(最大年龄到 25 岁)	自伤 伤害胎儿
使用抗抑郁药的医疗法律风险	不使用抗抑郁药的医疗法律风险

针对妊娠期患者抗抑郁药的治疗策略,给医师最好的建议是个体化评估每例患者治疗对胎儿与母亲的风险和收益。如既往无抑郁症病史,妊娠前 3 个月出现轻度抑郁,应首选非药物治疗;曾有轻至中度单次抑郁发作史,目前在服用抗抑郁药病情稳定,已孕或想怀孕者,应试行减药或停药,此时心理治疗可能有效。轻至中度抑郁症患者需要继续治疗,如既往用 SSRIs 有效,现准备怀孕或已怀孕,应选择半衰期较短的药物,如帕罗西汀、舍曲林等,在确定妊娠后立即停药,药物及其代谢产物可以在胎盘循环建立之前被快速清除;如有中至重度抑郁症状(如自杀、精神病性症状、拒食等),或妊娠前 3 个月后症状仍持续存在,宜用药物治疗;若有中至重度抑郁症状反复发作,并曾有多次停药后病情复发或波动病史,而目前患者试图怀孕时,宜持续使用抗抑郁剂治疗。目前的研究认为除 MAOIs 外(因怀孕后暴露于反苯环丙胺或苯乙胺有较高的胎儿先天畸形发生率),其他抗抑郁药致畸风险相对较小。TCAs 中以去甲替林较好,SSRIs 中可选用氟西汀等。

FDA 对 5 种常用 SSRIs 的妊娠安全性分级均为 C 级,故对孕妇使用应慎用。妊娠期应用 TCAs 虽然是安全的,但多数抑郁症患者倾向选择氟西汀等 SSRIs。一般认为 SSRIs 对胎儿相对来说较安全,不增加先天性畸形的发生率。

安非他酮可致新生儿在出生后数小时出现粗大震颤和阵挛性发作。如既往用氯米帕明有效,妊娠期也可选用,该药能加重妊娠期直立性低血压。

4)哺乳期:产后如何服用抗抑郁药? 产后是女性发生抑郁障碍的高危期,是否抑郁母亲应该避免抗抑郁药治疗,以防胎儿接触到抗抑郁药? 曾抑郁障碍的母亲现在处于缓解期,如何权衡停药复发风险和服药对胎儿的风险? 这些问题没有固定的指南,风险/收益比必须个体化评估,并考虑母亲不服药的复发风险(考虑患者个体和家族情感障碍病史)和母亲不哺乳对母婴依恋关系的影响。如果不哺乳,则考虑对胎儿的影响;既往有产后抑郁发作史的女性,如果产后不服用抗抑郁药,妊娠后抑郁障碍的复发风险高达 67%,如果产后服用抗抑郁药,抑郁障碍的复发风险只有十分之一。所以需要做的决定是是否哺乳,而不是母亲是否需要治疗。目前儿童人工喂养条件很好,用人工喂养,既不会影响孩子的发育,也可让母亲放心服药。

重症抑郁患者可首选 TCAs(氯米帕明、去甲替林),SSRIs 中的氟西汀、帕罗西汀、舍曲林有较多研究报道,均相对安全。不要因为乳汁中的药物浓度比血液中的低很多,而不考虑药物对婴儿的影响。

TCAs 中氯米帕明是被美国儿科学会列为唯一适于母乳喂养的抗抑郁药,此外,研究报道通过乳汁接触阿米替林、丙米嗪、氯米帕明的婴儿也无不良反应报告,但仍需要根据患者的病情做出决定。在通过乳汁接触氟西汀的婴儿中所报道的不良反应为过度哭闹、睡眠减少、呕吐和腹泻,均在停止哺乳后消失。

5)心脏病患者:首选已知对心脏不良反应小的药物,如新型的抗抑郁药。尽量避免使用强抗胆碱能作用药物及对肾上腺素能受体作用强的药物。用药剂量应尽可能减低,监测心电图等。

6)肝、肾功能不全患者:对于肝、肾功能不全患者需慎用抗抑郁剂,使用时应当剂量减半,并延长给药间期。

(6)治疗浓度监测:测定药物血浆水平,可预测达到适宜血浆水平的日需量,可增加用药的安全性,但我国目前尚不能常规测定。对于 TCAs 来说,常规的调整剂量方式包括小剂量滴定,从小的起始剂量至一个相对宽松的常规剂量范围,而一些 TCAs 的优势在于血浆浓度水平可用于指导药物剂量来调整,尤其是有明确治疗血浆浓度范围的药物,包括去甲替林(50～150ng/ml),地昔帕明(150～250ng/ml),阿米替林(75～175ng/ml),丙米嗪(200～300ng/ml)。

3. 治疗后的监护

(1)自杀风险:自杀是抑郁障碍患者过早死亡的首要原因,约 50%的患者在一生中曾有自杀意愿,自杀风险与心境障碍相近,是普通人群的10倍。相关危险因素包括:抑郁、社会隔离、绝望感和对自身高期望值的挫折和失败感。自杀常表现为一种严重慢性疾病的反应,自知力水平越高或对自身疾病认识越多可能增加自杀风险。通常TCAs尽可能避免使用在有自杀观念的抑郁患者。

2004年3月,FDA就儿童和成年患者使用的新型抗抑郁症药(安非他酮、西酞普兰、氟西汀、度洛西汀、氟伏沙明、米氮平、奈法唑酮、帕罗西汀、舍曲林、艾司西酞普兰以及文拉法辛)会导致抑郁症自杀风险增加的问题发布了公众健康警告。建议在所有接受抑郁药治疗的患者中应密切关注其自杀的风险,尤其是在治疗初期以及药物剂量增加期间。

(2)中毒过量:TCAs过量中毒危害最大,该类抗抑郁药对心脏有奎尼丁样作用,使其过量时毒性更强。其平均致死剂量在年轻成人仅为30mg/kg,通常少于1个月的累积量,尤其是老人和儿童。TCAs过量中毒的临床表现主要为神经、心血管和外周抗胆碱能症状(与阿托品中毒症状相似),昏迷、痉挛发作、心律失常,还可有兴奋、谵妄、躁动、高热、肠麻痹、瞳孔扩大、肌痉挛和强直,反射亢进、低血压、呼吸抑制、心搏骤停而死亡。处理方法:包括支持治疗和对症治疗,如发生中毒,可试用毒扁豆碱缓解抗胆碱能作用,每0.5～1小时重复给药1～2mg。及时洗胃、输液、利尿、保持呼吸道通畅、吸氧等支持疗法。积极处理心律失常,可用利多卡因、普萘洛尔和苯妥英钠等。控制癫痫发作,可用苯妥英钠0.25g肌内注射或地西泮10～20mg缓慢静注。由于TCAs在胃内排空迟缓,故即使服用6小时以后,洗胃措施仍有必要。

使用MAOIs类抗抑郁剂吗氯贝胺过量的表现:用药过量经过约12小时的潜伏期,迅速出现中枢神经系统兴奋症状,表现为激动不安、出汗、心动过速、肌强直、反射亢进、谵妄以及高血压和高热等。一般体温高达40℃以上,舒张压超过120mmHg时,可有剧烈头痛、呕吐、视神经水肿和癫痫发作等高血压脑病征象。少数患者有低血压、呼吸抑制及出血倾向。药物过量的处理:及时洗胃,清除胃内药物。输液,并用渗透性利尿药强迫利尿。还可输入大量维生素C酸化尿液,有利于加速药物的排泄。视病情给予对症治疗和支持治疗。值得注意的是吗氯贝胺与其他中枢神经激动药同服过量时,有生命危险。

使用安非他酮,成人过量服用300mg缓释片后可立刻出现呕吐、恶心、视物模糊、头晕、思维混乱、昏睡、神经过敏等症状,服用9000mg的普通片和300mg反苯环丙胺可出现癫痫发作,但无后遗症。处理方法:无特异解毒药,在治疗过程中应采取各种对症处理和支持疗法。建议在过量服用后48小时内进行密切的心电监护,保持呼吸道通畅、给氧,必要时可在保持气道通畅的前提下洗胃,不推荐诱吐。可使用活性炭。癫痫发作时可给予苯二氮䓬类药物。目前尚无进行强迫利尿、透析、换血的报道。

其他新型抗抑郁剂过量服用一般属于非致命性的,但可能导致心电图变化,如 QT 间期延长、束支传导阻滞、QRS 延长、窦性或室性心动过速、心动过缓、低血压、从嗜睡到昏迷意识状态改变、5-HT 综合征和抽搐发作。在上市后的用药经验中,报道了许多致命性的药物过量问题,都是由于和其他药物或酒精合用所致。处理方法:无特效解毒药,按抗抑郁剂过量的常规方法治疗。可使用活性炭、催吐、洗胃等。

对于用药过量的处理,关键在于预防,如 TCAs 一次门诊处方量不宜超过两周,并嘱咐家人妥善保管。治疗中应提高警惕,及早发现和积极治疗。

(三) 用药宣教

1. 针对患者

(1)治疗前向患者阐明抗抑郁症药物治疗的获益与风险,解释药物的性质、作用和可能发生的不良反应及对策,争取他们的主动配合,能遵医嘱按时按量服药,以提高对治疗方案的依从性。

(2)鼓励患者每年进行眼科检查;每 3 个月监测血常规、催乳素水平、空腹血糖、糖化血红蛋白和血脂;每月监测心电图情况,体重与基准数据进行比较。对于糖尿病高危及体重增加的患者,要更经常监测体重增加。使用文拉法辛的患者还需监测血压情况。

(3)鼓励健康的生活方式,包括消除或减少物质滥用和吸烟,限制酒类的饮用和严禁过量饮酒,适量运动。

(4)多做有意义的事情以分散精力,转移对疾病的注意力,情绪抑郁时避免做重大决定。

(5)维生素 B 族可以帮助减轻抑郁,但需要在医师和(或)药师的指导下用药。

(6)当抑郁逼近时,发泄途径有许多,如大哭一场、尽情流泪或者找朋友和家人倾诉。

(7)当自杀念头出现时,尽量告诉他人防止自己做出伤害自己的行为。

2. 针对患者家属及其监护人

(1)对于有可能藏药或拒绝服药的患者,指导患者家属及其监护人要严加监督,掌握患者实际的服药剂量,确保治疗的有效性。也可以在医师和(或)药师的指导下使用长效针剂治疗也是针对患者藏药或拒绝服药的有效方法。

(2)注意药物的起效时间。SSRIs 等新型抗抑郁药不能迅速产生临床疗效,躯体症状如睡眠、食欲及精力,可以在治疗一周左右有所改善,需要 2~4 周的时间可以看到抑郁症情绪状态(如悲伤及快感缺失)的改善,而且通常需要长达

6～8周的治疗后,才能看到抗抑郁治疗的全部效果。

(3)注意正确的服药时间。对于不同患者,应根据具体情况和实际需求在剂量和服药安排上保持相对灵活性。

(4)告知患者家属及其监护人药物常见不良反应的临床表现,应将患者的这些情况记录下来,以便复诊时向医师和(或)药师介绍,供合理用药参考。

(5)由于许多非处方药含有拟交感神经成分,临床药师应告知患者在使用OTC时或其他专科用药之前,应该向医师和(或)药师咨询后再使用这些药物。

(6)5-HT综合征的特点是意识模糊、烦躁不安、发热、肌肉异常运动、反射亢进、出汗、腹泻和颤抖。高血压危象的临床表现为血压急剧升高、枕部头痛、颈部僵硬及疼痛、恶心、呕吐及出汗。如发生上述情况,需立即就医。

(7)用药期间不宜驾驶车辆、操作机械或高空作业。

3. 针对护理人员

(1)宣教正确的服药方法,如缓控释制剂。

(2)常见不良反应的症状观察及处理方案。

(3)严重不良反应的症状观察及处理方法。

思考题

1. 举例说明不同类型抑郁障碍,如伴明显激越的抑郁障碍、伴强迫症状的抑郁障碍、精神病性症状的抑郁障碍的治疗原则及药物选择。

2. 举例说明并发躯体疾病的抑郁障碍,如伴发心血管疾病、伴发癌症、伴发神经系统疾病、伴发糖尿病、伴发精神分裂症的抑郁障碍时的治疗原则及药物选择。

3. 简述抗抑郁障碍药物的常见不良反应。

4. 简述抗抑郁障碍药物对CYP450酶不同亚型的抑制作用。

5. 简述抗抑郁障碍药物治疗的监护要点。

【推荐参阅指南/书籍】

1. 美国精神医学学会. 精神障碍诊断与统计手册. 第5版. 北京:北京大学医学出版社,2014.

2. 江开达. 抑郁障碍防治指南. 北京:北京大学医学出版社,2007.

3. 中华医学会. 临床诊疗指南·精神病学分册. 北京:人民卫生出版社,2006.

4. 王维治. 神经病学. 第2版. 北京:人民卫生出版社,2013.

5. 江开达. 精神药理学. 第2版. 北京:人民卫生出版社,2011.

6. 沈渔邨. 精神病学. 第5版. 北京:人民卫生出版社,2010.

7. Stahl SM. 精神药理学精要·神经科学基础与临床应用. 第3版. 司天梅,黄继忠,于欣译.

北京：北京大学医学出版社，2011.

8. 王晓慧，李清亚. 最新精神疾病用药. 北京：人民军医出版社，2010.

9. Marie A，Chisholm-Burns，神经精神疾病治疗原理与实践. 第 2 版. 任歆译. 北京：人民军医出版社，2013.

参 考 文 献

［1］Anderson I. Selective serotonin reuptake inhibitors versus tricyclic antidepressants：a meta-analysis of efficacy and tolerability. J Affect Disord，2000，58：19-36.

［2］Holm KJ，Markham A. A review of its use in major depression. Drugs，1999，57（4）：607-631.

［3］Otto Benkert，Armin Szegedi，Michael Philipp. et al. Mirtazapine Orally Disintegrating Tablets Versus Venlafaxine Extended Release. J Clin Psychopharmacol，2006，26：75-78.

［4］George I，Papakostas，Maurizio Fava. A meta-analysis of clinical trials comparing the serotonin（5-HT）-2 receptor antagonists trazodone and nefazodone with selective serotonin reuptake inhibitors for the treatment of major depressive disorder. European Psychiatry，2007，22：444-447.

［5］刘燕，高哲石. 瑞波西汀-新型选择性去甲肾上腺素再摄取抑制剂. 上海精神医学，2001，新 13 卷（2）：103-105.

［6］Bridge JA，Iyengar S，Salary CB，et al. Clinical response and risk for reported suicidal ideation and suicide attempts in pediatric antidepressant treatment：a meta-analysis of randomized controlled trials. JAMA，2007，297（15）：1683-96.

［7］Francesco Gambi，Domenico De Berardis，Daniela Campanella，et al. Mirtazapine treatment of Genralized Anxiety Disorder：a fixed dose，open label study. J Psychopharmacol，2005，19：483-487.

第三节　双相情感障碍治疗药物实践技能

学习要点

1. 掌握双相情感障碍治疗原则。

2. 掌握双相情感障碍药物治疗策略及一线用药，包括合理的剂量、预期的治疗效果、潜在的不良反应以及重要的药物间相互作用。

3. 掌握心境稳定剂的药物特点。

4. 掌握评估心境稳定剂的疗效和不良反应监测及评价方法。

5. 掌握锂盐、丙戊酸盐药物过量的处理措施。

6. 掌握特殊人群(包括老年人、青少年、孕产妇、哺乳期妇女等)用药。

7. 掌握对双相情感障碍患者针对其疾病、有效的药物治疗及依从性的宣教策略。

对于双相情感障碍的治疗目前已经获得共识,应当早期识别、及时治疗,全病程治疗不仅能改善患者急性患病期的痛苦,还能改善患者远期预后。在双相情感障碍的治疗中应特别注意不要加速由抑郁向躁狂状态或由躁狂向抑郁状态的转化。因为这种转化可能会最终导致双相循环的加快,使治疗更加棘手,疗效也更差。

心境稳定剂,既往称为抗躁狂药,除抗躁狂作用外,对双相情感障碍尚有稳定情绪和预防复发作用,故又称为情感稳定剂。属于这一类的主要有碳酸锂和抗癫痫药卡马西平、丙戊酸盐以及新近开发的拉莫三嗪、托吡酯。锂盐尚可用于治疗抑郁,卡马西平和丙戊酸盐的抗抑郁作用未获公认。

一、双相情感障碍药物治疗原则及策略

(一) 双相情感障碍药物治疗原则

1. 首先使用最安全有效的药物,以心境稳定剂为主。

2. 根据病情需要,及时联合用药。药物联用的方式有两种心境稳定剂联用,心境稳定剂加抗精神病药或苯二氮䓬类药物、心境稳定剂加抗抑郁药。在联合用药时,要了解药物对代谢酶的诱导或抑制产生的药物相互作用。

3. 定期监测血药物浓度,评估疗效及不良反应。由于锂盐的治疗指数低,治疗量和中毒量接近,应对血锂浓度进行动态监测。卡马西平或丙戊酸盐治疗躁狂也应达到抗癫痫的血药浓度水平。取血时间应在末次服药后 12 小时(如次日晨),以测定谷血药浓度为标准。

4. 一种药物疗效不佳,可换用或加用另一种药物。要判断一种心境稳定剂无效,应排除依从性差和血药浓度过低等因素,且用药时间应大于 3 周。如排除以上因素仍无效,可换用或加用另一种心境稳定剂。

(二) 双相情感障碍药物治疗策略

1. 双相 I 型的急性躁狂及混合性发作,双相 II 型的轻躁狂发作 治疗流程见图 3-3-10。

图 3-3-10 所示治疗流程适用于已确诊的双相 I 型中急性躁狂发作或混合性发作及双相 II 型中的轻躁狂发作。在第 1 步骤中设三个治疗方案,以心境稳定剂(包括某些非典型抗精神病药)单药治疗为主。由于锂盐对躁狂及轻躁狂治疗效果好,故由第(1)方案开始治疗;而混合性发作对锂盐反应差,故由第(2)方案

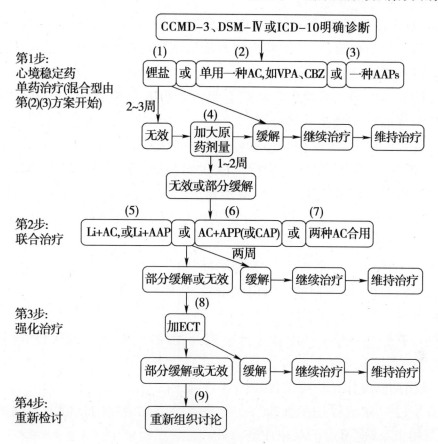

图 3-3-10 双相Ⅰ型的急性躁狂及混合性发作,双相Ⅱ型的轻躁狂发作治疗流程图

注 Li:碳酸锂;AC:抗癫痫药;CBZ:卡马西平;VPA:丙戊酸盐;CAPs:第一代抗精神病药;AAPs:第二代抗精神病药类;ECT:电休克治疗

开始,可选用丙戊酸(VPA)、卡马西平(CBZ)。由于躁狂及混合性发作可伴有过分兴奋、暴力行为及精神病性症状,宜直接采用第(3)方案,使用抗精神病药如非典型抗精神病药物中的奥氮平。某些非典型抗精神病药具有心境稳定作用,且可用于维持治疗。

若兴奋症状突出,也可在方案(1)、(2)或(3)中临时加用苯二氮䓬类,如氯硝西泮口服或肌内注射,控制症状后逐渐停用。一般情况下,各方案中所用药物均应在患者可以耐受的条件下尽快达到有效治疗剂量。如经 2~3 周治疗无明显效果,应将该药加至最大治疗剂量。经上述治疗,多数患者可逐渐缓解,尤其是轻躁狂患者。若加大剂量两周后仍无明显效果,经检查如无治疗方案以外因素影响疗效,则应转入第 2 步,选择适当方案继续治疗。

第 2 步骤是采用联合治疗策略。一般继续沿用第 1 步骤所选择的方案加用另一种药物(包括典型抗精神病药)进行联合治疗。因典型抗精神病药不良反应较为突出,且可能促进抑郁的形成,因此原则上以合用非典型抗精神病药物为宜。但如迫于其他原因,也可短期应用典型抗精神病药物,建议在症状缓解后逐渐停用,然后以心境稳定剂维持治疗。联合用药时,应注意药物相互作用对药效和安全性的影响。绝大多数患者经联合治疗可以充分缓解,但也有极少数患者联合治疗两周后仍无效或仅部分缓解。此时,其总疗程已达 6～8 周,管理难度和医疗意外风险增大,应尽快采用更积极的手段加强治疗。

第 3 步骤是加用 ECT 强化治疗。ECT 可每周治疗 3 次,一般多在 6 次以内达到完全缓解。以后可以用第 2 步中药物进行维持治疗。临床上,严重兴奋状态可能导致严重后果,为尽快控制症状,也可以在治疗的第 1、第 2 步便施行 ECT。

如果经上述治疗仍无效的个别病例,应组织专家会诊,分析治疗无效的原因,给予妥善处理。经药物治疗病情缓解者,应继续原治疗方案 2～3 个月,以防复燃。然后给予维持治疗以防复发。

此期可在密切观察下适当减少药量或药物品种,但仍以包括心境稳定剂的联合治疗为宜,因联合治疗较单药预防复发效果更好。

2. 双相抑郁发作 治疗流程见图 3-3-11。

图 3-3-11 所示流程是在患者已接受心境稳定剂治疗的基础上开始的,主要适用于双相Ⅰ型,也可用于双相Ⅱ型。

若过去无快速循环发作、且轻躁狂症状对社会功能无显著影响,则本次抑郁发作可在密切观察下不用心境稳定剂而单用 SSRIs 类抗抑郁药或丁胺苯丙酮。抗抑郁药可用于急性期及维持期治疗。如患者不愿出现轻躁狂状态,应仍按双相Ⅰ型处理。

在双相Ⅰ型抑郁发作治疗的第 1 步,应避免使用抗抑郁药,以免诱转躁或使发作变频,或转为快速循环发作。原心境稳定剂不能预防抑郁发作时,可首先考虑用锂盐(加用或加大原用锂盐剂量)。方案(2)是使用拉莫三嗪。拉莫三嗪为新型抗癫痫剂,同时又是一种候选的心境稳定剂,对双相情感障碍抑郁发作有效。当患者有木僵状态、拒食或严重自杀观念或企图者,应及时给予 ECT。

经第 1 步治疗无明显反应者,若心境稳定剂剂量或血药浓度达到了有效范围,则可转入第 2 步,加用抗抑郁药。药物选择应以选用转躁危险最小者为原则,依次为:丁胺苯丙酮、SSRIs、SNRIs、TCAs。应尽量避免使用转躁作用较为明显的 TCAs。如常规有效剂量不能取得疗效,可加大抗抑郁剂剂量。

前两步骤治疗反应仍不见疗效者,于第Ⅲ步骤中可考虑换用另一种抗抑郁药(方案 6)。可以选另一种不同化学结构的药物,也可以选用作用机制不同的同类药物。方案(7)是加用抗抑郁增效剂(利培酮、奥氮平、甲状腺素、丁螺环酮、

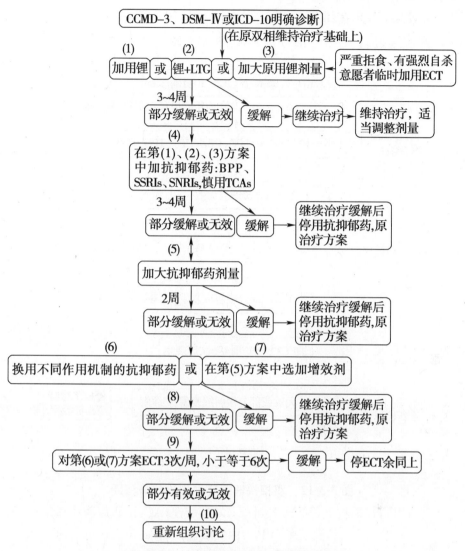

图 3-3-11　双相抑郁发作治疗流程图

注:LTG:拉莫三嗪,BPP:丁胺苯丙酮,SSRIs:5-羟色胺再摄取抑制剂,
SNRIs:5-羟色胺和去甲肾上腺素再摄取抑制剂,TCAs:三环类
抗抑郁剂,ECT:电休克治疗

吲哚洛尔、钙通道阻断剂等)。

　　上述三步仍无效时,可在原治疗基础上使用 ECT。如使用抽搐性 ECT,应注意排除禁忌证,并停用可能对心血管系统有不良影响的药物。ECT 对抑郁有良好的效果,为了尽快控制症状、缩短疗程也可以在治疗早期(第Ⅰ、Ⅱ步骤)使用。

　　在第 4 步中,如 ECT 治疗 4～6 次仍无效,应组织专家重新进行临床讨论。

　　症状完全缓解后,如仍在使用抗抑郁剂,则应逐渐停用,以心境稳定剂进行维持治疗。由于双相情感障碍的自杀企图率可高达 25%～50%,而锂盐有良好的预防自杀效果,因此在维持治疗联用中锂盐是很重要的。

3. 双相快速循环发作 治疗流程见图 3-3-12。

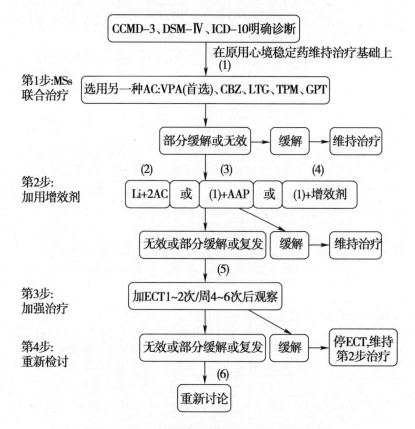

图 3-3-12 双相快速循环发作治疗流程图

注:GPT:加巴喷丁;TPM:托吡酯;Li:碳酸锂;AC:抗癫痫药;CBZ:卡
马西平;LTG:拉莫三嗪;VPA:丙戊酸盐;AAPs:第二代抗精神病
药类;ECT:电休克治疗

快速循环(Rc)病程如为抗抑郁治疗所促发,应立即停用抗抑郁药。如已用
锂盐,由于锂盐单用对 Rc 疗效差(<25%),可改用或加用一种 AC 药。如原已
使用一种 AC,可增大剂量继续观察。在治疗的第 1 步骤,一般主张 AC 类联合
用药。每一步骤除针对 Rc 的急性发作外,更主要是阻断其频繁发作。

对双相 Rc 的抑郁发作,原则上不能使用抗抑郁药。但对双相 Ⅱ 型抑郁发
作,若既往抑郁发作平均持续时间超过 4 周,则可以在足够心境稳定剂治疗的基
础上,加用抗抑郁药(BPP 或 SSRIs),缓解后即逐渐停药。但最合理的方案是加
用 LTG。

如第 1 步骤治疗方案不能阻止发作,应转入第 2 步骤。此时,应采用多种心
境稳定剂联合治疗,或在(1)方案中加用一种非典型抗精神病药,或加用其他增

效剂(可首选甲状腺素),以阻断其频繁发作。粗制甲状腺素 80mg/d(分两次服),使用期间应注意安静状态下,脉搏宜控制在 130 次/分以内。

当第 2 步骤治疗无明显效果或仍反复发作,应考虑转入第 3 步骤,给予 ECT。若目的在于阻断发作,可将 ECT 的间隔时间拉长,如每周 1～2 次,经 4～6 次治疗后可暂停治疗,观察阻断发作的效果,同时继续维持第 2 步骤中的药物治疗。

由于 R_C 发作频繁,临床上不必设巩固治疗期,治疗有效后即可转入维持治疗期。

如经上述治疗步骤均不能阻断发作,应由专家会诊,分析治疗无效的原因,制定新的方案。

药物治疗之前或用药初期,应进行全面体格检查,包括血液和尿液、肝肾功能和甲状腺功能等检查。药物选择应结合症状特点、双相的发作类型、躯体状态、年龄、过去治疗反应、不良反应、药物相互作用及经济状况来考虑。各类型双相情感障碍一线、二线用药见表 3-3-50。

表 3-3-50　各类型双相情感障碍一线、二线用药

疾病类型	一线用药	二线用药
对双相情感障碍Ⅰ型急性躁狂或双相Ⅱ型轻躁狂发作	锂盐	丙戊酸盐或卡马西平,或在锂盐的基础上加用丙戊酸盐或卡马西平
快速循环发作或混合性发作	丙戊酸盐或卡马西平	与候选的心境稳定剂联合用药治疗
双相抑郁障碍	拉莫三嗪	必要时也可短期合用抗抑郁药
难治性病例	联合应用锂盐和丙戊酸盐或卡马西平	在原治疗基础上加用候选的心境稳定剂,或根据情况加用增效剂

二、双相情感障碍治疗药物特点和监护要点

(一)双相情感障碍治疗药物特点

1. 心境稳定剂　心境稳定剂是指对躁狂或抑郁发作具有治疗和预防复发的作用,且不会引起躁狂或抑郁转相或导致发作变频的药物。目前,比较公认的心境稳定剂包括碳酸锂及抗癫痫药丙戊酸盐、卡马西平。在此重点介绍常用心境稳定剂。

由于常规心境稳定剂在疗效与不良反应方面存在一定局限性,一些新的抗癫痫药被试用于双相情感障碍,已有临床研究显示一些抗癫痫药,如拉莫三嗪、托吡酯、加巴喷丁,具有稳定心境的作用,在常规心境稳定剂疗效不好时,目前可

以考虑换用或加用。

(1)丙戊酸盐:丙戊酸盐用于治疗双相情感障碍的躁狂发作,特别是快速循环发作及混合性发作效果较好,对双相情感障碍有预防复发的作用。在美国,丙戊酸盐与碳酸锂一样,是目前使用最为普遍的心境稳定剂。疗效与碳酸锂相仿,对碳酸锂反应不佳或不能耐受的患者是较为理想的替换药物。

(2)卡马西平:卡马西平用于急性躁狂发作的治疗,适用于碳酸锂治疗无效,或快速循环发作或混合性发作患者,并可预防双相情感障碍的复发。该药也可与碳酸锂合用,但剂量要相应减小。

(3)奥卡西平:奥卡西平是卡马西平的 10-酮基的结构类似物。20 世纪 80 年代在欧洲用于治疗癫痫部分发作,其后用于治疗双相情感障碍。它是一种前体药,在体内大部分(70%)被代谢为有活性的 10-羟基代谢物(MHD),它与原药具有同样的药理活性,均为钠通道阻断剂,且具有相同的临床效能。奥卡西平对难治性双相情感障碍也有一定效果。

(4)拉莫三嗪:拉莫三嗪为抗癫痫药,目前认为是一种新型心境稳定剂。研究发现 LTG 对双相抑郁患者有抗抑郁作用而不增加转躁率、能预防或减少双相情感障碍患者的复发、延长心境稳定期、对抑郁相复发的预防优于躁狂相、对双相 Ⅱ 型疗效优于双相 Ⅰ 型,对躁狂的治疗及预防作用不及锂盐。主要用于双相抑郁急性期治疗、双相情感障碍患者维持期治疗。维持期治疗主要针对双相 Ⅱ 型患者、抑郁发作多且严重的双相 Ⅰ 型患者。对于躁狂急性期、躁狂发作多且严重的患者维持治疗期,不宜单用 LTG 作为心境稳定剂。LTG 对单项抑郁无效。

(5)加巴喷丁:加巴喷丁对双相躁狂发作具有治疗作用。如患者对常用心境稳定剂缺乏疗效时可加用本品。

双相情感障碍常用治疗药物适应证及作用机制见表 3-3-51。

表 3-3-51　双相情感障碍常用治疗药物适应证及作用机制

药物类别	药物名称	日剂量 mg/d	适应证	作用机制	说明
常用心境稳定剂	锂盐	600～2000mg	躁狂发作首选药,对轻症躁狂比重症躁狂效果好,对躁狂发作比混合性发作或分裂情感性障碍好	抑制脑内去甲肾上腺素(NE)和多巴胺(DA)释放,促进突触间隙 NE 再摄取,增加其转化和灭活;促进 5-羟色胺合成和释放	血锂浓度维持在 0.8～1.2mmol/L,孕妇禁用,排钠利尿剂及大量出汗可增加锂盐的毒性,严重锂中毒可引起昏迷和死亡

药物类别	药物名称	日剂量mg/d	适应证	作用机制	说明
常用心境稳定剂	丙戊酸盐	400～1200mg	躁狂发作,特别是快速循环发作及混合性发作效果较好	增加脑内或突触的 γ-氨基丁酸(GA-BA)水平;钙通道阻滞药;抑制 Na^+ 通道	肝肾疾病患者禁用和慎用,监测肝功能,治疗血药浓度为 50～100μg/ml
	卡马西平	500～1200mg	躁狂发作,适用于碳酸锂治疗无效,或快速循环发作或混合性发作	电压依赖性钠通道阻滞药;钙通道阻滞药;增强中枢的去甲肾上腺素能神经的活性;促进抗利尿激素(ADH)的分泌或提高效应器对 ADH 的敏感性。	治疗血药浓度为8～12μg/ml,应监测血象、肝脏、心脏情况,本身有酶诱导和抑制作用,有多种药物相互作用
候选心境稳定剂	拉莫三嗪	50～500mg	双相抑郁急性期治疗、双相情感障碍患者维持期治疗;维持期治疗主要针对双相Ⅱ型患者、抑郁发作多且严重的双相Ⅰ型患者	电压依赖性钠通道阻滞药;钙通道阻滞药;增加脑内或突触的 γ-氨基丁酸(GABA)水平;抑制病理性谷氨酸释放,也抑制谷氨酸诱发的动作电位爆发	小剂量开始缓慢加量,丙戊酸可增加本药浓度,用于治疗难治性抑郁和快速循环发作
	托吡酯	25～400mg	新的抗癫痫药。一些联合治疗的开放研究证实托吡酯具有抗躁狂作用	电压依赖性钠通道阻滞药;增加 γ-氨基丁酸(GABA)激活 GABAA 受体的频率,加强氯离子内流;降低谷氨酸 AMPA 受体的活性;钙通道阻滞药	在其他药物引起体重增加不良反应时常作为辅助用药

续表

药物类别	药物名称	日剂量 mg/d	适应证	作用机制	说明
候选心境稳定剂	加巴喷丁	800~2400mg	双相躁狂发作,如患者对常用心境稳定剂缺乏疗效时可加用本品	钙通道阻滞药	可用于疼痛、焦虑、失眠

抗癫痫药治疗双相情感障碍的效应见表 3-3-52。

表 3-3-52 抗癫痫药治疗双相情感障碍的效应

	丙戊酸钠	卡马西平	奥卡西平	拉莫三嗪	托吡酯	加巴喷丁
典型躁狂	+++	+++	+	−	−	−
混合性躁狂	+++	++	−	−	−	−
双相抑郁	+	+	−	++	+	−
快速循环双相Ⅰ型	++	+/−	−	+	−	−
快速循环双相Ⅱ型	+	+/−	−	++	−	−
预防	++	+	−	+++	+/−	−

注:+++:反复有对照资料支持有效;++:对照资料支持有效;+:有限对照资料支持有效;+/−:较少对照资料支持有效;−:无资料支持有效或资料不支持

2. 苯二氮䓬类 苯二氮䓬类药物中的劳拉西泮(罗拉)和氯硝西泮具有抗躁狂作用,两药有起效快和作用时间较短的特点,并能注射给药。临床上在躁狂发作治疗的早期阶段,常与心境稳定剂短暂联合使用,以控制兴奋、激惹、攻击等急性症状,在心境稳定剂的疗效产生后即可停止使用。这些药物并不属于心境稳定剂,不能预防复发,且长期使用可能出现药物依赖(见抑郁障碍)。

3. 典型抗精神病药物 对于具有兴奋、激惹、攻击或精神病性症状的急性躁狂或混合性发作患者,及伴有精神病性症状的抑郁发作患者,也可在治疗早期阶段短期联用心境稳定剂与典型抗精神病药。典型抗精神病药中的氯丙嗪和氟哌啶醇能较快地控制躁狂发作的精神运动性兴奋,且效果较好。治疗剂量应视病情严重程度及药物不良反应而定。非典型抗精神病药物中的氯氮平、奥氮平、利培酮、喹硫平也可能具有抗躁狂和抗抑郁的心境稳定作用,在双相情感障碍躁狂发作的急性期治疗阶段,可作为补充或辅助治疗措施与常规心境稳定剂联合使用。此外,对伴有精神病性症状时,可以临时选择联用本类药物(见精神分裂症）。

4. 增效剂　对于难治性双相情感障碍患者,特别是难治性双相快速循环发作患者,候选的心境稳定剂、钙通道拮抗剂(维拉帕米和尼莫地平)、甲状腺激素(三碘甲状腺原氨酸和四碘甲状腺原氨酸,或国产粗制甲状腺素)、5-HT_{1A}受体激动剂(如丁螺环酮、吲哚洛尔)等,可考虑作为增效剂与心境稳定剂联合试用。

5. 抗抑郁药　常用治疗双相情感障碍的抗抑郁剂有丁胺苯丙酮、氟西汀、帕罗西汀、舍曲林、西酞普兰、氟伏沙明(见抑郁障碍)。

(二) 双相情感障碍药物治疗的监护要点

1. 治疗前监护　患者使用抗精神病药物之前,需常规监测患者的健康状况。详细了解患者的个人或家族史,内容包括患者是否肥胖、是否存在糖尿病、血脂异常、高血压或其他心血管疾病。了解患者的用药史,以及目前服用的药物情况。了解患者的药物、食物过敏史,如果存在着药物不良反应史,需详细了解不良反应的表现。对患者的体重、腰围、血压、空腹血糖、空腹血脂进行基线测定。以便于与使用抗精神病药物后作比较。

2. 治疗过程中的监护

(1)疗效监护:锂盐是治疗躁狂发作的首选药物,总有效率约70%,但起效较慢,需要持续用药2~3周的时间才能显效。锂盐对躁狂和抑郁的复发有预防作用。也用于治疗分裂-情感性精神病。对抑郁障碍的治疗作用不够理想,但对双相抑郁有一定的疗效,对难治性抑郁有增效作用。一般来说,锂盐对轻症躁狂比重症躁狂效果好,对躁狂发作比混合性发作或分裂情感性障碍好。对快速循环发作的疗效欠佳,有效率仅约25%。另外,锂盐可使双相情感障碍维持治疗阶段的自杀行为减少85.7%,而当停用锂盐后,自杀危险性会增加7.5倍。因此,许多学者强调在双相情感障碍维持治疗阶段应使用锂盐,尤其对自杀观念者及双相Ⅱ型患者。

1)疗效评估:急性期治疗应每1~2周随访一次并评估疗效。疗效评估可采用临床评估及量表评估两种方式。一般情况下多采用前者,即通过询问患者主观体验及他人的客观观察,来了解其症状的消长,以评估疗效。采用症状量表进行疗效评估,多用于临床科研。一般由测试者评分并计算减分率。有条件者,可在治疗前及治疗后定期进行症状量表评定。这样,对疗效的评估可能更为全面和可靠。

巩固治疗期及维持治疗期的疗效评估,关键在于了解病情是否复燃或复发,以及社会功能是否恢复至病前水平。

2)调整治疗:如疗效不满意,需寻找原因。

a. 治疗方案以外的原因:首先,应注意患者是否依从治疗,特别是门诊患者。若依从性不好,应设法改善,必要时住院治疗。其次,患者可能伴有其他躯体疾病、药物依赖或其他精神障碍,需要重新评估诊断,然后给予针对性治疗。第三,患者可能存在慢性心理应激因素,此时可通过适当的心理治疗加以解决。

b. 治疗方案有关的因素:如药物选择不当(使用过去治疗无效的药物)、剂量不足、疗程不够、不合理的联合用药等,此时应重新调整治疗方案。由于个体差异,某些患者对通常有效的治疗方案缺乏满意的疗效,此时应酌情调整药物的种类或剂量,或需联合用药、使用增效剂或采用电休克治疗。有关问题参阅药物治疗部分及规范化治疗程序部分。

(2)不良反应监护:双相情感障碍常用治疗药物不良反应见表3-3-53。

表3-3-53 双相情感障碍常用治疗药物不良反应

药物	剂量相关 ADR	长期治疗 ADR	特异体质 ADR	FDA 妊娠安全分级
碳酸锂	恶心、呕吐、腹泻、食欲减退、双手震颤、头晕、嗜睡、视物模糊、腱反射亢进、肾损害	认知损害、体重增加、甲减、肾损害		D 级
丙戊酸钠	震颤、恶心、呕吐、厌食、困倦	体重增加、脱发、月经失调或闭经、多囊卵巢综合征	肝毒性(尤其在2岁以下的儿童)、血小板减少、急性胰腺炎(罕见)、丙戊酸钠脑病	D 级 能透过胎盘屏障,可能导致神经管畸形及新生儿出血
卡马西平	头晕、视物模糊、恶心、困倦、中性粒细胞减少、低钠血症	低钠血症	皮疹、再生障碍性贫血、Stevens-Johnson综合征、肝损害	D 级 能透过胎盘屏障,可能导致神经管畸形
奥卡西平	疲劳、困倦、复视、头晕、共济失调、恶心	低钠血症	皮疹	C 级

药物	剂量相关 ADR	长期治疗 ADR	特异体质 ADR	FDA 妊娠安全分级
拉莫三嗪	复视、头晕、头痛、恶心、呕吐、困倦、共济失调、嗜睡	攻击行为、易激惹	皮疹、Stevens-Johnson 综合征、中毒性表皮溶解症、肝衰竭、再生障碍性贫血	C级
加巴喷丁	嗜睡、头晕、疲劳、复视、感觉异常、健忘	较少	罕见	C级

1）碳酸锂的不良反应：常见的不良反应有口干、烦渴、多饮、多尿、便秘、腹泻、恶心、呕吐、上腹痛。神经系统不良反应有双手细震颤、萎靡、无力、嗜睡、视物模糊、腱反射亢进。可引起白细胞升高。上述不良反应加重可能是中毒的先兆，应密切观察。

2）丙戊酸盐（主要为丙戊酸钠和丙戊酸镁）的不良反应：总体来说，不良反应发生率较低。常见有恶心、呕吐、厌食、腹泻等。少数可出现嗜睡、震颤、共济失调、脱发、异常兴奋与烦躁不安等。偶见过敏性皮疹、血小板减少症或血小板凝聚抑制引起异常出血或淤斑、白细胞减少或中毒性肝损害。极少数发生急性胰腺炎，为一种罕见的特异质性反应。药物过量的早期表现为恶心、呕吐、腹泻、厌食等消化道症状，继而出现肌无力，四肢震颤、共济失调、嗜睡、意识模糊或昏迷。一旦发现中毒征象，应立即停药，并依病情给予对症治疗及支持疗法。

3）卡马西平的不良反应：治疗初期常见的不良反应有复视、视物模糊、眩晕、头痛、嗜睡和共济失调。少见的不良反应有口干、恶心、呕吐、腹痛和皮疹等。系统性红斑狼疮与剥脱性皮炎也有过报道。其他尚有心脏传导阻滞、充血性心力衰竭等。大剂量中毒可引起精神错乱、谵妄甚至昏迷。处理措施为洗胃、服用活性炭和对症支持治疗。

4）奥卡西平的不良反应：奥卡西平的耐受性优于卡马西平，很少出现白细胞或粒细胞减少或缺乏，肝功能损害及 Stevens-Johnson 综合征。不良反应一般较轻，常见有镇静，少见有认知障碍、恶心、食欲减退、胃部不适、流涎；少见的神经系统不良反应有震颤，头晕头痛、眩晕、静坐不能、发音不清、眼球旋转震颤等，个别患者可有皮疹。有2.5%患者可出现低钠血症，多发生于治疗最初的12周内，因此,治疗期间应监测血钠。

5)拉莫三嗪不良反应:常见有头痛、头晕、震颤、嗜睡、恶心、共济失调及皮疹等。皮疹发生率为9%,发生机制可能是过敏。多发生在 LTG 治疗的第5天至8周间,皮疹呈点状、为散发,无皮肤水肿,不波及眼、唇和嘴,无其他系统症状(无发热、咽炎等)。多数轻微且一过性。典型良性皮疹在数天内达高峰,在10~14天内进行性消退。少数可能发展成恶性皮疹称 Stevens-Johnson 综合征(发生率0.1%),严重者偶可导致死亡。恶性皮疹特征基本与良性者相反,其皮疹融合、波及多个系统等。

6)加巴喷丁的不良反应:主要有嗜睡、眩晕、共济失调。

双相情感障碍常用治疗药物的不良反应中,最常见的不良反应包括对中枢神经系统的影响(嗜睡、头晕、共济失调、认知及记忆损害等)、对胃肠道系统的影响(恶心、呕吐等)、对全身多系统的影响(血液系统、生殖系统、运动系统等)和特异体质反应。

对于剂量相关的不良反应,一般从小剂量开始缓慢增加剂量,尽可能不要超过说明书推荐的最大治疗剂量,可以减轻这类不良反应。餐后立即服药,可减少这类药物的胃肠道反应。丙戊酸钠亦可以服用肠溶制剂以减少对胃肠道的刺激。

特异体质的不良反应,一般出现在治疗开始的前几周,与剂量无关。部分特异体质的不良反应虽然罕见,但有可能危及生命。此类不良反应一般比价轻微,在停药后迅速缓解。部分严重者需要立即停药,并积极对症处理。

长期不良反应与累积剂量有关。如给予患者能够控制发作的最小剂量,若干年无发作后可考虑逐渐撤药或减量,有助于减少这类药物的长期不良反应。或者治疗期间加服对症治疗药物,如碳酸锂可抑制甲状腺活动,长期维持治疗防治躁郁症复发时可在治疗期间加服甲状腺制剂。

(3)相互作用监护:双相情感障碍常用治疗药物相互作用见表3-3-54。

表 3-3-54 双相情感障碍常用治疗药物相互作用

	代谢途径	对肝酶的作用	对其他药物的影响	其他药物的影响
碳酸锂	肾脏排泄,不经肝酶代谢	对酶无诱导或抑制作用	降低氯丙嗪及其他吩噻嗪衍生物血药浓度	氨茶碱、咖啡因或碳酸氢钠可降低血锂浓度;吡罗昔康可增加血锂浓度

续表

	代谢途径	对肝酶的作用	对其他药物的影响	其他药物的影响
丙戊酸钠	50%的经葡萄糖醛酸结合代谢；40%的经线粒体的β氧化代谢；10%的经3A4、2C19和2C9酶氧化代谢	抑制2C19和2C9酶，轻度抑制3A4酶，重度抑制尿苷二磷酸葡萄糖醛酸转移酶（UGT）	增加药物血药浓度：氯氮平、三环抗抑郁药（阿米替林、去甲替林、氯米帕明）、抗癫痫药（卡马西平、拉莫三嗪、苯巴比妥、苯妥英）、苯二氮䓬类药物（地西泮、劳拉西泮）	利培酮、安非他酮增加丙戊酸钠血药浓度；卡马西平、拉莫三嗪、苯巴比妥、雌激素、托吡酯降低丙戊酸钠血药浓度；帕罗西汀不影响丙戊酸钠血药浓度
卡马西平	经1A2、3A4（主要）酶和UGT代谢	诱导1A2、3A4（重度）、2C19和2C9酶，还可诱导UGT	降低药物血药浓度：抗精神病药（氟哌啶醇、氯氮平、利培酮、奥氮平、齐拉西酮、阿立哌唑）、抗抑郁药（去甲替林、丙米嗪、氯米帕明、去甲氯米帕明、米氮平）、心境稳定剂（丙戊酸钠、拉莫三嗪、托吡酯、奥卡西平）、苯二氮䓬类药物（地西泮、阿普唑仑、氯硝西泮）、口服避孕药（雌激素和孕激素）	丙戊酸钠增加卡马西平血药浓度
奥卡西平	奥卡西平-10-羟基衍生物经UGT代谢	诱导3A4酶和UGT，抑制2C19酶	增加苯妥英血药浓度；降低口服避孕药、二氢吡啶钙通道阻断剂（如硝苯地平和非洛地平）血药浓度；不影响碳酸锂血浓度	雌激素性口服避孕药降低奥卡西平血浓度

续表

	代谢途径	对肝酶的作用	对其他药物的影响	其他药物的影响
拉莫三嗪	经 3A4 酶和 63% 的经 UGT 代谢	诱导 3A4 酶,弱诱导 UGT	增加卡马西平血药浓度;降低丙戊酸钠、氯硝西泮、口服避孕药血药浓度;不影响碳酸锂血药浓度	丙戊酸钠、拉莫三嗪增加拉莫三嗪血药浓度;卡马西平、苯妥英、苯巴比妥、普里米酮、雌激素性避孕药降低拉莫三嗪血药浓度
托吡酯	经 3A4 酶代谢	诱导 3A4 酶,抑制 2C19 酶和 UGT	增加卡马西平血药浓度;降低含雌激素的口服避孕药功效;不影响丙戊酸钠、苯巴比妥血药浓度	卡马西平、苯妥英、苯巴比妥降低托吡酯血药浓度

1)锂盐:与氨茶碱、咖啡因或碳酸氢钠合用,可增加锂的排出量,降低血药浓度和药效;与氯丙嗪及其他吩噻嗪衍生物合用时,可使吩噻嗪衍生物的血药浓度降低;与碘化物合用,可促发甲状腺功能低下;与吡罗昔康合用,可导致血锂浓度过高而中毒;与 SSRIs 抗抑郁药合用时,会增加发生 5-羟色胺综合征的危险性,故应控制 SSRIs 的剂量。

2)丙戊酸钠:抑制 3A4 酶(轻度)、2C19 和 2C9 酶,重度抑制尿苷二磷酸葡萄糖醛酸转移酶(UGT),丙戊酸钠理论上能增加经这些酶代谢的药浓度。丙戊酸钠主要经 UGT 代谢,40% 的经线粒体 β 氧化代谢,次要经 3A4 酶代谢(<10%),诱导这些代谢途径的药物理论上降低丙戊酸钠血浓度。丙戊酸盐能抑制苯妥英钠、苯巴比妥、扑米酮、乙琥胺的代谢,使血药浓度升高;与氯硝西泮合用可引起失神性癫痫状态,不宜合用;阿司匹林能增加丙戊酸钠的药效和毒性作用;与抗凝药如华法林或肝素等,以及溶血栓药合用,出血的危险性增加;与卡马西平合用,由于肝酶的诱导而致药物代谢加速,可使二者的血药浓度和半衰期降低;与氟哌啶醇及噻吨类、吩噻嗪类抗精神病药、三环类抗抑郁药、单胺氧化酶抑制药合用,可降低丙戊酸的效应。

3)卡马西平:由 CYP3A4 酶代谢,同时又是 CYP3A4 的强诱导剂及肝内其他氧化代谢酶的诱导剂。卡马西平的代谢物 CBZ-E 比卡马西平毒性更大。卡马西平可使氟哌啶醇血药浓度下降 50%,也使氯氮平血浓度下降,如突然停用卡马西平可使氯氮平血浓度升高 100% 而引起神经毒性及白细胞下降的危险，故不建议两药合用。卡马西平可使利培酮的血药浓度下降 50%，使奥氮平的廓清率增加 44%；与喹硫平合用时，可使 CBZ-E 毒性水平增加 3～4 倍；卡马西平促进阿立哌唑代谢，使后者的血药浓度下降。卡马西平可使三环类中的阿米替林、丙米嗪及多塞平血药浓度下降 42%～50%。氟西汀抑制卡马西平代谢使其血药浓度增加 25%。如服用较大剂量的卡马西平时加用拉莫三嗪可引起中枢神经毒性作用，卡马西平可使拉莫三嗪半衰期由 29 小时缩短为 15 小时，同时使其血药浓度下降 54%。由于卡马西平与许多药物有相互作用，故临床中尽量避免联合使用。

4）奥卡西平：诱导 3A4 酶和 UGT，理论上能降低经 3A4 酶或 UGT 代谢的药浓度；奥卡西平抑制 2C19 酶，理论上可增加经 2C19 酶代谢的药浓度。奥卡西平-10-羟基衍生物经 UGT 代谢，诱导 UGT 的药物理论上能降低奥卡西平-10-羟基衍生物血浓度。雌激素性口服避孕药经 3A4 酶代谢，奥卡西平诱导 3A4 酶，加速口服避孕药代谢，降低口服避孕药浓度 50%，降低口服避孕药功效，导致意外妊娠。奥卡西平高于 1200mg/d 时抑制 2C19 酶，部分抑制苯妥英代谢（次要经 2C19 酶代谢），增加苯妥英的血浓度 40%，此时应减少苯妥英的用量。与卡马西平相比，奥卡西平并没有卡马西平那么显著的药物相互作用。在女性癫痫患者，奥卡西平降低 29% 的拉莫三嗪血药浓度，而卡马西平则是 54%。奥卡西平与卡马西平区别：①奥卡西平是一种温和的酶诱导剂，产生较小的酶异体诱导（非自身诱导），明显弱于卡马西平的诱导作用。②奥卡西平的代谢物（主要由芳基酮还原酶催化）通常对酶抑制剂不易感。不同于卡马西平的活性环氧化物代谢产物（CBZ-E），奥卡西平活性代谢物（MHD）的代谢不被丙戊酸盐抑制，推测可能是因为在 MHD 清除时不涉及环氧化水解酶。因此，合用丙戊酸盐时并不产生与 MHD 增加相关的毒性。

5）拉莫三嗪：诱导 3A4 酶，弱诱导 UGT，理论上能降低经 3A4 或 UGT 代谢的药浓度。拉莫三嗪经 3A4 酶和 63% 的经 UGT 代谢，抑制 3A4 酶和 UGT 的药物理论上增加拉莫三嗪血浓度，而诱导 3A4 酶和 UGT 的药物理论上降低拉莫三嗪血浓度。拉莫三嗪与锂盐、苯二氮䓬类、安非他酮无药物相互影响。有个案报道拉莫三嗪增加氯氮平血药浓度。与肝药酶抑制剂（如丙戊酸）联用，可延长拉莫三嗪的半衰期至 59 小时，拉莫三嗪的浓度也相应升高，增加皮疹的发生率。与肝药酶诱导剂（如卡马西平、苯妥英钠等）联用，可以加速拉莫三嗪的代谢，缩短其半衰期至 15 小时。

（4）治疗浓度监测：由于锂盐的治疗指数低，治疗量和中毒量较接近，应对血锂浓度进行监测，帮助调节治疗量及维持量，及时发现急性中毒。治疗期应每

1～2周测量血锂一次,维持治疗期可每月测定一次。取血时间应在次日晨即末次服药后12小时。急性治疗的血锂浓度为0.6～1.2mmol/L,维持治疗的血锂浓度为0.4～0.8mmol/L,1.4mmol/L视为有效浓度的上限,超过此值容易出现锂中毒。老年患者的治疗血锂浓度为不超过1.0mmol/L为宜。长期服用锂盐可能引起甲状腺功能低下(多为临床下功能低下,尤以女性多见)和肾功能损害。脑器质性疾病、严重躯体疾病和低钠血症患者应慎用本品。服本品患者需注意在体液大量丢失(如持续呕吐、腹泻、大量出汗等)情况下易引起锂中毒。服本品期间不可用低盐饮食。肾功能不全者、严重心脏疾病患者禁用。

对于抗癫痫药丙戊酸钠和卡马西平,由于药物体内过程和疗效存在较大的个体差异,给药剂量和血药浓度相关性不稳定,而毒性反应与血药浓度相关,出现以下情况时应进行血药浓度监测,制定个体化给药方案:疾病控制不佳时,以帮助确定是否需要调整用药剂量或更换药物;服药过程中出现了明显不良反应时,可以明确是否药物剂量过大或血药浓度过高所致;患者出现肝、肾或胃肠功能障碍、怀孕等可能影响药物在体内的代谢,监测血药浓度以及时调整药物剂量;合并用药尤其与影响肝酶系统的药物合用时,可能产生药物相互作用,影响药物代谢和血药浓度。

(5)药物过量处理

1)锂过量:是指当血锂浓度达到或超过1.5mmol/L,会出现不同程度的中毒症状。早期中毒表现为不良反应的加重,如频发的呕吐和腹泻、无力、淡漠,肢体震颤由细小变得粗大,反射亢进。血锂浓度2.0mmol/L以上可出现严重中毒,表现有意识模糊、共济失调、吐字不清、癫痫发作乃至昏迷、休克、肾功能损害。血锂浓度3.0mmol/L以上可危及生命。一旦发现中重度的锂中毒征象,应立即停药,注意水电解质平衡,用氨茶碱碱化尿液,以甘露醇渗透性利尿排锂,不宜使用排钠利尿剂。严重病例必要时行血液透析。并给予对症治疗及支持疗法。

2)丙戊酸钠过量:血浆蛋白结合率较高,为80%～94%,且与血浆蛋白呈非线性结合,在较高血浓度时结合部分减少,即血药总浓度增高时,游离药物浓度不成正比增高,可达30%,易致中毒。一旦发现丙戊酸钠中毒征兆应立即停药,并采取以下措施:洗胃(服药后10～12小时仍有效)、催吐、渗透性利尿、辅助通气、呼吸循环功能监测及其他支持性治疗。静脉给予纳洛酮的同时也可口服活性炭。对极为严重的患者,需进行血液透析或血浆置换。

3)卡马西平过量:治疗:①催吐或洗胃,给予活性炭或轻泻药减少吸收,并采取加速排泄的措施,如利尿。仅在严重中毒并有肾衰竭时才进行透析;②小儿严重中毒时可能需要换血,并需持续观察呼吸、心功能、血压、体温、瞳孔反射、肾及膀胱功能。如有呼吸抑制,应给氧或机械辅助呼吸,必要时行气管插管。血压下降和休克时,可抬高双下肢、使用血容量扩张剂及升压药。出现惊厥时需用地西泮或巴比妥类药,但这两类药物可能加重呼吸抑制、低血压和昏迷。患者如在过去1周内用过单胺氧化酶抑制药,则不宜用苯巴比妥。

4)奥卡西平过量:有个案报道,最大摄入剂量为24 000mg。给予对症治疗后,患者全部恢复。过量导致如下症状和体征:嗜睡,头晕,恶心,呕吐,运动过度,低钠血症,共济失调和眼球震颤。治疗:没有特殊的解毒剂。应给予适当的对症和支持性治疗,可以考虑洗胃以清除药物和(或)服用活性炭使本品失去活性。建议监测生命体征,特别应该注意有无出现心脏传导障碍、电解质紊乱和呼吸困难。

5)拉莫三嗪过量:可引起眼球震颤、共济失调、意识受损、昏迷,可予以洗胃和支持治疗。

(6)特殊人群用药监护

1)儿童及青少年的双相情感障碍

a. 儿童及青少年双相情感障碍的临床特点及预后:儿童及青少年双相情感障碍的临床表现与成人相似,但存在一些与年龄相关的症状特点,如很少主动叙述其情绪体验;精神症状更多地表现为行为障碍,如活动过多、学校恐惧、破坏和攻击行为、发脾气、孤独或离家出走、自伤、自残甚至自杀,他们倾向通过这些行为来表达其情绪。有些患者述有胃痛、厌食、遗尿、头痛、腹痛、心慌等躯体不适。

儿童及青少年双相情感障碍较成人有更高的双相情感障碍阳性家族史,早年即可表现较明显的环形情绪波动,发病与环境因素较少联系,躁狂相和抑郁相的转换也比成人频繁。

b. 儿童及青少年精神药物治疗的原则及注意事项:在精神药物治疗之前,首先必须对患儿作全面检查,对病情、体质、其他器官及系统功能状况认真评估后,再选用合适的药物。如有条件,应做血药浓度监测,确定最佳剂量和用药时期。

尽可能选择一种对患儿疗效好、不良反应小的药物,给予足够的治疗剂量和足够的治疗时间。应避免频繁改换药物、随着增加或减少药量和多种药物不恰当的联合使用。用药必须有明确的目标和指征。针对患儿症状特点选择某种恰当的药物,才能取得预期效果。

一般而言,儿童较成人能耐受较大剂量(相对体重剂量)的精神药物。用药剂量应个体化。

停用精神药物应根据病情、疗效、不良反应等多种因素来决定。过早停药可能导致病情复发,用药时间过久既会增加患儿家庭经济负担又可能增加不良反应。对于病情持久稳定的患儿,应逐步减量至完全停药,禁忌骤然停药,尤其是抗癫痫药物。

2)老年双相情感障碍

a. 老年双相情感障碍的临床特点及预后:老年双相情感障碍典型的"三高""三低"症状较中青年少见。躁狂发作时,情绪虽然高涨,但缺乏感染性,常以激惹性增高、傲慢、躁动、外跑、好管闲事为主。偏执症状较多,妄想内容带有敌对性和迫害性。抑郁发作时,除抑郁症状之外,常伴有疑病症状,躯体化症状较为突出,尤以消化道症状最为多见;自杀倾向较为严重;思维内容常带有妄想性质。抑郁发作时,有时伴有认知功能的改变,表现与痴呆相似,应通过 CT、MRI 等检查排除老年性痴呆、血管性痴呆。老年双相情感障碍也可表现为躁狂和抑郁的混合状态,或其他不典型的状态。

老年双相情感障碍的预后视患者的躯体状况、情绪障碍的严重程度而定。合并严重躯体疾病、有严重自杀倾向的患者预后不佳,缺乏良好的社会支持系统的患者,预后也不佳。

b. 老年期精神药物治疗的原则及注意事项:老年患者使用精神药物时,应遵循以下原则:①用药前要做详细的体格检查及必要的实验室检查,特别注意心脏及血压情况,肝脏、肾脏及中枢神经系统情况。要注意有无青光眼、颈椎骨关节病及前列腺肥大。在用药过程中也应定期复查躯体情况。②老年人多患有其他躯体疾病,常同时兼服各种药物。给予精神药物时应注意药物的相互作用。要尽可能避免同时合用几种精神药物。③由于老年患者精神药物在体内的半衰期延长,如发生不良反应,难以快速清除体内的药物。所以在同类药物中,最好选用半衰期较短的药物,尽可能避免使用长效制剂。④精神药物宜从较低剂量开始,治疗量一般为成年人剂量的 1/3～1/2。⑤增加剂量的过程要比青壮年延长,不能加量过快,治疗剂量应低于青壮年。一般来说,对于 65～80 岁的老人,可用成人剂量的 1/3～1/2,对于 80 岁以上者,剂量宜更小。如有肝肾功能减退,则精神药物的剂量还要降低。⑥一天的药量最好分次给予,一般不要一次服用。⑦老年人服用精神药物后,其有效血浆浓度和受体部位的浓度要经过比年轻人更长的时间间隔才能达到,因此不要匆促地断言一种药物无效而改换药物。⑧实验室条件允许时应当定期监测血药浓度,以便准确有效地掌握用药剂量。

3)妊娠期及哺乳期女性双相情感障碍的处理

a. 精神药物对胎儿及经乳汁对婴儿的影响:目前尚缺乏关于精神药物对胎儿或妊娠有何危害的全面而系统的研究。迄今为止,美国食品与药品管理局尚未批准任何一种精神药物可以用于妊娠期。

精神药物对胎儿可能的危害主要有:先天性畸形、围产期综合征、长期的精神行为后遗症。

妊娠最初的 3 个月是胎儿组织器官形成的重要时期,接触精神药物导致器官畸形多发生在这个阶段。围产期综合征,又称新生儿中毒,即出生后婴儿出现广泛的躯体和行为症状,可能与临近分娩时或妊娠后期母亲使用精神药物有关。精神行为后遗症是婴儿由于子宫内接触精神药物,而出现的长期的精神行为异常。

母乳喂养对婴儿的发育、母亲产后身体恢复均有益处,因而被大力提倡。但是有关哺乳期精神药物的使用涉及复杂的风险/效益分析,需要对以下几方面进行评估:①药物对婴儿的生长发育造成影响的可能性及程度;②不进行药物治疗导致母亲精神疾病复发或加重的可能性,以及由此对婴儿成长的影响大小;③停止哺乳对母亲及婴儿的影响。

一般来说,需长期服药的母亲应停止哺乳。但有些患有精神疾患的母亲考虑到母乳对婴儿有益及其卫生经济的特点,坚持要求哺乳而拒绝治疗。如果能允许她们哺乳,而药物对婴儿又不会造成不良的影响,那么她们就会配合治疗。目前,氯米帕明是美国儿科学会唯一列为适合于哺乳期母亲服用的抗抑郁药。哺乳期母亲若需要服用心境稳定剂,则选用丙戊酸钠或卡马西平。

在用药过程中应与儿科医师合作,监测婴儿的发育及躯体功能变化,警惕药物对婴儿的不良反应。

需要特别提及的是,医师在对患有双相情感障碍的孕妇或哺乳期妇女确定治疗方案之前,一定要与患者及其家属进行认真讨论,取得他们的知情同意,以避免不必要的纠纷。

b. 对双相情感障碍女性妊娠、分娩问题的建议:双相情感障碍患者间歇期社会功能一般保持良好,可以和正常人一样恋爱、结婚,但还是应尽可能让其配偶了解其病情,取得配偶的理解和支持,这有利于患者的维持治疗和康复,减少复发。

对双相情感障碍患者进行遗传学评估是一个非常复杂的问题,其所生的子女可能有精神障碍,也可能完全健康。不过,双相情感障碍的女性患者应尽可能计划妊娠,在怀孕前逐渐减药或停药。

妊娠期,尤其前 3 个月服用锂盐的患者,其胎儿致畸率可高达 4%～12%,其中尤以心血管畸形的风险率高。对有躁狂病史而正常间歇期很长的患者、或双相Ⅱ型患者,受孕前即应将锂盐逐渐停用。有躁狂和抑郁频繁发作史的严重双相情感障碍患者,因复发风险高,妊娠期不宜停药者,可改用风险较低的卡马西平或丙戊酸钠。妊娠初 3 个月如已有锂盐接触史者,可于妊娠 16～18 周作胎儿心脏超声波检查,以便及早发现先天畸形,及时处理。对于妊娠中后期以锂盐作维持治疗者,在分娩前应将药量减少 25%～30%,以避免或减轻药物对胎儿和母体的毒性。若持续使用心境稳定剂,应定期监测母亲血浆药物浓度及甲状腺功能,必要时补充维生素 K,定期作超声检查或羊水检查。由于产褥期是双相情感障碍发生或复发的高危期,所以此期不宜完全停药。产后注意观察新生儿,监测婴儿体内药物浓度,定期检查婴儿甲状腺功能,必要时可使用维生素 K。

妊娠初 3 个月接触卡马西平或丙戊酸钠可能增加胎儿神经管发育障碍的风险。但若采用最低有效剂量,可能减少脊柱裂等的发生率。神经管发育缺陷与母亲叶酸水平降低有关,目前尚无资料显示孕妇补充叶酸后能否降低胎儿脊柱裂的发生率。但对妊娠期持续服用丙戊酸盐或卡马西平的患者,可以预防性的补充叶酸,从妊娠初 4 周起开始服用叶酸,剂量为每日 4mg,用至妊娠期第 3 个月月末。妊娠 16～19 周,对胎儿作超声波检查,确诊胎儿有无脊柱裂。

目前在服用抗抑郁药的已孕或计划怀孕者,应试行减药或停药,此时心理治疗可能有效(如认知行为疗法)。轻至中度抑郁症患者,如既往用 SSRIs 类药物有效,现准备怀孕又想继续治疗时,应选择半衰期较短的药物。这样,确定妊娠后立即停药的话,药物及其代谢产物就可以在胎盘循环建立之前即被快速清除。如有中至重度抑郁症状(如自杀、精神病性症状、拒食等),或妊娠 3 个月以后症状仍持续存在,宜用药物治疗。若有中至重度抑郁症状反复发作,并曾有多次停药后病情复发或波动病史,而目前患者试图怀孕时,可持续使用抗抑郁剂治疗,宜选用对胎儿影响小的氟西汀。

c. 妊娠及哺乳妇女双相情感障碍的治疗原则:首先,由于医师不能保证用药的绝对安全,在确定治疗方案前,应与患者或患者家属、妇产科医师、儿科医师认真讨论,全面考虑胎儿、婴儿接触药物的可能危害,以及母亲停止治疗或不治疗的后果,权衡利弊,共同作出决定,并作记录,以避免不必要的医疗纠纷。其次,应尽量避免选用可能有致畸风险的药物,药物的剂量应为最小的有效剂量且治疗时间尽可能短。尤其妊娠最后 3 个月,特别是产前,应减少剂量,因为药物可能在胎儿体内蓄积,导致新生儿镇静效应。

对妊娠期抑郁症患者,应根据病情严重程度选择治疗。如既往无抑郁症病史,妊娠初 3 个月出现轻度抑郁,应首选非药物治疗,包括心理治疗(认知治疗、人际心理治疗等)、光疗、睡眠剥夺治疗等。妊娠期应避免使用 MAOIs。对妊娠期重性抑郁伴有自杀、精神病性症状、个人生活不能自理时,需快速治疗,可住院并作 MECT,同时注意对胎儿的监测。

对哺乳期有精神病患的妇女,首先应考虑非药物性的治疗能否奏效或被接受,如心理治疗、电休克治疗。如果这些方法不能被患者或家属接受,或者无效,则需要权衡药物治疗对母婴双方的利弊。研究显示,哺乳期有抑郁发作的母亲,选择合适的药物治疗,既有利于母亲的健康和母亲作用的发挥,又可避免因抑郁症状加重导致母亲住院治疗所引起的母婴分离和中断哺乳。

但是,药物治疗还应考虑婴儿的状况。对于早产儿及有病理性高胆红素血症等躯体疾病的婴儿,由于其肝药酶系统不成熟或已经受损,药物代谢能力低下,易导致药物蓄积。此时,接受精神药物治疗的母亲哺乳,可能对婴儿有较大的风险,如果母亲必须药物治疗,就需要停止哺乳。

新生儿的肝脏功能处于不断变化之中,足月婴儿出生后 15 天内,肝脏功能不足,仅为成人的 $1/5 \sim 1/3$;$2 \sim 3$ 个月龄时肝功能增强,代谢功能约为成人的 $2 \sim 6$ 倍;$2 \sim 3$ 岁时,代谢能力逐渐下降,至青春期达到成人水平。

哺乳期妇女选用以下几种抗抑郁药治疗,相对比较安全:氯米帕明、阿米替林、去甲替林、地昔帕明、舍曲林,这些药物目前尚无在婴儿体内蓄积中毒的证据或有关严重不良反应的报告。为安全起见,母亲服用锂盐期间应停止哺乳。哺乳期使用卡马西平、丙戊酸钠、短效的苯二氮䓬类药物相对安全。应避免使用高剂量的抗精神病药物,因为这可能对婴儿有长期的不良影响,如发育障碍等。哺乳期妇女药物治疗应使用最低有效剂量,疗程尽可能短,从而使婴儿通过母乳获得的药物最少。

在乳母服用药物前及服药期间,应观察并记录其婴儿对外界刺激反应的灵敏性、活动方式、睡眠及喂养情况,以了解药物对婴儿的行为方式、生理功能等有无影响;尽量监测母婴的血药浓度、婴儿血清药物代谢产物的浓度;对婴儿行为、精神发育进行纵向随访研究。但是,应考虑到药物可能快速进入含脂质丰富的组织,如脑组织。此时,外周血测得的药物浓度就不能反映婴儿实际的药物接触量;同时,即使微量的药物也可能影响神经递质系统。因此,婴儿体内测不到相应药物,并不表示婴儿绝对安全。一旦婴儿出现行为改变或疑为药物不良反应,就应停止哺乳。10 周龄以下的婴儿更应严密观察,建议在母亲的最低有效剂量确定后,测定婴儿血清浓度,如果药物有蓄积的趋势,或婴儿出现行为改变、镇静、焦虑等立即停止哺乳。

母乳中精神药物对婴儿的危险性、孕妇服用精神药物对胎儿的危险性分别见表 3-3-55 和表 3-3-56。

3. 治疗后监护

(1)心理治疗:双相情感障碍的全病程综合治疗中,心理治疗贯穿整个过程,在人群防治中尤为重要,通过心理治疗,提高患者和家属的自尊心,促进患者康复,提高患者和家属的应对能力;提高他们对疾病的认识,矫正他们的态度和行为。

表 3-3-55　母乳中精神药物对婴儿的危险性

	低度危险	中度危险	高度危险
抗精神病药	舒必利	氟哌啶醇 吩噻嗪类 （仅为低剂量时）	氯氮平 奥氮平 喹硫平 利培酮 吩噻嗪类
抗抑郁剂	吗氯贝胺 氯米帕明 丙米嗪 阿米替林 去甲替林	米安色林 米氮平 SSRIs 曲唑酮	多虑平 MAOIs 马普替林 奈法唑酮 文拉法辛
抗焦虑剂/催眠剂	苯二氮䓬类 （短半衰期、单次给药、或低剂量时）	苯二氮䓬类 （较大剂量时）	丁螺环酮
抗癫痫药	卡马西平 苯妥英钠 丙戊酸钠	苯二氮䓬类	巴比妥类 加巴喷丁 拉莫三嗪 托吡酯
其他		抗胆碱能类 美沙酮	抗胆碱酯酶类 锂盐 安非他酮

　　心理教育是心理治疗的核心,是患者康复过程中最关键的一种心理治疗,心理教育系统向患者和家属提供疾病的症状、病因、治疗、预后等相关知识,目的是改善对疾病的理解和改善病态行为。心理教育的原则:应当面向所有精神卫生机构就医的患者和家属;心理教育以患者可以理解的方式和程度进行;心理教育使用生理-心理-社会的综合方法;能够使受教育者树立积极乐观的态度。最佳效果为使患者接受各种现行的支持治疗和药物治疗。

表 3-3-56　孕妇服用精神药物对胎儿的危险性

	低度危险 （FDA＝A）	中度危险 （FDA＝B 或 C）	高度危险 （FDA＝D 或 X）
抗精神病药物		丁酰苯类	
		氯氮平	
		奥氮平(?)	
		吩噻嗪类	
		喹硫平	
		利培酮	
		舒必利	
抗抑郁药		MAOIs	
		米安色林	
		米氮平	
		吗氯贝胺	
		奈法唑酮	
		SSRIs	
		曲唑酮	
		三环类	
		文拉法辛	
抗焦虑/催眠剂		丁螺环酮	阿普唑仑
		氯硝西泮	劳拉西泮
			替马西泮
			奥沙西泮
抗癫痫药		卡马西平	苯二氮䓬类
		氯硝西泮	托吡酯
		拉莫三嗪	丙戊酸钠
其他抗精神药物		抗胆碱类	锂盐
		抗胆碱酯酶类	美沙酮

（2）预防自杀：预防自杀是双相情感障碍的重要一环,双相患者各个阶段均可发生自杀行为,尤其在抑郁相阶段或恢复期或痊愈后,患者有自杀计划,男性较女性成功率高。发生自杀的可能原因：①监护不力；②患者认为失去支持；③治疗依从性差；④陷入慢性应激状态,如家庭矛盾冲突等。

对策：至今仍无有效措施,但某些干预方法被认为是有益的。①心理干预：有研究表明认知行为疗法可以减少自杀行为,可以间接降低自杀的风险；②社会干预：有自杀的可能原因和指征时，及时提供相关的支持和基础护理；有效的专业护理；家庭成员应采用现实乐观的方式，不应采用监视性的管制，更不应该将其独闭一室；可最大限度减少周围环境对患者的不良影响；鼓励参与社区活动，体验人生价值，使其体验到他是被家庭和社会所接受的；引进成功的角色模式；③躯体干预：加大心境稳定剂或增效剂的剂量；联用有效的抗抑郁药；必要时合用 ECT 或 MECT。

（三）用药宣教

双相情感障碍治疗是一个长期的过程，由于疾病本身的特殊性，疗效往往不理想，病情有反复，且这类患者的思维和行为表现异于常人。因此对患者的用药护理必须引起足够重视，重点加强对患者及其家属的用药教育，以加强用药护理、巩固疗效、促进康复、减少复发。

1. 必须坚持以患者为中心的理念，实现患者用药的知情权、决策权、利益最大化和风险最小化原则，征得患者对药物使用的自主同意，从疗效最佳、伤害最低、痛苦最少、耗费最少四个方面优化用药决策。

2. 加强患者对坚持服药重要性的认识，提高患者用药依从性。精神病患者一般不愿意住院治疗，不承认自己有病，拒绝服药；担心或不耐受药物不良反应，擅自停药或拒绝服药；觉得病情已经稳定没必要继续服药而擅自减药或停药；双相情感障碍患者常常伴有物质依赖和自杀行为，会想尽办法藏药存药。因此，应使患者明确坚持服药重要性和物质依赖危险性，提高患者用药依从性，对于有自杀倾向的患者，出院后患者的药物应由患者家属保管。

3. 患者家属更应该明确坚持服药重要性，首先做好药物保管工作，必要时加锁以防患者偷药存药；按时按量监督患者用药，必要时还要检查患者的口腔，以防藏药；密切关注患者服药后疗效和不良反应，若未出现治疗效果，也没有不良反应，及时查明原因，防患者吐药或藏药。

4. 嘱咐患者及其家属，一定要按照医嘱服药，并详细告知其用法用量、不良反应等，不能不规则服药、随意增减、突然停药等。定期门诊复查，便于医师根据病情调整药物剂量，提高治疗效果，减少药物不良反应，促进患者早日康复。

思考题

1. 简述双相情感障碍的治疗原则。

2. 简述双相Ⅰ型的急性躁狂及混合性发作，双相Ⅱ型的轻躁狂发作的治疗策略。

3. 简述双相抑郁发作的治疗策略。

4. 简述双相快速循环发作的治疗策略。

5. 简述心境稳定剂的药理学特点。

6. 简述抗癫痫药物治疗各类型双相情感障碍的效应比较。

7. 简述锂盐常见不良反应,药物过量中毒早期表现以及处理措施。

8. 举例说明双相情感障碍常用治疗药物重要的药物间相互作用。

9. 简述双相情感障碍特殊人群用药监护要点。

【推荐参阅指南/书籍】

1. 美国精神医学学会. 精神障碍诊断与统计手册. 第 5 版. 北京:北京大学医学出版社,2014.

2. 沈其杰. 双相障碍防治指南. 北京:北京大学医学出版社,2007.

3. 中华医学会. 临床诊疗指南·精神病学分册. 北京:人民卫生出版社,2006.

4. 王维治. 神经病学. 第 2 版. 北京:人民卫生出版社,2013.

5. 江开达. 精神药理学. 第 2 版. 北京:人民卫生出版社,2011.

6. 沈渔邨. 精神病学. 第 5 版. 北京:人民卫生出版社,2010.

7. Stahl SM. 精神药理学精要·神经科学基础与临床应用. 第 3 版. 司天梅,黄继忠,于欣译. 北京:北京大学医学出版社,2011.

8. 王晓慧,李清亚. 最新精神疾病用药. 北京:人民军医出版社,2010.

9. Marie A. Chisholm-Burns:神经精神疾病治疗原理与实践. 第 2 版. 任歆主译. 北京:人民军医出版社,2013.

参 考 文 献

[1] 蔡焯基,蒋锋. 双相情感障碍诊疗中应关注的几个临床问题. 中华精神科杂志,2004,37 (2):65-67.

[2] 蒋锋,汤宜郎,王传跃. 双相情感障碍联合治疗研究进展与临床评价. 中国医院用药评价与分析,2003,3(5):271-273.

[3] 沈其杰. 锂治疗心境障碍的 50 年回顾. 中华精神科杂志,2004,37(1):1-3.

[4] 刘铁榜,高欢,沈其杰. 利培酮合并碳酸锂治疗急性躁狂临床对照研究. 临床精神医学杂志,2001,11(6):337-339.

[5] 张鸿燕,舒良,李华芳等. 利培酮与氟哌啶醇治疗双相Ⅰ型障碍急性躁狂发作的多中心双盲对照研究. 中华神经精神科杂志,2006,39(1):33-37.

第四节　焦虑障碍治疗药物实践技能

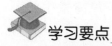

学习要点

1. 掌握焦虑障碍药物治疗原则。

2. 掌握焦虑障碍的药物治疗策略。

3. 掌握治疗惊恐障碍、广泛性焦虑障碍的一线用药,包括合理的剂量、预期的治疗效果、潜在的不良反应以及重要的药物间相互作用。

4. 掌握抗焦虑药物(苯二氮䓬类、非苯二氮䓬类)的药理学特点。

5. 掌握苯二氮䓬类药物常见的不良反应以及重要的药物间相互作用。

6. 掌握苯二氮䓬类药物超量中毒的体征的处理措施。

7. 掌握特殊人群(包括老年人、青少年、孕产妇、哺乳期妇女等)使用苯二氮䓬类药物的监护要点。

抗焦虑药物是一类主要用于减轻焦虑、紧张、恐惧、稳定情绪兼有镇静、催眠、抗惊厥作用的药物,和抗精神病药物、抗抑郁药不同,一般不引起自主神经系统症状和锥体外系反应。20 世纪前仅有少数药如溴剂、水合氯醛、副醛用于镇静和催眠,1903 年出现了巴比妥类。1955 年研制成功氯氮䓬,是第一个苯二氮䓬类(BDZ)抗焦虑药,成为当时抗焦虑的首选药物。对这一类化合物继续研究,于 1963 年推出地西泮,比氯氮䓬作用强 3～10 倍,作用谱更广。迄今为止国外市场上已有 39 种 BDZ 广泛用于包括神经外科、精神科在内的临床各学科。

近年来虽有一些非 BDZ 新抗焦虑药物如 $5-HT_{1A}$ 受体部分激动剂丁螺环酮问世,但仍以 BDZ 为主。抗组胺药物、抗抑郁药如 TCAs、MAOIs、SSRIs、肾上腺素阻断剂和某些抗过敏药物,虽然具有一定抗焦虑作用,均不归为经典抗焦虑药范围。本节以 BDZ 为重点,其他仅简略介绍。

一、焦虑障碍药物治疗原则及策略

(一) 焦虑障碍药物治疗原则

1. 根据焦虑障碍的不同亚型和临床特点选择用药。

2. 考虑到患者可能合并躯体疾病、药物相互作用、药物耐受性、有无并发症等情况,应因人而异地施以个体化合理用药。

3. 对于妊娠和哺乳期患者的用药治疗应特殊关注。

4. 注意苯二氮䓬类药物依赖,如反跳性失眠症、记忆受损、停药综合征等。

5. 应尽可能单一、足量、足疗程用药,一般不主张用两种以上的抗焦虑药物,如必须联用,可联用两种作用机制不同的抗焦虑药物。

6. 治疗期间必须密切观察患者病情变化及不良反应。

7. 治疗前应向患者及其家属告知药物性质、作用、注意事项、可能发生的不良反应及对策等。

8. 非典型抗精神病药被推荐用于焦虑障碍的二线或三线治疗,最好和一线抗抑郁药联用,同时权衡糖尿病、体重增加等不良反应与在焦虑障碍早期治疗过程中的疗效,尤其氯氮平和奥氮平。

（二）焦虑障碍药物治疗策略

焦虑障碍常为慢性病程,伴有显著的功能缺损和生活质量下降,其系统的治疗包括教育及对潜在并发症的检查。无论是药物治疗还是心理治疗,只要有充分的监控和足够的疗程就能改善患者的转归。

临床上仅被诊断为有焦虑症状而且生活功能受到影响的患者,如果药物治疗后焦虑症状消失,则可停药。不同亚型焦虑障碍的疗程也不尽相同。为预防焦虑障碍复发,近年来主张给患者进行为期12~24个月的长期治疗,个别患者可能需要终身治疗。

治疗药物应该从小剂量开始,1~2周后加量,在治疗1周时评价患者的耐受性、对医嘱的依从性和治疗进展,4~6周后可采用推荐剂量。通常希望用几周的时间就能达到治疗剂量水平,以增加患者治疗的依从性。此后的4~8周,患者症状将明显减轻,同时可采用临床疗效总评量表(CGI)在每次随访时评价疗效,此表简单、全面、容易使用,一般每两周评估1次。

1. 惊恐障碍的药物治疗策略　治疗流程见图3-3-13。

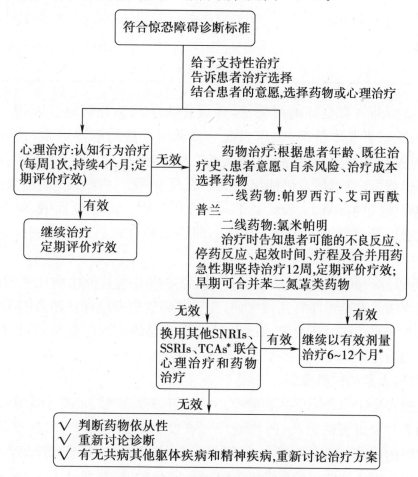

图 3-3-13　惊恐障碍治疗流程图

* 如果需要减药,应逐渐减药,防止停药过快,出现停药反应;减药时间至少需要2~3个月

《焦虑障碍防治指南》指出：一线药物选择帕罗西汀、艾司西酞普兰；二线药物选择氯米帕明，早期可以合并苯二氮䓬类药物。如上述治疗无效，可换用其他SSRIs、SNRIs、TCAs类药物，联合心理治疗。具体用法见表3-3-57。

表 3-3-57 常用药物的给药说明

药物名称	给药说明
帕罗西汀	给药剂量一般为40mg/d，从小剂量10mg/d开始，逐渐加量每周加药幅度为10mg/d，最大剂量为50mg/d
艾司西酞普兰	起始剂量为5mg/d，1周后增加至10mg/d，最大剂量20mg/d，治疗3个月可取得最佳疗效，疗程一般持续数月
舍曲林	起始剂量50mg/d，平均治疗剂量100mg/d，最大剂量200mg/d
氟西汀	起始剂量5～10mg/d，根据患者反应逐渐加量至20mg/d，最大剂量60mg/d
氟伏沙明	起始剂量50mg/d，平均治疗剂量100～150mg/d，最大剂量可达300mg/d
氯米帕明	起始剂量为10mg/d，剂量范围25～150mg/d，治疗至少持续6个月，老年患者起始剂量10mg/d，逐渐增至30～50mg/d

由于新型药物有更好的耐受性，建议作为一线治疗药物。因此一旦患者确诊，应根据患者基本情况、临床表现和实验室相关检查等因素，选择合适的治疗药物，及早开始药物治疗或心理治疗。药物治疗前，应告知患者及其家属整个治疗过程、注意事项及可能出现的不良反应等。如果一线治疗效果差，选择二线治疗或其他SNRIs、SSRIs、TCAs进行治疗。治疗过程中，应及时监测疗效、耐受性，评估患者的治疗依从性。药物治疗合并心理治疗的疗效优于单一治疗。

(1)惊恐障碍共病其他疾病的治疗：惊恐障碍共病其他疾病比例较高，治疗时应仔细评估患者是否伴有其他疾病，对于共病的患者应评估两者的关系，分清治疗的主次问题。同时还要考虑患者对物质或酒精是否存在滥用问题，以及合并抑郁症的治疗。

(2)特殊人群的惊恐障碍

1)儿童青少年惊恐障碍药物治疗：对于经过环境调试、心理治疗和行为治疗后症状仍无明显改善的患儿，药物治疗可有助于迅速终止发作，恢复其社会功能。最常用的是苯二氮䓬类药物，如阿普唑仑、劳拉西泮、氯硝西泮等，小剂量起始。具有抗焦虑作用的抗抑郁药，如舍曲林、氟伏沙明、氟西汀等，一般8岁以上儿童使用，起始剂量酌减。心理治疗合并药物治疗表现出较好疗效。早期干预有助于预防并发症的发生。

2)老年惊恐障碍药物治疗:老年惊恐障碍的处理必须遵循惊恐障碍治疗的规范化程序,同时在治疗中兼顾老年人的特点。老年期具有特定的药代动力学特点,体现在药物的吸收、分布、代谢速率、清除排泄各个环节,同时随着年龄的增长,外周及中枢神经生物学的改变,可能影响常规剂量的疗效和毒副作用。因此,老年患者合理用药需要注意:根据药理特性和代谢特点合理选择药物、小剂量开始并缓慢加量、重视不良反应、把握治疗时限。苯二氮䓬类药物可以迅速缓解惊恐发作症状,对预期性焦虑和恐惧性回避也有效。但是,该类药物有嗜睡、头晕、共济失调、记忆障碍、呼吸抑制、耐药、依赖、停药综合征等不良反应,老年人应尽可能从小剂量开始使用(如劳拉西泮 $0.5\sim2mg/d$,阿普唑仑 $0.4\sim1.2mg/d$),以防止过度镇静和跌倒。SSRIs 和其他类型抗抑郁药,以常用量的 $1/3\sim1/2$ 起始,结合疗效和耐受性等情况缓慢加量,除药物本身的不良反应如抗胆碱作用及心血管不良反应需要注意外,还需注意与老年人躯体疾病合并用药之间的相互作用。有文献报道,老年惊恐障碍抗抑郁药治疗剂量范围比单纯抗抑郁治疗时大。

3)妊娠期、围生期和哺乳期妇女惊恐障碍药物治疗:由于担心药物对胎儿或婴儿的影响,极少患者愿意接受药物治疗。所有抗抑郁药均能通过胎盘,并能通过乳汁分泌。SSRIs 会使致畸风险增加。妊娠期应慎重使用抗抑郁药,哺乳期不推荐服用抗抑郁药。如果服药期间发现妊娠,停止服药被认为是妥当的。

(3)惊恐障碍的康复和预防

1)人群的健康教育及实施。DSM-V 专家组指出惊恐发作经常并发于各类焦虑障碍疾病。惊恐发作的患者常常以一些躯体不适症状为主诉,因此多数患者常在门诊反复就诊,但检查结果阴性,而症状却不能得到缓解。

2)高危人群的预防。

3)患者康复期的心理保健。

2. 广泛性焦虑障碍的药物治疗策略　治疗广泛性焦虑障碍的主要药物有抗焦虑药、$5\text{-}HT_{1A}$受体部分激动剂、具有抗焦虑作用的抗抑郁药以及其他药物。与 TCAs 类药物相比,SSRIs、SNRIs 类药物不良反应较轻,常被推荐为治疗广泛性焦虑障碍的一线药物。

《焦虑障碍防治指南》指出:一线药物选择文拉法辛、帕罗西汀、艾司西酞普兰,二线药物选择度洛西汀。急性期坚持治疗 12 周,定期评价疗效;早期可以合并苯二氮䓬类药物。如无效,换用其他 SSRIs、TCAs 类药物。如仍无效,采用联合治疗的方法,用药物治疗加心理治疗,SSRIs/SNRIs 加苯二氮䓬类,或 SSRIs

加非典型抗精神病药。文拉法辛的起始剂量 75mg/d,单次服药最大剂量可达 225mg/d,需要增加剂量者,建议加药间隔最短 4 天。度洛西汀起始剂量为 60mg/d,治疗剂量 60~120mg/d。

(1)治疗目标

1)缓解或消除患者的焦虑症状及伴随症状,提高临床显效率和治愈率,最大限度地降低共病率、减少病残率和自杀率。广泛性焦虑障碍往往伴有抑郁及躯体症状,成功治疗的关键是在彻底缓解焦虑症状的同时有效消除伴随症状,降低复发风险。

2)恢复患者的功能,提高其生存质量。

3)预防复发,广泛性焦虑障碍多呈现慢性病程(多迁延长达 10 年之久),易于反复发作。

(2)治疗策略

1)急性期治疗:控制症状,尽量达到临床痊愈。

2)巩固期治疗:至少 2~6 个月,在此期间患者病情不稳定,复发风险较大。

3)维持期治疗:广泛性焦虑障碍为慢性高发性疾病,需要维持治疗至少 12 个月以阻止复发。治疗结束后,如患者病情稳定,可缓慢减药直至终止治疗,但应密切监测复发的早期征象,一旦发现有复发征象,应迅速恢复原治疗。

广泛性焦虑障碍的治疗流程见图 3-3-14。

说明:由于新型药物有更好的耐受性,建议作为一线治疗药物。已经有随机对照试验研究评价了帕罗西汀、阿普唑仑、文拉法辛缓释剂和艾司西酞普兰治疗广泛性焦虑障碍的疗效和安全性,疗效显著优于安慰剂。因此一旦患者确诊,应根据患者基本情况、临床表现和实验室相关检查等因素,选择合适的治疗药物,及早开始药物治疗或心理治疗。药物治疗前,应告知患者及其家属整个治疗过程、注意事项及可能出现的不良反应等。如果一线治疗效果差,选择二线治疗或其他 SSRIs、TCAs 进行治疗。治疗过程中,应及时监测疗效、耐受性,评估患者的治疗依从性。药物治疗合并心理治疗的疗效优于单一治疗。

治疗广泛性焦虑障碍的主要药物有抗焦虑药、5-HT$_{1A}$受体部分激动剂、具有抗焦虑作用的抗抑郁药以及其他药物。与 TCAs 类药物相比,SSRIs、SNRIs 类药物的不良反应较轻,常被推荐为治疗广泛性焦虑障碍的一线药物。广泛性焦虑障碍治疗药物推荐剂量详见表 3-3-58。

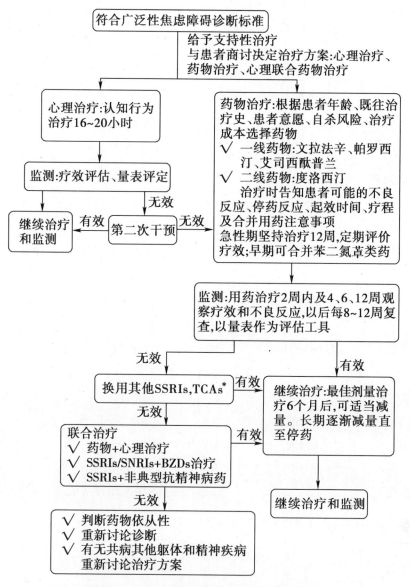

图 3-3-14 广泛性焦虑障碍治疗流程图

* 如果需要减药,应逐渐减药,防止停药过快,出现停药反应;减药时间至少需要 2~3 个月

表 3-3-58 广泛性焦虑障碍治疗药物剂量推荐表

药物	起始剂量 (mg/d)	最大剂量 (mg/d)	剂量递增
SSRIs/SNRIs			
西酞普兰	5~10	20	5~10mg/1~2 周
艾司西酞普兰	10	20	10mg/1~2 周
氟西汀	10~20	60	10~20mg/1~2 周
帕罗西汀	20	50	10mg/1~2 周

续表

药物	起始剂量 （mg/d）	最大剂量 （mg/d）	剂量递增
舍曲林	50	200	第 1 周 50mg 以后 25～50mg/1～2 周
度洛西汀	60	120	30mg/1～2 周
文拉法辛	37.5～75	225	第 1 周 75mg 以后 37.5～75mg/2 周
三环类抗抑郁药			
丙米嗪	25（睡前）bid	300	25mg/每 4 天，达 100mg 后，以 50mg 递增
阿米替林	25（睡前）bid	300	25mg/每 4 天，达 100mg 后，以 50mg 递增
多塞平	25（睡前）bid	300	25mg/每 4 天，达 100mg 后，以 50mg 递增
氯米帕明	25（睡前）bid	300	25mg/每 4 天，达 100mg 后，以 50mg 递增
其他抗抑郁药			
米氮平	15（睡前）	45	15mg/1～2 周
曲唑酮	50（睡前）	400	50mg/每 3～4 天
安非他酮	100	400	100mg/每 4～7 天
噻奈普汀	12.5 tid	25	老年人和肾功能不全者每天最高剂量为 25mg
苯二氮䓬类药物			
阿普唑仑	0.2～0.4 tid	4	0.4mg/每 3～4 天
氯硝西泮	1 bid	6	1～2mg/周
艾司唑仑	1 tid	4	1～2mg/周
劳拉西泮	1 bid	6	1～2mg/周
阿扎哌隆类			
丁螺环酮	5 bid～tid	60	5mg/每 3 天
坦度螺酮	5～10 bid～tid	60	15mg/每 1～2 周
其他抗焦虑药			
羟嗪	25 bid	100	50mg/周
普萘洛尔	10 tid	60	10mg/每 1～2 周

药物	起始剂量（mg/d）	最大剂量（mg/d）	剂量递增
抗精神病药物			
氟哌噻吨	0.5	1.5	0.5mg/每1～2周
舒必利	50	200	3～4天后达50mg,1周达200mg
齐拉西酮	20 bid(与食物同服)	120	20mg/每2～3天

（3）广泛性焦虑障碍共病的治疗：广泛性焦虑障碍共病通常有抑郁症、物质滥用、躯体疾病等。以上共病应根据患者临床反应实施个体化治疗,并结合心理治疗。治疗过程中要密切监测药物的不良反应及临床效果。

（4）特殊人群的广泛性焦虑

1）儿童、青少年

a. 临床应用中,对于伴有中、重度躯体症状的儿童、青少年广泛性焦虑障碍患者,尤其是当这些症状严重干扰其学业和社会功能时,可短期合并使用较低剂量的苯二氮䓬类药物作为联合治疗的手段。一旦症状改善,苯二氮䓬类药物应逐渐减量。

b. 安非他酮不作为一线治疗药物使用。推荐剂量为儿童0.2～0.6mg/d,一天3次;青少年用量为5～10mg/d,一天3次,每隔4天增加5～10mg,最大剂量为60mg/d。

c. 由于三环类疗效不确定,加之有较多的不良反应,尤其是心脏毒性作用,故此类药物不作为一线用药。

d. 临床应用SSRIs治疗儿童青少年广泛性焦虑障碍时,应从小剂量开始。并根据临床反应调整治疗剂量,维持巩固治疗6～8周。目前尚缺乏有效治疗剂量的研究资料。

2）老年人

a. 抗抑郁药是治疗老年广泛性焦虑障碍的一线药物,其中以SSRIs类药物为首选。常用的有西酞普兰、帕罗西汀、舍曲林、氟西汀、氟伏沙明。此类药物服药方便,不良反应较少且轻,很少有抗胆碱作用,疗效肯定。

b. 阿扎哌隆类抗焦虑药物也是治疗广泛性焦虑障碍的常用药物,疗效肯定,老年人用低剂量也能达到很好的效果,没有镇静和呼吸抑制作用,没有依赖性,与其他镇静剂很少发生药物相互作用。但是这类药物起效缓慢,耐受程度不一,也不作为一线药物使用。

c. 氟哌噻吨/美利曲辛合剂具有良好的抗焦虑作用,不良反应小,但有撤药反应,少数患者可能会出现锥体外系反应。

d. 苯二氮䓬类药物具有较强的抗焦虑作用,对焦虑短期治疗具有明显的效果。但由于其具有肌肉松弛、呼吸抑制、过度镇静、认知功能损害以及依赖性,所以对伴有躯体疾病且一般情况较差的老年患者不宜长期使用。

e. β受体拮抗剂有利于控制患者躯体症状,对心动过速、震颤、多汗等有一定的效果。但应注意随访患者心率变化。

3)妊娠期、围生期和哺乳期妇女:女性广泛性焦虑障碍的患病率是男性的2倍,而且合并心境恶劣的患者中女性多于男性。在有临床症状需要用药治疗时,应该选用产科安全证据最大的抗抑郁药SSRIs类,如氟西汀、舍曲林、西酞普兰和帕罗西汀。有报告显示,妊娠期使用SSRIs类药物可能增加肺动脉高压的风险,应考虑治疗的风险、利益。建议在妊娠期和哺乳期尽可能使用最小的有效剂量。妊娠期间不推荐将苯二氮䓬类药物作为单一或辅助治疗药物。服用苯二氮䓬类药物的妇女用母乳喂养的婴儿可出现镇静状态。若必须使用苯二氮䓬类药物,建议用氯硝西泮和劳拉西泮为佳,因为氯硝西泮在妊娠期药品安全分级目录类别较高(C类),劳拉西泮不通过胎儿或新生儿的肝脏代谢。

(5)广泛性焦虑障碍的康复和预防

1)加强健康教育,提供疾病信息,使患者认识疾病,了解自我,主动配合治疗。

2)加强专业医疗团队介入,提供专业的疾病预防、随访、干预及生活指导。

3)加强医师对广泛性焦虑障碍的识别。

4)加强家属的预防参与度,协助患者的全程治疗。

5)加强社会对疾病的理解度,减少歧视,避免对患者不恰当的评判和不公正的待遇。

二、焦虑障碍治疗药物特点和监护要点

(一)焦虑障碍治疗药物特点

抗焦虑药(Anxialytics)是指具有减轻焦虑、紧张、恐惧、稳定情绪,兼有镇静催眠作用的药物,一般不引起自主神经系统症状和锥体外系反应。镇静药(Sedatives)是指能解除患者烦躁而使之安静的药物,催眠药(Hypnatics)是指能诱导患者入睡或改善睡眠状态的药物。这三类药物之间很难截然分开,如镇静催眠药小剂量有镇静作用,也有一定的抗焦虑作用。抗焦虑药用于镇静催眠的效果也很好。临床上根据药物受体的不同分为抗焦虑药物和具有抗焦虑作用的药物,目前使用最多的抗焦虑药物有苯二氮䓬类和 $5-HT_{1A}$ 受体部分激动剂,而具

有抗焦虑作用的药物包括化学结构不同的抗抑郁药等。苯二氮䓬类药物可作为较早期的辅助用药,尤其是对于急性焦虑或激惹的患者而言,可用来进行急性干预。由于依赖性、镇静作用和认知损害,苯二氮䓬类药物仅限于短期应用,但如果在严密的监控下,其使用是安全、有效。

抗焦虑药的分类、半衰期、用药途径、给药剂量见表 3-3-59。

1. 苯二氮䓬类药物(BZDs)

(1)作用机制:苯二氮䓬类药物通过苯二氮䓬类受体合成—γ-氨基丁酸(GABA)的作用而产生抗焦虑作用。苯二氮䓬类受体大多集中在前脑边缘系统的脑皮层区域,此类受体被激活后可增加神经元细胞氯离子通道的传导,从而提高了GABA 的抑制作用。BZDs 作用的主要部位是在边缘系统。

(2)药理学特性

1)抗焦虑作用:苯二氮䓬类能减轻或消除焦虑患者的焦虑不安、精神紧张、恐惧等症状。苯二氮䓬类抗焦虑作用机制,可能与其对脑的边缘系统功能的影响有关。苯二氮䓬类对于海马和杏仁核具有高度选择作用,可加强刺激杏仁核、下丘脑腹中部和皮质运动区,引起海马神经元抑制性放电活动。这可能是苯二氮䓬类激活有关苯二氮䓬类受体而加强 γ-氨基丁酸能神经传递的结果。

2)镇静催眠作用:中等剂量的苯二氮䓬类具有明显的镇静催眠作用。对睡眠的各期均有不同程度的作用。多数药物可缩短睡眠的潜伏期,尤其首次用药者明显,可升高醒觉阈值。使快动眼睡眠(REM)时间缩短,周期增多,净睡眠时间延长,尤其对于失眠的患者,可使其睡眠时间增倍,但对正常人睡眠影响很小。连续用药数日后可以产生耐受,突然停药可呈反跳现象。苯二氮䓬类的镇静催眠作用与抑制脑干网状结构上行激活系统有关,与其对大脑皮质和边缘系统的抑制作用也可能有关,其机制与增强上述部位 γ-氨基丁酸能神经传递有关。

3)抗惊厥作用:苯二氮䓬类有很强的抗惊厥作用,这是其有效对抗某些类型的癫痫、癫痫持续状态和多种原因引起惊厥的药理基础。其主要作用是抑制脑部不同部位的癫痫病灶的放电不向外周扩散,但对病灶本身无直接作用。此外,苯二氮䓬类抗惊厥作用与其加强 γ-氨基丁酸能神经传递和骨骼肌松弛作用有关。

4)中枢性肌松作用:苯二氮䓬类在不影响正常运动的状态下,可使肌张力下降,骨骼肌松弛,不论对正常人或对神经肌肉疾病的患者均如此。这种作用并不能单独归因于非特异性的中枢神经系统抑制。小剂量苯二氮䓬类抑制脑干网状结构下行激活系统对脊髓 γ 运动神经元的作用,大剂量时加强脊髓前抑制而影响突触后抑制,从而抑制多突触反射。其机制也在于苯二氮䓬类与其受体结合,加强了 γ-氨基丁酸能神经传递的结果。

表3-3-59 抗焦虑药的分类、半衰期、用药途径、给药剂量

分类及药名	半衰期(h)	常用治疗剂量(mg/d)	最高剂量(mg/d)	用法	起效	优势	说明
苯二氮䓬类							
阿普唑仑	12~18	0.4~2	6	起始剂量0.5mg/d,分2~3次服用,每3~4天增加0.5mg/d,直至达到期望的疗效	迅速	起效迅速镇静作用较弱	由CYP3A4代谢;闭角型青光眼患者禁用;产生欣快感或导致滥用
艾司唑仑	10~24	2~6	6	3~6mg/d,分3次服用	1h	—	—
三唑仑	2	0.125~0.5	0.5	—	—	—	—
氯硝西泮	20~38	1~6	6	惊恐障碍:1mg/d;起始剂量0.25mg,分2次服用,3日后加量至1mg;每日2次或睡前服1次	迅速	起效迅速镇静作用较弱作用时间更长	闭角型青光眼及严重肝损害患者禁用
地西泮	20~50	2~10	30	2~10mg/d,分2~4次服用	迅速	起效迅速	产生欣快感可导致滥用;治疗严重焦虑患者所需剂量可能产生镇静作用;闭角型青光眼患者禁用
劳拉西泮	10~20	1~4	6	开始2~3mg/d,分2~3次服;根据需要加量,从夜间剂量加大开始,最高剂量为10mg/d	迅速	起效迅速,不需经肝代谢,尤适用于肝病和老年患者	部分服用者有情绪欣快感,可能导致滥用;此类苯二氮䓬类更具有镇静作用。闭角型青光眼患者禁用

续表

分类及药名	半衰期(h)	常用治疗剂量(mg/d)	最高剂量(mg/d)	用法	起效	优势	说明
奥沙西泮	3~21	30~120	120	轻至中度焦虑:30~60mg/d,重度焦虑:45~120mg/d,分3~4次服用	迅速	起效迅速,不需经肝代谢,尤适用于肝病和老年患者	服用后的欣快感,可能导致滥用;闭角型青光眼患者禁用
氯氮䓬	20~24	10~40	40	—	—	—	—
非苯二氮䓬类							
丁螺环酮	2~3	20~40	60	起始剂量10~15mg/d,第二周增至20~30mg/d,分2~3次服用	2~4周	安全,无依赖性,无撤药反应;无性功能障碍或体重增加	起效慢,由CYP3A4代谢,可进行长程维持治疗以控制症状,禁止与MAOIs同服
坦度螺酮	1.2~1.4	30~60	60	一次10mg,一日3次,可根据年龄症状适当增减剂量	2~4周	安全,无依赖性,无撤药反应;无性功能障碍或体重增加	起效慢,一般不作为抗焦虑首选药,且不得随意长期应用

（3）药代动力学特点：苯二氮䓬类药物的药代动力学特点能帮助临床医师选择正确、合适的 BZDs 用于患者。BZDs 有不同的药代动力学特点，主要作用是抗焦虑。许多苯二氮䓬类药物的代谢途径相似，在体内经 N-去甲基作用和羟化作用而代谢，且某些代谢产物具有活性作用，也有同样的临床效应，而且这些活性代谢物消失较慢，例如，地西泮在体内经 N-去甲基作用后，转化为去甲安定，也可以经羟化作用而成为甲基舒宁，这两种代谢产物均可进一步代谢而转化为一种新的代谢产物去甲羟基安定（即舒宁），去甲安定和去甲羟基安定也有抗焦虑、抗惊厥等作用。因此，使用苯二氮䓬类药物后，药理作用和临床疗效与药物本身及各种活性代谢产物的血浓度有关，故需在用药相当时间后才显示出充分的作用。在停用这些药物 2 周后，仍常可在尿中测出代谢产物。临床药师应熟练掌握 BZDs 的吸收、分布、代谢、排泄、亲脂性、作用持续时间、清除率、生物转化途径等特点。

（4）临床应用：由于苯二氮䓬类药物有多种药理作用，所以，在医学领域有广泛的用途，如用于麻醉诱导、肌肉松弛和控制癫痫。在精神疾病方面主要有以下临床应用。

1）焦虑状态：苯二氮䓬类对各种类型的焦虑症及其他原因引起的焦虑症状均有不同程度的疗效。可用于广泛性焦虑症，非典型焦虑症，期待性焦虑症，生理调节紊乱引起焦虑情绪和其他疾病或药物等各种原因引起的焦虑症状态。苯二氮䓬类对焦虑综合征的疗效明显优于安慰剂。合用心理治疗的疗效优于单一用药者。反应好的患者用药后 1 周内出现疗效，临床症状开始减轻，1 周后更加显著。90％的患者在连续治疗 6 周时出现明显疗效。在开始治疗 1 周内不显效果者，治疗 6 周后仅有 20％的患者出现显著疗效。

2）睡眠障碍：对于各种原因引起的失眠均有效，可用于因各种类型的神经症，药源性、机体病理或生活事件应激等原因引起的失眠，对于入睡困难、睡眠不稳及早醒等类型的失眠均有效，对梦游、遗尿及夜惊等睡眠障碍也有效。

3）抗惊厥和抗癫痫：苯二氮䓬类对于各种原因引起的惊厥如子痫、破伤风、高热和中枢兴奋药中毒引起的惊厥均有不同程度的疗效。地西泮、硝西泮、阿普唑仑等也常用作抗癫痫药物，对肌阵挛发作、小发作、癫痫持续状态，精神运动性发作等多种类型的癫痫发作都有效。其中有些药物还可作为首选药物，如地西泮静脉注射在癫痫持续状态时常作为首选，氯硝西泮常作为肌阵挛发作的首选药物。

4）神经肌肉障碍性疾病：由于苯二氮䓬类药物具有中枢性肌肉松弛作用，因而常用于某些临床表现为肌张力过高或肌肉强直的疾病，如大脑麻痹、多发性硬化、震颤麻痹、肌萎缩、侧索硬化症、脑血管意外和外伤性脊索损伤等。还被用来解除由于腰肌劳损、椎间盘损伤等疾病所引起的疼痛和痉挛,但只作为辅助治疗,并不能代替其他有效的疗法。大剂量地西泮也常用来治疗非新生儿性破伤风。

5)戒除酒精依赖和药物依赖:苯二氮䓬类可抑制戒酒或戒药后出现的戒断症状,且不良反应较小,常用的有氯氮䓬和地西泮。近年来用三唑仑戒断阿片药物依赖,方法简单,安全而深受欢迎。

6)其他精神病:苯二氮䓬类仅能控制焦虑、缓解紧张情绪,而不能改变精神分裂症的思维障碍及躁郁症的躁郁状态,常作为一种辅助药物,多用于解除各种精神病的激越症状。另外,该类药物对疼痛、社交恐惧、强迫障碍、创伤后应激障碍等也有一定疗效。但近年来,有报道氯硝西泮能治疗躁狂发作,因其起效快,且安全简便,轻症病例可以使用。

(5)具体药物特点

1)地西泮(安定):是目前最常用的苯二氮䓬药物。地西泮口服吸收较快,1小时后血药浓度达高峰,静脉注射后迅速进入中枢,主要通过肝脏代谢,转变为仍具药理活性的物质 N-去甲基安定和去甲羟安定,最后与葡萄糖醛酸结合由尿排出,速度较慢。本品血浆消除半衰期平均为 26～53 小时,个体差异很大。年龄越大,半衰期越长,长期用药有一定的蓄积性。地西泮的主要药理作用是抗焦虑、镇静催眠、中枢性肌松弛和抗惊厥作用。在临床上,地西泮常用于镇静催眠和紧张性焦虑、各种原因引起的惊厥等。在癫痫持续状态时静脉推注地西泮常作为首选方法。此外,地西泮还可以用于手术及心脏电复律前给药,戒除酒精依赖或药物依赖,腰肌劳损、椎间盘损伤、脑麻痹引起的痉挛及各种心身疾病,如高血压等。常用剂量为口服 5～30mg/d,分次服。用于镇静催眠,常睡前服 5～10mg。肌内或静脉注射,每次 10～20mg。地西泮的毒性低,安全度大,常见不良反应有嗜睡、困倦、头晕等,大剂量时偶见共济失调、皮疹和白细胞减少等症状。长期大量使用可产生依赖(依赖),突然停药可出现戒断症状,表现为心慌、出汗、恶心、昏睡、震颤等,严重时可致惊厥。

2)氯氮䓬:其代谢及药理作用均与地西泮类似,口服吸收较慢,4 小时血药浓度才达高峰,其代谢产物也有与利眠宁相似的精神药理活性,长期用药也有蓄积性,同地西泮一样,也有抗焦虑、镇静催眠、中枢性肌松和抗惊厥作用,但作用弱于地西泮,临床用途及不良反应与安定相似。常用量:口服 30～120mg/d,分次服;肌内注射,每日 50～200mg。

3)奥沙西泮(舒宁):药理作用与氯氮䓬和地西泮类相似,特点是抗焦虑作用显著,并有较好的肌肉松弛和抗抽搐作用,但催眠作用较弱,故往往为需要白天参加工作的患者乐于接受。由于对自主神经系统的作用明显,因此非常适用于伴有胃肠道、心血管和呼吸系统等主诉的焦虑症及更年期焦虑症。也适用于多动综合征、癫痫发作、情绪暴躁、三叉神经痛等。对戒断症状比地西泮更适合应用。常用剂量:口服 15～30mg/次,每天 1～3 次,毒性比氯氮䓬和地西泮均低,不良反应轻微。

4)艾司唑仑:具有高效镇静、安眠、抗惊厥、抗焦虑等作用,作用迅速,服药20～60 分钟开始起作用,使患者平静入睡,引起的睡眠接近生理性,入睡较快而作用时间较长,催眠作用可持续 5～8 小时,提高睡眠质量,醒后无不适感。药理作用与地西泮、硝西泮相似,作用强度为硝西泮的 2.5～4 倍,毒性小,安全范围大,临床上用于各种类型的失眠和焦虑,也常用于高血压,心动过速等心身疾病,以稳定患者情绪消除紧张、焦虑症状。常用剂量:镇静和抗焦虑每次 1～2mg,每天 1～3 次;催眠,睡前服 1～2mg;手术前给药,每次 2～4mg。

5)硝西泮:其抗焦虑、镇静催眠、肌肉松弛和抗癫痫作用均强于地西泮,口服易吸收,血药浓度在用药后 2～3 小时达到高峰。适用于以焦虑为主的精神障碍,用于手术前后及焦虑引起的失眠,剂量为 5～10mg/次,可在 30～60 分钟内引起睡眠。用于肌阵挛性癫痫发作剂量可加至 15～30mg/d。在服催眠剂量后,次晨可能有嗜睡、头脑空虚等"宿醉"现象,药物过量时一般不发生严重不良反应,可出现嗜睡,体温降低等。

6)氯硝西泮:除具有苯二氮䓬类一般药理作用外,抗惊厥和抗癫痫作用较强。其药理作用显著,强于硝西泮 5 倍,临床疗效稳定,可控制各种类型癫痫,尤其对失神小发作、类小发作,婴儿痉挛,肌阵挛性发作更有效,对癫痫持续状态及大发作亦有效。同地西泮相比,静脉注射 1～2mg 作用可持续 4～6 小时,而地西泮静脉注射作用仅维持 30～60 分钟。氯硝西泮应逐渐加量,成年人初次剂量为 0.75～1mg,维持量 4～8mg,最大剂量为每日 20mg。除用于癫痫外,氯硝安定也可用于各种原因引起的失眠和焦虑状态,每日口服或肌内注射 1～2mg,作用迅速可靠。近年来,氯硝西泮还常用于辅助治疗强迫症及控制躁狂患者的兴奋躁动状态,有一定疗效。

7)三唑仑:具有催眠、镇静、抗焦虑作用,其催眠、抗焦虑、肌松作用均优于地西泮。三唑仑是一种强有力且安全的催眠镇静药物,能有效地迅速引导睡眠,维持睡眠而不影响睡眠结构,并且觉醒时间显著减少。三唑仑对睡眠程序不产生干扰,并且不对患者的生理状况产生不良影响,对睡眠质量和清晨起后的安逸感方面优于其他催眠药,适用于治疗各型不眠症,尤其适用于入睡困难、觉醒频繁或早醒等睡眠障碍,常用剂量为临睡前口服 0.25～0.5mg,儿童及年老体弱者酌减。本品还可用于戒断阿片依赖,有一定效果。三唑仑为第一类精神药品,连续用药一般不宜超过 1 个月,以防产生依赖。不良反应有头痛、头晕、软弱、运动失调、恶心呕吐、突然停药可有失眠反跳。

8）氟西泮：有抗焦虑和催眠作用，其肌松作用和抗癫痫作用弱于地西泮。其催眠特点是入睡起效快，引起的睡眠接近生理性睡眠，能增加睡眠深度和总睡眠时间，作用时间持续7～8个小时，一般不产生耐受性，不引起反跳。临床上适用于各种失眠。常用剂量为睡前服15～30mg。患者服用氟西泮不良反应少且轻，少数出现醒后思睡、头晕、目眩以及步态不稳，偶可见胃部不适，注意力障碍等。

9）阿普唑仑：为近年来才使用的新型抗焦虑药。其作用强于地西泮，口服吸收好，起效快，作用广谱，除有较强的抗焦虑、镇静催眠、中枢性肌松和抗癫痫作用外，还有较强的抗抑郁作用，其总的抗抑郁作用弱于TCAs，但对个别患者往往有戏剧性效果。在临床上可用于各种原因引起失眠、焦虑状态。尤其是伴有情绪低落、悲观、兴趣丧失的神经症及躯体病引起的情绪障碍的患者效果较佳。可消除患者的紧张、焦虑、抑郁情绪，常作为手术前用药，也常用于抑郁患者和癫痫患者，对强迫症也有一定的疗效。近年来，随着心身医学发展，也常用于有焦虑抑郁情绪的高血压、胃肠神经紊乱等患者。常用剂量：每次0.4～0.8mg，每天1～3次。用于抗抑郁和抗癫痫时剂量可增大，但一般不超过每日4mg。年老体弱及儿童患者酌减。阿普唑仑的安全范围大，毒性小，常见不良反应有嗜睡、倦怠、无力，偶可见共济失调、步态不稳、头晕头痛、食欲不佳。长期用药，对肝、肾和造血系统无明显影响，但可产生耐药性，偶可出现依赖性。

2. 非苯二氮䓬类药物　主要指5-HT$_{1A}$受体部分激动剂，临床常用药物有丁螺环酮和坦度螺酮，按化学机构均属于阿扎哌隆类，具体使用剂量及药代动力学特性详见表3-3-60。

表3-3-60　阿扎哌隆类药物使用剂量及药代动力学特性

药名	常用剂量（mg/d）	最高剂量（mg/d）	口服达峰时间（h）	平均半衰期（h）	分布容积（L/kg）
丁螺环酮	15～60	60	1～2	2.5	5.0
坦度螺酮	20～60	60	0.8～1.4	1.2～1.4	—

（1）作用机制：该类药物与5-HT$_{1A}$受体具有较强的亲和力，能够激活突触前5-HT$_{1A}$受体，抑制神经元放电，减少5-HT的合成与释放，同时对突触后5-HT$_{1A}$受体具有部分激动作用，产生抗焦虑作用。

（2）药理学特性：有抗焦虑、抗精神病作用，无镇静、催眠或抗惊厥作用。

（3）药代动力学特点：临床药师应熟练掌握此类药的吸收、分布、代谢、排泄、亲脂性、作用持续时间、清除率、生物转化途径等特点。

（4）适应证：适用于急、慢性焦虑状态，对焦虑伴有轻度抑郁者也有效。起效慢，需要 2～4 周，个别需要 6～7 周。

3. 其他药物

（1）抗抑郁药：各种抗抑郁药对焦虑障碍有不同程度的治疗效果（详见第二节 抑郁障碍治疗药物实践技能）。

（2）抗精神病药：此类药物治疗焦虑障碍时，仅作为二线或三线药物使用，且最好和一线抗抑郁药合并使用（见精神分裂症药物治疗实践技能）。

（3）β受体拮抗剂：以普萘洛尔为代表，该药单独用于治疗广泛性焦虑障碍的作用有限，常用剂量为 10～60mg/d，分 2～3 次服用。

（二）焦虑障碍治疗药物监护要点

1. 治疗前监护　患者使用抗焦虑药物之前，需常规监测患者的健康状况。详细了解患者的个人或家族史，内容包括患者是否肥胖、是否存在糖尿病、血脂异常、高血压或其他心血管疾病。了解患者的用药史，以及目前服用的药物情况。了解患者的药物、食物过敏史，如果存在着药物不良反应史，需详细了解不良反应的表现。对患者的体重、血压、空腹血糖、空腹血脂进行基线测定。以便于与使用抗焦虑药物后作比较。

2. 治疗过程中的监护

（1）疗效监测：常用临床总体印象量表（CGI）进行常规评估，特别是换药或改变剂量时，是监测改善情况的更可靠的方法。

监测是否降低惊恐发作的发生频率和发作严重程度，缓解预期性焦虑、恐惧性回避，治疗相关的抑郁症状，使患者达到临床痊愈；最大限度地降低共病率、减少病残率和自杀率；恢复患者的功能，提高其生存质量。

（2）不良反应的监测：苯二氮䓬类药物在治疗过程中，出现多种不良反应，影响患者的生活质量和治疗的依从性，应及时发现并正确处理药物引起的不良反应。最常见和最突出的不良反应是中枢性不良反应，如镇静、白天困倦、药物过量时出现共济失调或言语不清。尤其是老年患者，更易出现用药过量中度的危险。长期使用可能会影响患者对新事物的注意和记忆。罕见大小便失禁和性功能障碍。

1）过度镇静是抗焦虑药物治疗早期最常见的不良反应，包括镇静、乏力、头晕等。多见于治疗开始或增加剂量时，治疗几天或几周后常可耐受。也有不少长期服用者表现多睡和白天嗜睡。将每日剂量的大部分在睡前服用，可以避免或减轻白天的过度镇静。严重者应该减药，并告诫患者勿驾车、操纵机器或从事高空作业。

2）某些药物容易引起呼吸抑制、低血压、肌无力、心动过缓或心跳停搏；高龄衰老、危重、肺功能不全以及心血管功能不稳定等患者,静注过速或与中枢抑制药合用时,发生率更高,情况也更严重。

3)苯二氮䓬类药物最大的缺点是容易产生耐药性,多种药物之间具有交叉耐受现象,长期应用往往会产生依赖性,不宜长期单药使用。但在下列情况下可以短期内优先使用:①短期应激所致 GAD 样反应;②伴有严重的焦虑(恐惧)发作;③存在躯体疾病时,需要尽快控制焦虑症状。临床药师应掌握 BZDs 的不良反应,药物间的相互作用,临床使用问题如不同剂型的替换、耐药性、停药综合征、依赖性、滥用等问题。该类药物应从小剂量开始使用,1~2 周后开始加量,在治疗 1 周时评价患者的耐受性、对医嘱的依从性和治疗进展,疗程一般不宜超过 6 周。一般为口服,短效者每天 2~3 次,长效者每天 1 次。睡前服用,既有抗焦虑作用,又有催眠作用。停药时应当缓慢减量,经数周才完全停掉,否则可能出现停药综合征。

(3)用药过量的监护:超量的体征包括持续的精神紊乱,嗜睡深沉,震颤,持续的说话不清,站立不稳,心动过缓,呼吸短促或困难,严重的肌无力;突然停药后要注意可能发生撤药症状。一般半衰期短或中等的本类药物,停药后 2~3 天出现,半衰期长者则在停药后 10~20 天发生。撤药症状:较多见的为睡眠困难,异常的激惹状态和神经质;较少见或罕见的有腹部或胃痉挛、精神错乱、惊厥、肌肉痉挛、恶心或呕吐、颤抖、异常的多汗。严重的撤药症状比较多见于长期服用过量的患者。也有曾在连续服用,血药浓度一直保持在安全有效范围内,几个月后突然停药而发生。失眠反跳现象、神经质、激惹等,多数患者为长时期单次夜间服药、撤药后发生。半衰期短的停药后发生快而严重。地西泮、氯氮䓬等的活性代谢产物即奥沙西泮等在血液内可持续数天至数周,所以停药后如果发生失眠反跳现象,要在 10~20 天之后才出现。少数患者可有嗜睡、头晕、头痛、眩晕、乏力、口干。偶见共济失调、厌食、言语不清、骨骼肌无力、性欲改变、月经不调及尿潴留等。

(4)中毒的处理:①催吐。为一般处理,服用温开水 500ml 后刺激咽后壁催吐,有明显意识障碍者不宜催吐。②洗胃。洗胃以服药后 6 小时内为佳,洗胃后从胃管注入 10~20g 的药用炭可减少药物吸收量。③导泻。常用导泻药有甘露醇、硫酸钠。④促排泄。促药物排泄有补充血容量、碱化尿液、应用利尿药等方法。⑤解毒剂。解毒剂可用纳洛酮静脉注射,高血压和心功能障碍者慎用。⑥其他包括对症和支持治疗。

(5)相互作用的监护:苯二氮䓬类药物与其他中枢神经系统抑制剂联用时,如酒精、巴比妥类药物、阿片类物质和抗组胺药物,可能会增强药物的中枢抑制作用。某些抑酸剂可能会影响药物的吸收。氟伏沙明和其他细胞色素 P450 酶

3A4抑制剂也可抑制苯二氮䓬类药物的代谢，从而明显增强其疗效。地高辛的半衰期可被苯二氮䓬类药物延长，机制未明。

CYP3A4酶代谢一些苯二氮䓬类药物（阿普唑仑）、丁螺环酮，而抗真菌药物（包括酮康唑、伊曲康唑、伏立康唑）、蛋白酶抑制剂（包括阿扎那韦、茚地那韦、那非那韦）、抗生素（克拉霉素、泰利霉素）为CYP3A4的强效酶抑制剂，会提高作为3A4酶底物的抗焦虑病药物的血药浓度。卡马西平、苯巴比妥、苯妥英钠为CYP3A4的强效酶诱导剂，与它们联用，使阿普唑仑、丁螺环酮代谢增加，降低其血药浓度，导致焦虑症状的复发。

（6）特殊人群监护

1）儿童

a. 儿童惊恐障碍：最常用的是苯二氮䓬类药物，如阿普唑仑、劳拉西泮、氯硝西泮等，小剂量起始。具有抗焦虑作用的抗抑郁药，如舍曲林、氟伏沙明、氟西汀等，一般8岁以上儿童使用，起始剂量酌减。儿童青少年广泛性焦虑障碍患者，尤其是当这些症状严重干扰其学业和社会功能时，可短期合并使用较低剂量的苯二氮䓬类药物作为联合治疗的手段。一旦症状改善，苯二氮䓬类药物应逐渐减量。安非他酮不作为一线治疗药物使用。推荐剂量为儿童0.2～0.6mg/d，每天3次；青少年用量为5～10mg/d，每天3次，每隔4天增加5～10mg，最大剂量为60mg/d。由于三环类疗效不确定，加之有较多的不良反应尤其是心脏毒性作用，故此类药物不作为一线用药。临床应用SSRIs治疗儿童青少年广泛性焦虑障碍时，应从小剂量开始。并根据临床反应调整治疗剂量，维持巩固治疗6～8周。目前尚缺乏有效治疗剂量的研究资料。

b. 儿童、青少年焦虑障碍：儿童时期最常见的焦虑障碍是分离性焦虑障碍、强迫障碍和特定恐惧障碍。分离性焦虑障碍的核心症状是，当患者与主要依恋的人或家庭分离时会出现明显的焦虑。对儿童、青少年焦虑障碍的治疗提倡综合干预策略，要深入了解并减轻相关的社会心理影响因素的影响。心理治疗是儿童情绪障碍的主要治疗手段，关于有关药物治疗，美国儿童青少年精神病学会（1997）曾指出，作为临床治疗准则，药物治疗不应被用作儿童焦虑障碍的唯一干预措施，而应作为辅助的心理治疗，这将有助于防止药物治疗结束后的复发。常用药物包括苯二氮䓬类、SSRIs、SNRIs、NaSSAs、丁螺环酮、坦度螺酮等，但必须注意：患儿个体剂量的差异很大，与年龄、体重、病情不完全成比例关系，因此对每例患儿的用药剂量必须根据病情及体质，从小剂量开始，逐步调节到疗效最好、不良反应最少的剂量。

2）老年人：老年期躯体状况的改变和心理压力常常成为焦虑障碍的诱因，老年焦虑障碍由于衰老而较难识别。老年期广泛性焦虑障碍，包括两种情况，一种是青少年时期患有该病延续至老年,另一种是老年期初发的广泛性焦虑障碍。老年期具有特定的药代动力学特点,体现在药物的吸收、分布、代谢速率、排泄各个环节,同时随着年龄的增长,外周及中枢神经生物学的改变,可能影响常规剂量的疗效和毒副作用。因此,老年患者合理用药需要注意:根据药理特性和代谢特点合理选择药物、小剂量开始并缓慢加量、重视不良反应、把握治疗时限。

药物治疗对老年焦虑障碍患者是有效的,也是必要的。常用药物包括:苯二氮䓬类、SSRIs、SNRIs、NaSSAs、TCAs 及四环类抗抑郁药、β 受体拮抗剂、以及丁螺环酮、坦度螺酮等。抗抑郁药是治疗老年广泛性焦虑障碍的一线药物,其中以 SSRIs 类药物为首选。但需要注意:SSRIs、SNRIs 等抗抑郁药应从常用量的 1/3～1/2 起始,结合疗效和耐受性等情况缓慢加量,除需要注意药物本身的不良反应如抗胆碱能作用及心血管不良反应外,还须注意与老年人躯体疾病合并用药之间的相互作用。

阿扎哌隆类抗焦虑药物也是治疗广泛性焦虑障碍的常用药物,疗效肯定,老年人用低剂量也能达到很好的效果,没有镇静和呼吸抑制作用,没有依赖性,与其他镇静剂很少发生药物相互作用。但是这类药物起效缓慢,耐受程度不一,也不作为一线药物使用。

苯二氮䓬类药物由于具有肌肉松弛、呼吸抑制、过度镇静、认知功能损害以及成瘾性,所以对老年人伴有躯体疾病且一般情况较差的患者不宜长期使用。

另外,老年患者使用苯二氮䓬类药物时,应遵循以下原则。

a. 用药之前要做详细的体格检查及必要的实验室检查,特别注意心脏、血压情况,肝脏、肾脏及中枢神经系统情况。要注意有无青光眼、颈椎骨关节病及前列腺肥大。在用药过程中也应定期复查躯体情况。

b. 老年人多患有其他躯体疾病,常同时兼服各种药物。给予精神药物时应注意药物的相互作用。要尽可能避免同时合用几种药物。

c. 由于老年期药物在体内的半衰期延长,如发生不良反应,难以快速清除体内的药物。所以在同类药物中,最好选用半衰期较短的药物,尽可能避免使用长效制剂。

d. 宜从较低剂量开始,治疗量一般为成年人剂量的 1/3～1/2。

e. 增加剂量的过程要比青壮年延长,不能加量过快,治疗剂量应低于青壮年。一般来说,对于 65～80 岁的老人,可用成人剂量的 1/3～1/2,对于 80 岁以上者,剂量宜更小。如有肝肾功能减退,则剂量还要降低。

f. 一天的药量最好分次给予,一般不要一次服用。

g. 老年人服用药物后,其有效血浆浓度和受体部位的浓度要经过比年轻人更长的时间才能达到,因此不要立即决断一种药物无效而改换药物。

h. 实验室条件允许时应当定期监测血药浓度，以便准确有效地掌握用药剂量。

3）孕期、围产期和哺乳期妇女：所有抗抑郁药均能通过胎盘，并能通过乳汁分泌。SSRIs 会使致畸风险增加。妊娠期应慎重使用抗抑郁药，哺乳期不推荐服用抗抑郁药。如果服药期间发现妊娠，停止服药被认为是妥当的。建议在妊娠期和哺乳期尽可能使用最小的有效剂量。妊娠期间不推荐将苯二氮䓬类药物作为单一或辅助治疗药物。服用苯二氮䓬类药物的妇女用母乳喂养的婴儿可出现镇静状态。若必须使用苯二氮䓬类药物，建议用氯硝西泮和劳拉西泮为佳，因为氯硝西泮在妊娠期药品安全分级目录类别较高（C 类），劳拉西泮不通过胎儿或新生儿的肝脏代谢。

（7）血药浓度的监测：根据血药浓度监测结果，调整患者的给药方案，避免出现严重的不良反应。

3. 治疗后的监护

（1）自杀：自杀是精神科患者过早死亡的首要原因，约 50% 的患者在一生中曾有自杀意愿，自杀风险与心境障碍相近，是普通人群的 10 倍。相关危险因素包括：抑郁、社会隔离、绝望感和对自身高期望值的挫折和失败感。自杀常表现为一种严重慢性疾病的反应，自知力水平越高或对自身疾病认识越多可能增加自杀风险。所以对出院后患者做详细的监护计划有助于自杀的预防。

（2）中毒过量监护：对于有自杀意愿病史的患者，出院后患者的药物应由患者家属保管，并保证患者的用药依从性。药物过量的特征是其常见不良反应的扩大。要交代其家属如何处理药物过量中毒及解救措施，通常包括：早发现、早诊断、洗胃及支持治疗和对症治疗。这些药物过量如抢救不及时可致命，如果合并其他药物尤其是中枢神经系统抑制剂如酒精、巴比妥类或苯二氮䓬类药物，后果较严重。

（三）用药宣教

为提高患者对药物治疗的依从性，保证药物治疗的安全、有效性，需对患者进行如下告知。

1. 每天按时用药。

2. 某些药物可能几周后才会起效（非苯二氮䓬类药物）。

3. 症状改善后需要继续服药。

4. 不要自行停药。

5. 指导如何处理不良反应和其他问题。

6. 停药需要逐渐减量，不能骤然停药等。

思考题

1. 简述焦虑障碍治疗原则。
2. 简述惊恐障碍的药物治疗策略。
3. 简述广泛性焦虑障碍的药物治疗策略。
4. 简述惊恐障碍特殊人群的药物治疗策略。
5. 简述广泛性焦虑障碍特殊人群的药物治疗策略。
6. 简述抗焦虑药物(苯二氮䓬类、非苯二氮䓬类)药理学特点。
7. 简述苯二氮䓬类药物常见的不良反应,超量的监护及处理措施。
8. 举例说明苯二氮䓬类药物重要的药物间相互作用。
9. 简述特殊人群(包括儿童、青少年、老年人、孕期和哺乳期妇女)用药的监护要点。

【推荐参阅指南/书籍】

1. 美国精神医学学会. 精神障碍诊断与统计手册. 第 5 版. 北京:北京大学医学出版社,2014.
2. 吴文源. 焦虑障碍防治指南. 北京:人民卫生出版社,2010.
3. 中华医学会. 临床诊疗指南·精神病学分册. 北京:人民卫生出版社,2006.
4. 王维治. 神经病学. 第 2 版. 北京:人民卫生出版社,2013.
5. 江开达. 精神药理学. 第 2 版. 北京:人民卫生出版社,2011
6. 沈渔邨. 精神病学. 第 5 版. 北京:人民卫生出版社,2010
7. Stahl SM. 精神药理学精要·神经科学基础与临床应用. 第 3 版. 司天梅,黄继忠,于欣译. 北京:北京大学医学出版社,2011
8. 王晓慧,李清亚. 最新精神疾病用药. 北京:人民军医出版社,2010.
9. Marie A. Chisholm-Burns:神经精神疾病治疗原理与实践. 第 2 版. 任歆主译. 北京:人民军医出版社,2013.

参考文献

[1] Pollack MH,Lepola U,Koponen H,et al. A double-blind study of the efficacy of venlafaxine extended-release,paroxetine,and placebo in the treatment of panic disorder. Depress Anxiety,2007,24(1):1-14.

[2] Hartford J,Kornstein S,Liebowitz M,et al. Duloxetine as an SNRI treatment for generalized anxiety disorder:results from a placebo and active-controlled trial. Int Clin Psychopharmacology,2007,22(3):167-174.

[3] Bandelow B,Seidler-Brandler U,Becker A,et al. Meta-analysis of randomized con-

trolled comparisons of psychopharmacological and psychological treatments for anxiety disorders. World J Biol Psychiatry, 2007, 8(3)：175-187.

[4] Goodman WK, Bose A, Wang Q, et al. Treatment of generalized anxiety disorder with escitalopram：Pooled results from double-blind, placebo-controlled trials. Journal of Affective Disorders, 2005, 87(2)：161-167.

[5] 施慎逊, 汤月芬, 程利南, 等. 上海市孕产妇焦虑、抑郁症状发生率及相关因素. 中国心理卫生杂志. 2007, 21(4)：254-258.

第五节　血管性神经认知障碍治疗药物实践技能

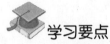

学习要点

1. 掌握急性脑出血病所致精神障碍治疗原则。

2. 掌握多发性梗死所致精神障碍治疗原则。

3. 掌握促认知药物(包括胆碱酯酶抑制剂、谷氨酸受体阻断剂、脑代谢赋活剂、抗氧化剂)的药理学特点。

4. 掌握评估促认知药物疗效的方法。

5. 掌握促认知药物常见的不良反应及严重不良反应的监护要点。

6. 掌握促认知药物重要的药物间相互作用。

7. 掌握特殊人群(老年人)的药物治疗监护要点。

8. 对重度或轻度血管性神经认知障碍患者针对其疾病、有效的药物治疗以及依从性对其家属或帮助照料者进行宣教的方法。

一、血管性神经认知障碍治疗原则

(一) 急性脑血管病所致精神障碍治疗原则

脑血管病所致精神障碍的治疗原则是：改善脑部血液循环, 预防脑梗死, 促进大脑代谢, 以缓解神经精神症状。使用药物包括：大脑代谢调节药物, 如双氢麦角毒碱(喜得镇)、吡拉西坦(脑复康)、吡硫醇(脑复新)、阿米三嗪萝巴新(都可喜)、石杉碱甲、甲氯芬酯等药物; 脑循环改善药物, 如桂利嗪(脑益嗪)、氟桂利嗪、川芎嗪、丹参、地巴唑、小剂量阿司匹林、右旋糖酐 40(低分子右旋糖酐)等; 精神药物, 根据具体的精神症状可选用抗焦虑药、抗抑郁药、抗精神病药等, 精神药物的使用应遵循用药剂量宜小, 加量速度宜慢, 用药时间宜短, 所用药物不良反应宜轻, 尽量单一用药的原则。其他治疗包括：饮食疗法、运动疗法、理体疗法、中医中药治疗、心理治疗等。

1. 躯体症状的治疗

(1)对怀疑有脑出血病例的治疗包括立即复苏、给予初步医疗措施、行脑 CT 检查，以便确诊。然后必须排除凝血功能障碍或过度抗凝治疗所致的出血，有必要检查血细胞计数、测定凝血酶原时间以及全部凝血象。凡怀疑脑出血的患者，都应作脑 CT 检查。但如果患者病情危重，搬动或运送的途中随时可能死亡，或已处于脑疝晚期，应就地抢救。

(2)一旦确诊，主要用药物治疗或手术。内科治疗原则包括适当气道监护及供氧，控制颅内压，预防再次出血，控制全身动脉血压，预防癫痫发作，消除过度抗凝及凝血异常，维持体液及电解质平衡，控制体温调节及意识水平，减缓头痛。对出血性梗死急性期可用 20% 甘露醇治疗，以抑制脑水肿，防止发生脑疝。同时防治肺部感染及压疮。恢复期治疗可用促进神经代谢药物，如 ATP、辅酶 A、神经节苷酯、胞磷胆碱等。对出血性梗死不主张抗凝或止血治疗。

2. 精神症状的治疗

(1)焦虑、失眠：可选用氯硝西泮、艾司唑仑、阿普唑仑或劳拉西泮等。

(2)抑郁：可选用 SSRIs，如氟西汀、帕罗西汀、氟伏沙明、舍曲林或西酞普兰。其他的新型抗抑郁药，如文拉法辛、米氮平、噻萘普汀等。一般不宜用 TCAs。

(3)幻觉妄想：可选用锥体外系副作用较少的药物。

(4)兴奋紊乱：参见上述急性脑血管病所致精神障碍的相应处理。

3. 心理治疗和康复治疗　要注意贯彻对患者的全程综合性治疗与护理；对病残肢体给以推拿、按摩或针灸治疗；改善患者心理状态，促进身心康复。

(二)多发性梗死所致精神障碍治疗原则

大多系颈动脉内膜粥样硬化的微栓子脱落，致脑内动脉分枝栓塞，患者常有短暂脑缺血发作史，如一过性轻瘫、失语或视力障碍等。精神障碍以智能阶梯型恶化为主要表现。为"血管性"痴呆中之最常见者。其治疗原则如下。

1. 躯体症状的治疗

(1)动脉硬化症和高血压：进行内科治疗，保持血压、血脂、血黏稠度的正常范围。

(2)急性脑缺血发作的治疗：可给丹参注射液 2～4ml，肌内注射，每日 1～2次；或 12～16ml，加入 5%～10% 葡萄糖注射液 500ml，静滴，每日 1 次，10～15日为一疗程。

(3)扩张血管药：可用烟酸、地巴唑、芦丁等扩张血管药。也可用右旋糖酐40 静滴。

(4)改善脑功能：吡拉西坦 0.8～1.6g，口服，每日 3 次。尼莫地平 20mg，每日 3 次，也有扩张血管作用。脑蛋白水解物(脑活素)及胆碱酯酶抑制剂多奈哌齐等亦有助于脑功能的改善。

2. 精神症状治疗、心理治疗和康复治疗 参见上述急性脑血管病的相关处理。

二、血管性神经认知障碍治疗药物特点

（一）血管性神经认知障碍治疗药物特点

脑血管病引起的神经认知障碍,治疗主要针对三个方面,一是控制脑血管病危险因素(高血压、高血脂、糖尿病等);二是预防脑卒中(血小板聚集抑制剂,华法林用于栓塞性疾病等);三是改善认知功能(如胆碱酯酶抑制剂)。如有需要,可用抗精神病药物对症治疗。对于躯体疾病治疗药物以及精神症状治疗药物请参见本系列教材《神经专业》以及本册相关专业的内容,本章节着重介绍促认知药物。

促认知药(cognitive enhancers),曾被称为益智药或抗痴呆药,主要是指治疗患者认知症状的药物,用来改善或促进患者的认知功能或延缓认知功能的衰退。具有充分循证医学依据的促认知药目前只有胆碱酯酶抑制剂和谷氨酸受体拮抗剂两类药物,主要的适应证是不同程度的神经认知障碍。其他促认知药物尽管种类和品种很多,也有一定改善认知功能的作用,但临床依据尚不充分。

促认知药物的主要作用机制有增强酶的活性、改善脑组织代谢、加强神经递质的合成、恢复大脑代谢功能及信息传递,或改善脑血流供应及脑细胞对氧、葡萄糖等的利用,从而减少致病因子对大脑的损害,使受损脑组织的功能得以恢复或保持。

促认知药物种类繁多。药物治疗神经认知障碍的主要目的是:①延缓或阻止认知障碍严重程度的加重;②减轻认知障碍的程度和改善记忆的功能;③抑制和逆转认知障碍早期的关键性病理发生;④提高认知障碍患者的日常生活能力,提高生活质量;⑤减少并发症,延长存活期。目前已证实,胆碱酯酶抑制剂对认知障碍有确切的疗效,已成为首选治疗药物。还有一些药物可能对提高认知功能有一定疗效,并已应用于临床,如谷氨酸受体阻断药、钙离子通道阻滞药、脑代谢促进剂、抗氧化剂等。以下根据药物的不同机制分别介绍各种已用于临床的促认知药物。

1. 胆碱酯酶抑制剂 目前认知障碍的许多对症治疗是以提高神经递质乙酰胆碱的利用率为基础的。乙酰胆碱在胆碱能神经元中由两个前体形成:胆碱和乙酰辅酶 A(AcCoA)。胆碱来源于饮食和神经元内储备,神经细胞线粒体的AcCoA 来源于葡萄糖。这两个底物与合成酶胆碱乙酰转移酶(CAT)相互作用产生了神经递质乙酰胆碱(ACh)。乙酰胆碱的活动被乙酰胆碱酯酶(AChE)和

丁酰胆碱酯酶（BuChE）终止。尽管 AChE 和 BuChE 都能代谢 ACh，但是它们非常不同，它们有单独的基因编码，有不同的组织分布，不同的底物类型。抑制这两种酶可能会产生不同的临床效用。脑内 AChE 水平较高，尤其是接受 ACh 信息输入的神经元。脑内也有 BuChE，尤其是神经胶质细胞中。AChE 被认为是使胆碱能突触 ACh 失活的关键酶，但是如果 ACh 扩散到附近的胶质细胞中，BuChE 也能够起作用。AChE 存在于肠道、骨骼肌、红细胞、淋巴细胞、血小板。BuChE 存在于肠道、血浆、骨骼肌、胎盘和肝。BuChE 也可能存在于一些特殊的神经细胞，也可能存在于淀粉样斑块中。

大量的研究调查提示，胆碱能功能缺陷与记忆损害有关，尤其是短时记忆。例如，毒蕈碱型胆碱能受体阻断药（东莨菪碱）可使健康志愿者出现类似于阿尔茨海默病的记忆障碍。使用胆碱酯酶抑制剂增减胆碱能神经传导，不仅能逆转健康志愿者东莨菪碱引起的记忆损害，同样也能增强认知障碍患者的记忆功能。理论上而言，局限在前脑基底的基底神经核变性所致的"胆碱能缺陷综合征"可解释用于定义轻度认知损害的更局限的短时记忆问题，而没有其他认知障碍的表现。当血管性损害影响胆碱能神经元，胆碱能缺陷可能也是血管性痴呆的一部分原因，这就是为什么一部分血管性痴呆的患者可能对胆碱酯酶抑制剂有反应。增强认知障碍患者胆碱能功能和改善记忆最成功的方法是通过阻断乙酰胆碱酯酶阻断 ACh 的破坏。由于 ACh 不会被乙酰胆碱酯酶持续降解，而使 ACh 逐渐累积，从而带来各类临床结局：①胆碱酯酶抑制剂的最有效者。胆碱酯酶抑制剂的最佳反应是能够出现显著改善，足以使患者及其照料者在开始治疗数周内就能注意到症状的改善或者记忆力下降比预期明显减慢。这种反应通常可以维持大约 6 个月，之后认知功能测查评估发现患者的认知功能退回到没有接受治疗的状态。随后，认知功能下降的速率可能和用药前一样，药物带来的好处不会在再次用药后立刻出现。②胆碱酯酶抑制剂的一般反应者。胆碱酯酶抑制剂治疗认知障碍的一般反应是治疗开始有改善，认知测查能发现具有统计学意义，也许照料者能注意到，而患者意识不到，这种反应通常可以维持大约 6 个月，这时使用认知功能测查评估发现患者的认知功能退回到了药物治疗之前。这种反应有明确的药物相关性，因为如果停用药物，认知功能迅速下降到患者未接受治疗的状态，随后，认知下降速率可能和用药前一样。③胆碱酯酶抑制剂的姑息治疗者。对胆碱酯酶抑制剂治疗的反应未出现即刻改善，但下降速率肯定比预期缓慢。

（1）多奈哌齐：多奈哌齐是一种可逆性的、作用时间长、选择性的乙酰胆碱酯酶（AChE）抑制剂，对丁酰胆碱酯酶（BuChE）无抑制作用。多奈哌齐抑制突触前和突触后胆碱能神经，以及胆碱能神经元之外 AChE 广泛分布的中枢神经系统脑区等部位的 AChE。多奈哌齐的中枢神经系统作用增强了由于胆碱能神经元不断凋亡,正常情况下受胆碱能神经元支配而现在出现 ACh 缺乏的区域 ACh 的可利用度。多奈哌齐也能抑制外周的 AChE,其在胃肠道的这种作用会引起胃肠道副作用。多奈哌齐便于服用(每日 1 次),大部分会出现胃肠道副作用,但大多数都是一过性的。

(2)卡巴拉汀:卡巴拉汀是一种"假性不可逆性"(即它在数小时内能够逆转自身)、快速起效、作用时间中等的乙酰胆碱酯酶抑制剂,它不仅抑制 AChE 的选择性高于 BuChE,也可能选择性抑制皮质和海马(两个对记忆很重要的脑区)的 AChE,选择性高于大脑其他部位的 AChE。卡巴拉汀也能抑制神经胶质细胞的 BuChE,这也许在某种程度上增强中枢神经系统的 ACh 水平。当皮质神经元死亡出现神经胶质细胞增生时,对神经胶质细胞 BuChE 的抑制作用也许对认知障碍患者更重要,因为神经胶质细胞含有 BuChE,抑制 BuChE 增强的酶活性也许通过第二个机制可增加 ACh 对胆碱受体的利用度。卡巴拉汀与多奈哌齐的安全性和有效性相当,但在口服时卡巴拉汀可能胃肠道副作用更多,也许是由于它的药代动力学特点,也可能是由于外周 AChE 和 BuChE 的双重作用。卡巴拉汀透皮贴剂已经上市,通过优化给药和降低药物峰浓度,可以大大减少口服卡巴拉汀引起的外周副作用。

(3)加兰他敏:加兰他敏是在雪花莲和水仙花中发现的胆碱酯酶抑制剂,具有双重作用机制,同时具有 AChE 抑制作用和对烟碱型胆碱能受体的正性变构调节(PAM)作用。理论上来讲,联合加兰他敏对烟碱受体的第二种作用可进一步增强 AChE 的抑制作用。因此,通过抑制 AChE 来增加烟碱型胆碱能受体部位 ACh 的水平,可能会被加兰他敏的 PAM 作用增强。然而,这种烟碱型 PAM 的第二种作用理论的优势在临床中的使用上还没有被证实。

(4)石杉碱甲:石杉碱甲是从中药千层塔(蛇足石杉)中提取的一种生物碱。开始用于治疗重症肌无力,现主要用于治疗老年记忆障碍和阿尔茨海默病,属于高效的可逆性胆碱酯酶抑制剂,具有选择性高,易透过血-脑屏障,无明显肝脏毒性和安全性好等特点。该药能异化神经接头处的递质传递,显著提高乙酰胆碱的水平,促进记忆的恢复和增强记忆能力。

2. 谷氨酸受体阻断剂　有一种假说认为神经元死亡是淀粉样蛋白前体产生的毒性斑块所致。这些斑块如何产生神经毒性的确切分子机制不完全清楚,但是目前的理论推测这是由于触发了毒性神经原纤维缠结的形成,同时引发了神经毒性炎症反应。此外,也有可能是由于淀粉样斑块引发谷氨酸以兴奋毒性的方式释放。

在静息状态下,谷氨酸正常是静止的,N-甲基-D-天冬氨酸(NMDA)受体被镁阻断。正常的神经传导中,谷氨酸与 NMDA 受体相结合,如果突触后受体去极化的同时甘氨酸与 NMDA 受体相结合,通道打开,允许离子内流。如果淀粉样蛋白的突触效应造成下调谷氨酸转运体,抑制谷氨酸再摄取,或者增加谷氨酸释放,就会导致谷氨酸稳定"泄漏",从而导致钙离子过度内流至突触后神经元,短期内造成记忆问题,长期如此,可能会导致自由基集聚从而破坏神经元。

美金刚　使用 NMDA 受体拮抗剂的基本原理是该药能够减少异常活化的谷氨酸能神经传递,从而改善认知功能,随着时间的推移减慢功能下降的速率。然而,干扰 NMDA 神经传导会带来很大的问题,如苯环利定(PCP)或氯胺酮等 NMDA 拮抗剂会引起阳性和阴性精神病性症状,非常类似于精神分裂症的表现。长期慢性阻断 NMDA 受体,也会干扰记忆的形成和神经可塑性。既要降低 NMDA 受体过度的持久的低水平活化,又不能干扰学习、记忆和神经可塑性,还不能造成类精神分裂症样状态,就要选择一种较弱(低亲和力)的 NMDA 拮抗剂,在同一位点发挥作用,堵住正常静息状态下镁离子阻断的离子通道,来干扰 NMDA 中介的谷氨酸能神经传导。

美金刚是一种非竞争性开放性通道 NMDA 受体拮抗剂,具有低到中等程度亲和力、电压依赖性以及快速阻断和开放的药物动力学特征,但通道开放时结合在镁离子位点。该药通过"堵住"NMDA 的离子通道,阻断了谷氨酸增强释放的下流效应,从而改善记忆力,预防神经元变性。因为美金刚具有低亲和力,当出现谷氨酸时相性爆发和去极化时,足以使美金刚离开离子通道,允许正常的神经传递。出于这个原因,美金刚不会出现如苯环利定(PCP)和氯胺酮等其他更强效应的 NMDA 拮抗剂所致的类精神病样症状,不会减弱新事物学习能力,也不会减弱必要时的正常神经传导。

美金刚还有 α 受体拮抗剂的特性,具有微弱的 5-HT$_3$ 拮抗剂特性,但这些特性对于该药在认知障碍患者中的作用不是很清楚。美金刚也可以作为一种可能的新型心境稳定剂。因为它用于认知障碍的作用机制不同于胆碱酯酶抑制剂,美金刚通常会与胆碱酯酶抑制剂合并使用,以发挥这两种药物的治疗潜能,使患者获得额外的效果。

3. 脑代谢赋活剂　此类药物主要是促进脑皮质细胞对氨基酸、磷脂及葡萄糖的利用,从而起到增强记忆力,增强患者反应性和兴奋性,改善和消除精神症状作用,故又称为中枢神经系统功能改善剂。适用于阿尔茨海默病(AD)、血管性痴呆(VaD)和其他类型痴呆。

(1)尼麦角林:尼麦角林为半合成的麦角碱衍生物。有 α 受体阻滞作用和血管扩张作用。可增强脑细胞能量的新陈代谢,增加大脑氧和葡萄糖的利用。可促进神经递质多巴胺的转换而增加神经传导,加强脑部蛋白质生物合成。该药还具有抗血小板凝集活性和改善血液流变学的作用。

(2)吡拉西坦:吡拉西坦系 γ-氨酪酸的环化衍生物,具有对抗物理因素和化学因素所致的脑功能损害的作用,可改善学习、记忆和回忆能力及由于缺氧引起的逆行性遗忘。虽然确切的作用机制尚不清楚,但它能促使脑内二磷酸腺苷(ADP)转变为三磷酸腺苷(ATP),使脑内能量供应状况改善。还能影响胆碱能神经元的兴奋传递,促使乙酰胆碱合成。此外,还可以增加多巴胺的释放。无镇静、镇痛作用,也无抗胆碱、抗组胺和 5-羟色胺拮抗作用,精神兴奋作用较弱,无依赖性。

(3)茴拉西坦:茴拉西坦是 γ-氨基丁酸(GABA)的环化衍生物,系新一代 γ-内酰胺类脑功能改善药。可通过血-脑脊液屏障,选择性作用于中枢神经系统,对脑细胞代谢具有激活作用,并对神经细胞有一定的保护作用。还可以通过影响谷氨酸受体系统而产生促智作用,因为谷氨酸是参与记忆过程的主要神经递质,并与神经保护作用有关。另外,该药可提高大脑皮层的抗缺氧能力,防止由各种化学物质、高碳酸血症、东莨菪碱或电休克治疗等引起的学习、记忆功能的缺失。通常没有镇静或兴奋作用,亦没有扩血管作用。对轻度阿尔茨海默病患者,可改善记忆和认知能力,亦可改善行为障碍。老年患者中,可减少脑电图中 θ 波和 δ 波,增加 α 节律和慢 β 波活动。

(4)奥拉西坦:奥拉西坦可促进磷酰胆碱和磷酰乙醇胺的合成,促进脑代谢。奥拉西坦毒性较低,不易造成过量中毒。也无致突变、致畸以及生殖毒性。该药对化学物质所致的学习和记忆障碍有显著的改善作用和学习记忆的促进作用。

4. 抗氧化剂　神经细胞膜含有大量易氧化的多聚不饱和脂肪酸。在衰老过程中,脑组织物质和能量代谢异常可导致大量自由基产生,而自由基可损害线粒体。研究发现线粒体损伤是导致发病的重要因素,这可能和线粒体参与细胞能量代谢有关。在体外试验中还发现,β 淀粉样蛋白(Aβ)可诱导培养的神经细胞生成为过氧化氢,造成细胞损伤;沉积在患者脑中的 Aβ 通过对血管的氧化性损伤可导致神经元变性。抗氧化剂和自由基清除剂能保护神经细胞免受 Aβ 的神经毒作用。

司来吉兰是一种选择性 MAO-B 抑制剂。低剂量口服用于阿尔茨海默病或帕金森病性痴呆,推测它能增加多巴胺,但是有一些临床前期证据表明它具有抗氧化作用和神经保护作用以及一些理论性原因,因此,司来吉兰能减缓疾病进展。但是,司来吉兰可治疗痴呆的有效性最多也就是轻度。

(二)血管性神经认知障碍药物治疗监护要点

1. 治疗前监护　使用抗抑郁药之前,需常规监测患者的健康状况。详细了解患者的个人或家族史以及伴发疾病的情况。了解患者的用药史,以及目前服用的药物情况。了解患者的药物、食物过敏史,如果存在着药物不良反应史,需详细了解不良反应的表现。对患者的心功能、肺功能、肝肾功能、胃肠功能等进行基线测定。以便于与使用药物后作相应比较。

2. 治疗过程中的监护

(1)疗效的监护:痴呆的病因不明,目前尚无特效疗法,其临床症状涉及认知缺损、精神行为紊乱等多个方面,因此,对于痴呆患者的治疗包括药物治疗、心理或社会行为治疗,应遵循个体化和多方位的原则。

该病一般预后不良,部分患者病情进展较快,最终常因营养不良、压疮、肺炎等并发症或因衰竭死亡。药物治疗应用旨在改善认知缺损的促认知药治疗,也包括针对精神行为症状的药物治疗,目的是改善痴呆的认知及功能缺损和精神行为症状。心理或社会行为治疗的目的是最大程度地保留患者的功能水平,并确保患者及其家人在应对痴呆这一棘手问题时的安全性和减少照料负担。

绝大多数痴呆均为脑器质性疾病所引起,尤其是阿尔茨海默病和血管性痴呆,从病理组织学观点来看,痴呆早期脑细胞出于细胞内亚结构的改变,如果及时治疗,可以阻止细胞结构的进一步恶化。而痴呆晚期,病变的脑细胞处于不可逆的死亡状态,则失去治疗的机会。临床治疗实践表明,早期痴呆患者比晚期痴呆患者疗效好。由于痴呆往往是多种复杂因素引起的疾病过程的一部分,因此数种作用于不同靶点的药物可能比单一作用靶点的效果理想。

促认知药物作用一般比较轻微,效果也逐渐出现,常常需要2~4周开始见效,8~12周达到高峰,因此需要经过足够疗程(一般为3~6个月)后才能评定其疗效。近年来,我国引进和修订了许多国际通用的简捷快速的筛查、评估工具,如简明精神状态检查表(MMSE)、临床痴呆量表(CDR)、记忆测查、言语能力测查、运动和失用测查、知觉测查、痴呆病理行为评定、日常生活能力评定(ADL)等。

(2)不良反应的监护:总体来说,药物治疗中可以出现轻至中度的不良反应,通常不予处理即可自行消失。不良反应发生的频率及程度常随着服药剂量的递增而增多或加重。通常不引起任何实验室检查项目的改变,包括肝功能或心电图等,因此不需要特殊监护。

1)胆碱样作用:常发生于胆碱酯酶抑制剂,如多奈哌齐、卡巴拉汀、加兰他敏等。其不良反应与新斯的明相似,可能引起出汗、流涎、尿潴留及惊厥(也可能与原发病有关,临床上应注意鉴别),但症状一般较轻。该类药物与牛奶或食物同服,能减轻胆碱样不良反应,但药效可能降低,原因不明。

2)胃肠道反应:可引起恶心、呕吐、腹泻、食欲缺乏、腹痛和消化不良等不良反应。通常是轻微和短暂的,无需停药,在1~2日内可缓解。

3)内分泌/代谢变化:可能会引起与剂量相关的轻度体重减轻,女性对这种反应更为敏感。

(3)严重不良反应的监护:司来吉兰是一种选择性单胺氧化酶-B抑制剂,若服用剂量过大(超过每天30mg),抑制单胺氧化酶B(MAO-B)的选择性就会减弱,而抑制单胺氧化酶A(MAO-A)开始显著增加。所以,同时服用大剂量司来吉兰及含高酪胺食品时,可能引发理论上的高血压症危险。高血压危象的诊断与处理方法见第二节 抑郁障碍治疗药物实践技能。

(4)相互作用的监护

1)药动学的相互作用:药物在人体内的代谢过程包括药物的吸收、分布、代谢和排泄等环节,在这些环节上均有可能发生药物相互作用,其后果均能影响药物在其靶位的浓度,从而改变药物作用强度。

a.影响药物的吸收:药物从用药部位进入全身血液循环的过程称为药物的吸收,药物只有吸收后才能发挥其药理作用。同时服用多种药物在胃肠道可能发生相互作用,影响药物的吸收或抑制药物的肠肝循环。此外药物引起胃肠道内pH值的改变,受食物或药物影响胃排空速率等因素,某些药物的相互作用都可能改变药物的吸收过程。药物吸收过程的相互作用仅可改变药物吸收速率、达峰时间、消除半衰期和药物的生物利用度,一般这种作用对促认知药物的临床疗效和不良反应影响相对较轻。如胆碱酯酶抑制剂可使胃排空速率减慢,药物通过胃肠道时间增加;富含酪胺的食物不宜与单胺氧化酶抑制剂(MAOIs)同服,因可能会引起高血压危象;由于胆碱酯酶抑制剂的抗胆碱作用引起口干,可使硝酸甘油舌下含片的溶解度减慢,影响疗效等。

b.影响药物的分布:对药物分布的影响主要表现为相互竞争血浆蛋白结合部位,改变游离型药物的比例;或者改变药物在某些组织的分布量,从而影响它的消除。

药物吸收后,有一部分与血浆白蛋白发生可逆性结合,即为结合型,另一部分为游离型。只有游离型药物才能发挥药理活性。当同时应用两种或两种以上的药物时,它们有可能在蛋白结合部位发生竞争,结果使某一种药物从蛋白结合部位置换出来变成游离的药物,增强药理作用也可能增加药物的毒性作用。如多奈哌齐96%与血浆蛋白相结合,但并不影响与血浆蛋白高结合的其他药物如呋塞米、地高辛或华法林;反之,呋塞米、地高辛或华法林等药物也不影响多奈哌齐与蛋白的结合。此外,还应注意血浆蛋白浓度因疾病增加或减少,当浓度明显降低时,会使游离型药物浓度急剧上升。

c.影响药物的代谢:药物的代谢是药物在机体内部通过酶的作用变为另一种化合物的过程。肝脏微粒体酶主要有细胞色素P450和NADPH-细胞色素

P450 还原酶两种成分组成。细胞色素 P450 是药物代谢的第一相酶,又被称为药物代谢酶。大部分精神药物通过 P450 酶代谢。人类与药物代谢有关的 P450 酶为 1、2 和 3 家系的,多见的是 CYP1A2、CYP2C9、CYP2C19、CYP2D6、CYP3A4。酶的活性由基因决定,但也可能受环境影响。与 CYP 相关的相互作用往往与酶的抑制作用和诱导作用有关(表 3-3-61)。本章节介绍的促认知药物中多奈哌齐、加兰他敏主要由 CYP450 同工酶 2D6 和 3A4 酶代谢。例如,红霉素、酮康唑是细胞色素 P4503A4 酶的中度抑制剂,可能会使上述两药的药时曲线下面积增加;帕罗西汀是强效的细胞色素 P4502D6 酶的抑制剂,可使上述两药口服时的生物利用度增加。因此,联合用药时需注意该类药物在药代动力学方面的相互作用。

表 3-3-61 P450 酶的底物、抑制剂和诱导剂

酶	底物	抑制剂	诱导剂
CYP1A2	抗抑郁药:阿米替林、丙米嗪、氟伏沙明、米氮平 抗精神病药:氟哌啶醇、氯氮平、奥氮平	氟伏沙明 环丙沙星	尼古丁、利福平、巴比妥类、苯妥英、卡马西平
CYP2C9	抗癫痫药:苯妥英、苯巴比妥、丙戊酸	氟西汀 氟伏沙明	利福平、巴比妥类、苯妥英、卡马西平
CYP2C19	抗抑郁药:阿米替林、氯米帕明、丙米嗪、西酞普兰、吗氯贝胺	氟伏沙明	利福平、巴比妥类、苯妥英、卡马西平
CYP2D6	抗抑郁药:阿米替林、氯米帕明、丙米嗪、曲唑酮、氟西汀、帕罗西汀、氟伏沙明、西酞普兰、文拉法辛、米安色林、米氮平 抗精神病药:硫利达嗪、奋乃静、氟哌啶醇、利培酮、氯氮平、奥氮平、舍吲哚	奎尼丁 硫利达嗪 奋乃静 氟西汀 帕罗西汀	
CYP3A4	抗抑郁药:阿米替林、氯米帕明、丙米嗪、曲唑酮、舍曲林、尼法唑酮、米氮平 抗精神病药:氟哌啶醇、氯氮平、利培酮、喹硫平、齐拉西酮、舍吲哚	酮康唑 伊曲康唑 氟康唑 红霉素 醋竹桃霉素 尼法唑酮 利托那韦 葡萄汁	利福平 巴比妥类 苯妥英 卡马西平

d. 影响药物的排泄:肾脏是药物排泄的主要器官。药物在肾脏排泄过程中产生的相互作用,有以下几种情况:①改变尿的酸碱度;②干扰药物从肾小管分泌;③蛋白结合率的改变;④影响肾小管的再吸收。

2)药物在药效学方面的相互作用:药物的作用机制多种多样,在药效学方面的药物相互作用方式也呈多样化,主要的药物相互作用有以下几种方式:①影响药物对靶位的作用。如MAOIs抑制单胺类神经递质的灭活,引起这类神经递质在神经末梢的大量堆积。在使用MAOIs时合用TCAs可出现严重的不良反应,如意识模糊、惊厥、体温升高和心率加快等;②作用于同一生理系统或生化代谢系统。药物作用于同一系统有可能产生相加、增强或拮抗作用。

(5)特殊人群的监护:血管性痴呆(VD)是由大脑血管闭塞引起的多发性梗死、Binswanger病、腔隙状态和皮层细小梗死引起的大脑病变综合征,40岁以前发病少见,60岁以后发病率上升。由于老年人的肾脏清除率和肝脏代谢功能下降,用药时应从低剂量开始,小剂量加量,且适当延长加量间期。老年患者患有其他躯体疾病和使用多种药物的可能性较其他人群高,因此需对其躯体疾病情况和所使用的各类药物的相互作用有较全面的了解,因为后者可能会进一步影响药物的结合、代谢和排泄。此外,一些药物的不良反应可能在老年患者中的表现更为突出,使用中应特别谨慎。抗胆碱能不良反应在患有心血管疾病、前列腺和膀胱疾病及其他躯体疾病的老年患者中,将表现的更为严重,患者对其耐受性也将下降。这类药物有时还会加重痴呆患者的认知缺损,并可能导致意识模糊,甚至谵妄。由于老年人的血管张力下降,加上较有可能服用导致直立性低血压的药物,则跌倒及跌倒所致受伤的可能性会增加。引起中枢镇静的药物可能会影响认知功能,增加跌倒的风险,使患者由于呼吸抑制而发生睡眠呼吸暂停的机会增加。患阿尔茨海默病和帕金森病的老年人,对锥体外系不良反应的易感性较高。

总而言之,老年患者的用药必须十分慎重,原则上应尽量避免多药合用。然而,由于痴呆患者常出现多种行为症状和躯体症状,因此不能仅通过某一种药物得到改善,而需要合并使用多种药物,医师需要权衡利弊,慎重选择。

1)合并使用抗精神病药物时,老年人因代谢和排泄能力的衰退,加之许多抗神经病药都具有相当高的脂溶性,多数老年人脂肪组织占体重的比例偏高,很容易发生药物蓄积,即便很小的剂量,老年人也常难以耐受。FDA对既往临床试验结果进行分析,发现非典型抗精神病药物治疗的痴呆患者出现心血管事件和死亡的现象多于安慰剂组,因而提出警示:非典型抗精神病药物并未推荐用于痴呆的精神行为症状(BPSD)治疗。此外,随访研究发现,长期使用抗精神病药物的痴呆患者认知功能衰退的更快也更显著。但许多临床医师的实践表明,非典型抗精神病药物确实能在一定程度上缓解 BPSD,因而推荐在充分告知患者与照料者治疗的可能获益和风险,获取知情同意后可酌情谨慎使用非典型抗精神病药,主要针对 BPSD 的"靶症状"进行治疗,并定期评估调整治疗方案,使治疗风险最小化。在患者抗精神病药物治疗的"靶症状"消失或明显减轻 3 个月后,或者患者躯体衰竭较明显而 BPSD 对患者及他人已不构成明显威胁或烦恼的情况下,可根据具体情况减少抗精神病药物的剂量或停药。若症状出现"反弹",可再次使用原抗精神病药物治疗。常用于 BPSD 的抗精神病药物见表 3-3-62。

表 3-3-62　常用于 BPSD 的抗精神病药物

药物	起始剂量（mg/d）	剂量调整间隔(d)	剂量增加幅度(mg/d)	最大剂量（mg/d）
氟哌啶醇	0.5	4～6	0.5～1	2～5
奋乃静	2～4	4～6	2～4	16～24
甲硫哒嗪	25～50	4～6	25～75	150
利培酮	0.5	4～6	0.5	2～3
氯氮平	6.25～12.5	4～6	12.5	75～100
奥氮平	2.5	4～6	2.5～5	10
喹硫平	50～100	4～6	50～100	300～400

2)合并使用抗抑郁药时,抗抑郁药主要用于治疗痴呆患者合并的抑郁症状,抗抑郁药治疗一般也是根据抗抑郁药的不良反应谱来选择药物。

a. 在常用的抗抑郁药中,三环类抗抑郁药因具有较强的抗胆碱不良反应,对老年患者易诱发意识障碍特别是谵妄,易加重习惯性便秘甚至导致麻痹性肠梗阻,加重或诱发老年患者的闭角性青光眼,加重认知功能损害,引起心动过速、传导阻滞或直立性低血压,尿潴留、肝功能异常等。此外,某些三环类药物还产生明显的过度镇静作用,增加了患者发生意识障碍和跌倒的危险。因此不推荐老年痴呆患者使用三环类抗抑郁剂。

b. 5-羟色胺再摄取抑制剂(SSRIs)同样具有某些不良反应,但其发生率和严重程度均远低于三环类。因此,近年已有人提出将 SSRIs 类药物作为治疗老年人抑郁的首选药物。SSRIs 类药物最常见的不良反应为消化道症状,如食欲减退、恶心、呕吐、腹泻等。SSRIs 类药物还可能引起失眠、激越、静坐不能等精神症状,易与原有的 BPSD 混淆。SSRIs 类药物的其他不良反应有震颤、低钠血症、性功能障碍和体重变化等。不同的 SSRIs 的不良反应可能有某些差别,如帕罗西汀、氟伏沙明有一定的镇静作用,可在一定程度上改善睡眠;氟西汀引起失眠、激越的可能性大,适用于伴有淡漠、嗜睡的患者;舍曲林和西酞普兰对 P450 酶的影响相对较轻,与其他药物的相互作用较少,适用于合并用药较多患者的治疗。

痴呆患者常用的抗抑郁药见表 3-3-63。

表 3-3-63　痴呆患者常用的抗抑郁药

药物	起始剂量（mg/d）	剂量调整间隔(d)	剂量增加幅度(mg/d)	最大剂量（mg/d）
多塞平	25	3～4	12.5～25	100～150
阿米替林	25	4～6	12.5～25	100～150
丙米嗪	25	3～4	12.5～25	100～150
氯米帕明	25	3～4	12.5～25	100～150
氟西汀	10～20	4～6	10～20	20～40
帕罗西汀	10～20	4～6	10～20	20～40
氟伏沙明	50	3～5	50	50～150
舍曲林	50	3～5	50	50～150
西酞普兰	10～20	4～6	10～20	20～40
吗氯贝胺	150	4～6	150	300～600
文拉法辛	25	5～7	25	50～100
噻奈普汀	25	3～5	12.5	37.5～75

c. 其他抗抑郁药也有各自的不良反应。如文拉法辛可导致患者血压升高,但在有些患者可能随治疗时间的延长而减轻。可逆性单胺氧化酶抑制剂(吗氯贝胺)对老年人的抑郁疗效良好,不良反应相对轻微,可用于治疗老年患者的抑郁情绪,该药消化道不良反应非常少见,对于那些不能耐受 SSRIs 类药物消化道不良反应的患者可以考虑选择,但特别要注意不应该与司来吉兰、三环类、SSRIs 类、SNRIs 类等药物合用,在换药时也要根据药物的半衰期决定开始治疗时间,以免出现严重不良反应。关于单胺氧化酶抑制剂的相关内容,见抑郁障碍药物治疗实践技能。

3)合并使用抗焦虑药物:痴呆患者的焦虑症状多不典型,而且使用抗焦虑药物的疗效不理想或有较多的不良反应,故主张以抗精神病药物、抗抑郁药或心境稳定剂治疗为主。若上述症状对患者的焦虑或睡眠障碍作用不明显,可考虑使用抗焦虑药物,如丁螺环酮和苯二氮䓬类药物。

使用苯二氮䓬类药物要充分考虑其不良反应对患者的影响,如该类药物易致跌倒、过度镇静、共济失调、运动障碍等,有可能诱发谵妄,特别是长期应用会加重痴呆患者的认知损害,从而导致外伤或照料困难。若病情确实需要使用苯二氮䓬类药物,应尽可能选择镇静不良反应较轻、中枢性肌松作用较弱、半衰期较短的药物,而且剂量尽可能小,使用时间亦应尽可能短。常用的药物有咪达唑仑、地西泮、阿普唑仑、氯硝西泮。其中半衰期最短的是咪达唑仑(约2小时),半衰期最长的是氯硝西泮(>30小时)和地西泮(20~80小时)。有些老年患者同时合并有睡眠呼吸暂停综合征,对这类患者原则上不使用苯二氮䓬类药。对焦虑症状较为典型者,亦可使用β受体拮抗剂,但需要注意患者是否同时存在相应的禁忌证,如支气管哮喘等。

4)合并使用心境稳定剂:对于有明显的攻击或激越症状的患者,加用心境稳定剂可减轻攻击行为。常用的药物有碳酸锂、丙戊酸盐、卡马西平、拉莫三嗪等。有条件时应根据血药浓度和疗效调整剂量,其中碳酸锂尤需注意监测血锂浓度,以防过量或中毒。其他抗惊厥类心境稳定剂的主要不良反应有肝功能损害、白细胞特别是粒细胞减少或缺乏,过量可能导致共济失调,个别患者可发生皮疹甚至剥脱性皮炎(如卡马西平、拉莫三嗪)。

3. 治疗后的监护 多数意外用药过量的病例并未表现出任何临床症状或体征,而且几乎所有过量的患者仍可继续使用原来的治疗药物。一旦出现症状,包括恶心、呕吐和腹泻,多数情况下不需给予特殊处理。对用药过量,且出现严重恶心、呕吐的患者应考虑予以使用止吐药。必要时对不良反应给予对症治疗。对于使用胆碱酯酶抑制剂出现严重用药过量的患者可以使用阿托品进行对抗。阿托品硫酸盐初始推荐剂量为0.03mg/kg,静脉注射,随后可根据临床疗效调整使用剂量。通常不推荐东莨菪碱作为解毒药使用。

(三) 用药宣教

1. 针对患者及其家属 临床上血管性痴呆(VD)占痴呆患者总数的15%~30%,阿尔茨海默病(AD)与VD混合存在者占10%~15%。VD具有比较明确的致病危险因素,积极控制危险因素,如低盐饮食,戒烟、酒,适当的体育锻炼,积极治疗高血压、高血脂、糖尿病等有利于控制脑血管病变和脑卒中的发生,尽可能避免VD的发生。VD发生后,通过改善脑血流、促进脑代谢和预防脑梗死等治疗措施,对其认知缺损症状仍可有改善或阻止进一步发展的作用。痴呆常常是一个进展性的过程,在每一个治疗阶段,均需密切关注日后可能出现的症状,帮助患者及其家属对这些可能出现的症状有所了解,并对患者日后可能需要获得的照料有所准备。

帮助照料者对痴呆患者的病情进行观察与记录。①痴呆患者病情变化的相关因素:如果合并躯体疾病特别是感染性疾病时可使痴呆患者的病情出现恶化或明显的变化,最常见的现象是意识状态改变或情绪发生明显改变。②痴呆患者病情观察要点:观察患者有无合并躯体疾病的表现,指标主要包括体温、血压、呼吸频率、心率、睡眠规律改变及意识状态等;观察痴呆程度的变化、生活自理能力的变化以及饮食、大小便等情况。③痴呆患者病情记录要求:根据观察要点及时记录病情及其他特殊情况。④痴呆患者病情观察与记录的注意事项:对痴呆患者病情观察首先要保证细致认真,特别是对日常习惯突然出现的改变进行仔细观察。对观察中出现任何细微的变化都要如实记录,并及时向医护人员反映。

2. 针对护理人员

(1)在药物注射过程中及注射后注意有无药物不良反应;每次服药时必须照看患者完成服药,以保证疗效;对于吞咽困难者,除缓、控释制剂外,可以给予研碎药物喂服。

(2)常见不良反应的症状观察及处理方案。

(3)严重不良反应的症状观察及处理方法。

思考题

1. 简述急性脑出血病所致精神障碍治疗原则。

2. 简述多发性梗死所致精神障碍治疗原则。

3. 简述促认知药物(包括胆碱酯酶抑制剂、谷氨酸受体阻断剂、脑代谢赋活剂、抗氧化剂)的药理学特点。

4. 简述促认知药物治疗疗效的评估及监护要点。

5. 简述促认知药物常见的不良反应及严重不良反应的监护。

6. 简述促认知药物重要的药物间相互作用。

7. 简述特殊人群的用药监护。

【推荐参阅指南/书籍】

1. 美国精神医学学会. 精神障碍诊断与统计手册. 第 5 版. 北京:北京大学医学出版社,2014.

2. 张明园. 老年期痴呆防治指南. 北京:北京大学医学出版社,2007.

3. 中华医学会. 临床诊疗指南·精神病学分册. 北京:人民卫生出版社,2006.

4. 王维治. 神经病学. 第 2 版. 北京:人民卫生出版社,2013.

5. 江开达. 精神药理学. 第 2 版. 北京:人民卫生出版社,2011.

6. 沈渔邨. 精神病学. 第 5 版. 北京:人民卫生出版社,2010.

7. Stahl SM. 精神药理学精要·神经科学基础与临床应用. 第 3 版. 司天梅,黄继忠,于欣译. 北京:北京大学医学出版社,2011.

8. 王晓慧,李清亚. 最新精神疾病用药. 北京:人民军医出版社,2010.

9. Marie A. Chisholm-Burns:神经精神疾病治疗原理与实践. 第 2 版. 任歆主译. 北京:人民军医出版社,2013.

参 考 文 献

[1] 解恒革,王鲁宁,于欣,等. 老年痴呆患者精神行为症状因子分析. 中华精神科杂志,2005,38(4):206-209.

[2] Winblad B,Kilander L,Eriksson S,et al. Donepezil in patients with severe Alzheimer's disease:double-blind, parallel-group, placebo-controlled study. Lancet, 2006, 367 (9516),1057-1065.

[3] 彭丹涛,许贤豪,侯青云,等. 安理申治疗轻中度阿尔茨海默病有效性及安全性的临床研究. 中华神经科杂志,2002,35:19-21.

[4] Holmes C,Willkinson D,Dean C,et al. The efficacy of donepizil in the treatment of neuropsychiatric symptoms in Alzheimer disease. Neurology,2004,63(2):214-219.

[5] Lyketsos CG,Colenda CC,Beck C,et al. Position statement of the American Associatiom for Geriatric Psychiatry regarding principles of care for patients with dementia resulting from Alzheimer disease. Am J Geriatr Psychiaty,2006,14:561-573.

[6] 孙新宇,高之旭,于欣,等. 氟哌啶醇与利培酮治疗痴呆患者精神行为症状的随机双盲对照研究. 中华精神科杂志,2004,37(3):156-159.

第四部分 精神专业临床药师考核与评价体系

一、考核目的

考核分为平时考核与结业考核。本考核主要用于评价学员培训学习效果，考核结果将作为学员培训结业通过与否的重要参考依据。结业考核内容与形式由全国临床药师规范化培训指导委员会制定，参考综合技能教材。

二、考核办法

(一)组织形式

平时考核由各培训中心根据各专科教材培训内容，在平时培训过程中组织考核。

(二)考核成绩标准

平时培训内容包括理论考核、作业审核、学习记录三部分。理论考核与作业审核分值各为 100 分，要求每项考核结果≥60 分且学习记录完整可申请结业考核。

三、考核内容

(一)平时理论考核

培训中心组织精神专业相关理论考核至少 2 次，每次理论成绩满分 100 分，≥60 分合格。

(二)平时作业审核

1. 审核标准 每一项作业满分 100 分，≥60 分合格(作业评分表见综合技能)。

2. 作业内容 患者用药教育、文献阅读报告、病例讨论、药历书写、病例分析、会诊、用药咨询、不良反应上报(具体要求和分值分配见下表)。

作业审核评分表

作业内容	作业数量	评分标准	分数
患者用药教育	5份,电子版	缺少一份扣3分,1份内容不完整扣3分	15
文献阅读报告	5份,幻灯	缺少一份扣3分,1份不合格扣3分 (文献阅读报告评价表得分≤60分为不合格)	15
病例讨论	5次,幻灯	缺少1份扣2分;1份内容不完整扣2分	10
药历书写	10份,电子版	缺少1份扣1.5分;1份不合格扣1.5分 (药历评价表得分≤60分为不合格)	15
病例分析	5份,电子版	缺少1份扣3分,1份不合格扣3分 (病例分析评价表得分≤60分为不合格)	15
会诊 (跟随老师)	5次,会诊记录	缺少1次扣2分	10
用药咨询	10份,电子版	缺少1份扣1分,1份内容不完整扣1分	10
不良反应 (上报记录与处置记录)	各15份,电子版	缺少1份扣1分,1份内容不完整扣1分	10

备注:作业数量为每位学员半年需完成数量,一年学制作业数量乘以2(相关作业评价表见综合技能)。

(三) 平时学习记录

平时学习记录包括理论学习笔记记录、专题讲座及其他学术会议记录、临床实践培训相关登记表记录(相关表格见附录1)。

附　录

附录1　培训计划相关表格（1年计划）

附表1　理论学习听课记录表

序号	课程名称	学时	主讲人	备注
1				
2				
3				
4				
5				
6				
7				
8				
9				
10				
11				
12				
13				
14				
15				
16				
17				
18				
19				
20				
21				
22				

附表 2　专业理论学习记录表

记录人：_____

日期：___年___月___日	上课（自学）时间：___时___分～___时___分
题目	
主讲人	
学习内容与体会	
指导老师签名	

附表3　专题讲座、其他学术会议记录表

序号	日期	题目	课时	授课老师
1				
2				
3				
4				
5				
6				
7				
8				
9				
10				
11				
12				
13				
14				
15				
16				
17				
18				
19				
20				

附表 4　专题讲座(学术会议)学习记录表

记录人：_____

日期：___年___月___日	上课(自学)时间：___时___分～___时___分
题目	
主讲人	
学习内容与体会	
指导老师签名	

附表5　教学药历模板

建立日期：____年____月____日　　　　　　　　　　建立人：_____

姓名		性别		出生日期		住院号	
住院时间：	年	月	日	出院时间：	年	月	日

身高(cm)		体重(kg)		体重指数 (kg/m^2)	

过敏史：

含药物、食物及其他物品过敏史

药物不良反应及处置史：

系指本次入院治疗中发生的药物不良反应与处置手段、结果

入院诊断：

出院诊断：

初始治疗方案分析：

1. 系指根据本次入院诊断所设计的初始治疗药物与治疗方案分析；

2. 包括对于诊断进行的现阶段的治疗方案分析，现有的可行的指南用药或经验用药；

3. 治疗过程中新出现的临床诊断及治疗方案分析，在"药物治疗日志"中记录

初始药物治疗监护计划：

1. 系指根据初始治疗方案所制定的药物治疗监护计划；

2. 应包含对患者服药依从性的评估与建议；

3. 治疗过程中根据新出现的临床诊断、治疗方案所制定的药物治疗监护计划，在"药物治疗日志"中记录

其他主要治疗药物：

系指初始治疗方案外的主要治疗药物，随时填写

药物治疗日志
1. 药物治疗日志记录内容应包括： (1)患者住院期间病情变化与用药变更的情况记录(含治疗过程中出现的新的疾病诊断、治疗方案、会诊情况)； (2)对变更后的药物治疗方案的评价分析意见与药物治疗监护计划； (3)用药监护计划的执行情况与结果(包括药师参与情况与结果)； (4)出院带药情况。 2. 每次记录注明记录时间(年、月、日)危重患者要记录时刻； 3. 药学带教老师每周不少于两次对药物治疗日志进行点评,并用红色笔填写点评意见； 4. 临床带教老师每周不少于一次对药物治疗日志进行点评,并用红色笔填写点评意见； 5. 一般每 3 天书写记录 1 次,危重患者随时书写记录
药物治疗总结
药物治疗总结应包括： 1. 出院时对完整用药方案的总结性分析意见； 2. 药师在本次治疗中参与药物治疗工作的总结； 3. 患者出院后继续治疗方案和用药指导； 4. 治疗需要的随访计划和应自行检测的指标
药学带教老师评语

附表 6　参与会诊记录登记表

序号	科室	病历号	患者姓名	内容	参与人员	带教药师
1						
2						
3						
4						
5						
6						
7						
8						
9						
10						
11						
12						
13						
14						
15						

附表 7　患者用药教育

姓名：	性别：	年龄：	病案号：

诊断：

您出院所带的治疗药物：

药名	规格	服用方法			备注
		早	中	晚	

用药指导：

附表 8　药品不良反应/事件登记表

序号	病历号	分析与评价要点	带教老师
1			
2			
3			
4			
5			

药品不良反应/事件报告表

编码：

首次报告□　　跟踪报告□

报告类型：新的□　严重□　一般□

报告单位类别：医疗机构□　经营企业□　生产企业□　个人□　其他□

患者姓名：	性别：男□ 女□	出生日期：年 月 日 或年龄：	民族：	体重（kg）：	联系方式：

| 原患疾病： | 医院名称：
病历号/门诊号： | | 既往药品不良反应/事件：有□　无□　不详□
家族药品不良反应/事件：有□　无□　不详□ | |

相关重要信息：吸烟史□　饮酒史□　妊娠期□　肝病史□　肾病史□　过敏史□　其他□

药品	批准文号	商品名称	通用名称 （含剂型）	生产厂家	生产批号	用法用量 （次剂量、途径、日次数）	用药起止时间	用药原因
怀疑药品								
并用药品								

不良反应/事件名称：	不良反应/事件发生时间：　年 月 日

不良反应/事件过程描述（包括症状、体征、临床检验等）及处理情况（可附页）：

续表

| 不良反应/事件的结果：痊愈□　好转□　未好转□　不详□　有后遗症□　表现：_____ |
| 死亡□　直接死因：_____　死亡时间：　年　月　日 |
| 停药或减量后，反应/事件是否消失或减轻？　是□　否□　不明□　未停药或未减量□ |
| 再次使用可疑药品后是否再次出现同样反应/事件？　是□　否□　不明□　未再使用□ |
| 对原患疾病的影响：不明显□　病程延长□　病情加重□　导致后遗症□　导致死亡□ |

关联性评价	报告人评价：　肯定□　很可能□　可能□　可能无关□　待评价□　无法评价□　签名： 报告单位评价：　肯定□　很可能□　可能□　可能无关□　待评价□　无法评价□　签名：
报告人信息	联系电话：　　　　职业：医生□　药师□　护士□　其他□ 电子邮箱：　　　　签名：_____
报告单位信息	单位名称：　　　　联系人：　　　　电话：_____
生产企业请 填写信息来源	医疗机构□　经营企业□　个人□　文献报道□　上市后研究□　其他□ 报告日期：　年　月　日
备注	

216

附表 9　药物信息与咨询记录表

一、咨询者信息：			
姓名		性别	
年龄		联系电话	
住址			
记录人			

二、咨询问题摘要：

三、答复问题摘要：

四、附注：

查询分类	□药品信息　□用药信息　□用药剂量调整　□用药时辰 □用药不良反应　□药物相互作用　□治疗进展　□其他_____
答复方式	□当面答复　□电话答复　□书面答复　□电子邮件答复
咨询者分类	□医师　□药师　□患者　□护士　□其他_____

附表 10　临床实践培训相关登记表

1. 精神病种及例数要求(选择其中 5 种,病例总数不少于 50 例)

病种	要求完成例数	实际完成例数	带教药师/带教医师签名
偏执性精神分裂症	≥5		
青春性精神分裂症	≥5		
紧张性精神分裂症	≥5		
双相情感障碍	≥5		
抑郁发作	≥5		
焦虑症	≥5		
脑器质性精神障碍(痴呆伴发的精神障碍)	≥5		

(1)精神分裂症(≥5 例)

序号	患者姓名	病历号	主要诊断	带教药师/带教医师
1				
2				
3				
4				
5				

（2）双相情感障碍（≥5 例）

序号	患者姓名	病历号	主要诊断	带教药师/带教医师
1				
2				
3				
4				
5				

（3）抑郁发作（≥5 例）

序号	患者姓名	病历号	主要诊断	带教药师/带教医师
1				
2				
3				
4				
5				

（4）焦虑症（≥5 例）

序号	患者姓名	病历号	主要诊断	带教药师/带教医师
1				
2				
3				
4				
5				

（5）脑器质性精神障碍（痴呆伴发的精神障碍）（≥5 例）

序号	患者姓名	病历号	主要诊断	带教药师/带教医师
1				
2				
3				
4				
5				

2. 培训细则中要求外的病种学习记录

序号	患者姓名	病历号	主要诊断	带教药师/带教医师
1				
2				
3				
4				
5				
6				
7				
8				
9				
10				

注：上表仅为受培训者在培训期间，遇到培训细则之外的病种时填写。

附录 2　缩略词表

英文缩写	英文全称	中文名称
ACh	acetylcholine	乙酰胆碱
AChE(Is)	inhibitor of acetylcholinesterase	胆碱酯酶（抑制剂）
ACTH	adrenocorticotropic hormone	促肾上腺皮质激素
AED	antiepileptic drug	抗癫痫药
APA	American Psychiatric Association	美国精神病学协会
Bid	bis in die	每日 2 次
BDZ	benzodiazepines	苯二氮䓬类
BJP	British Journal of Psychiatry	英国精神病学杂志
BMI	body mass index	体重指数
BNF	British national pharmacopoeia	英国国家药典
BP	blood pressure	血压
C&A	children and adolescents	儿童与青少年
CK	creatine kinase	肌酸激酶
CNS	central nervous system	中枢神经系统
CRH	corticotropin releasing hormone	促肾上腺皮质激素释放激素
CRP	C reactive protein	C 反应蛋白
CSF	cerebrospinal fluid	脑脊液
CT	computed tomography	计算机断层（扫描）
CVA	cerebrovascular accident	脑血管意外

续表

英文缩写	英文全称	中文名称
CVS	cardiovascular system	心血管系统
CXR	chest X-ray	胸部 X 线
DA	dopamine	多巴胺
DAT	dementia of the Alzheimer type	阿尔茨海默型痴呆
DSM-5	Diagnostic and Statistical Manual-5	诊断与统计手册第 5 版
DTs	delirium tremens	震颤性谵妄
ESP	extracorticospinal tract	锥体外系
EBM	evidence based medicine	循证医学
EBMH	evidence-based mental health	循证精神卫生
ECG	electrocardiogram	心电图
ECT	electric convulsive treatment	电休克治疗
EEG	electroencephalograph	脑电图
EMG	electromyogram	肌电图
ESR	erythrocyte sedimentation rate	红细胞沉降率
FBC	full blood count	全血细胞计数
fMRI	functional magnetic resonance imaging	功能性磁共振成像
GABA	gamma aminobutyric acid	γ-氨基丁酸
GAD	generalized anxiety disorder	广泛性焦虑障碍
GFR	glomerular filtration rate	肾小球滤过率
GGT	gamma glutamyl transferase	γ-谷氨酰转移酶
Hb	hemoglobin	血红蛋白
Hct	hematocrit	血细胞比容
HPA	hypothalamic-pituitary-adrenal axis	下丘脑-垂体-肾上腺轴

英文缩写	英文全称	中文名称
HR	heart rate	心率
5-HT	5-hydroxytryptamine	5-羟色胺
ICD-10	International Classification of diseases-10	国际疾病分类标准,第 10 版
ICP	intracranial pressure	颅内压